Neunte
Österreichische
Ärztetagung Salzburg

2. bis 4. September 1955

Tagungsbericht

Herausgegeben für die

Van Swieten-Gesellschaft

von

Prof. Dr. F. Brücke und Prof. Dr. E. Domanig

Mit 25 Textabbildungen

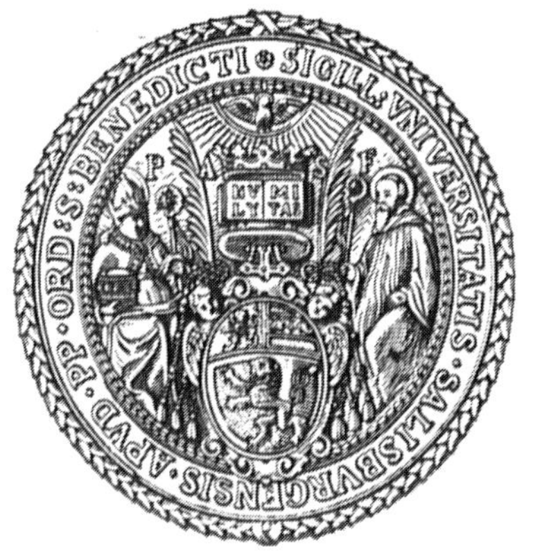

Wien

Springer-Verlag

1956

Softcover reprint of the hardcover 1st edition 1956

ISBN 978-3-211-80419-3   ISBN 978-3-7091-5078-8 (eBook)
DOI 10.1007/ 978-3-7091-5078-8

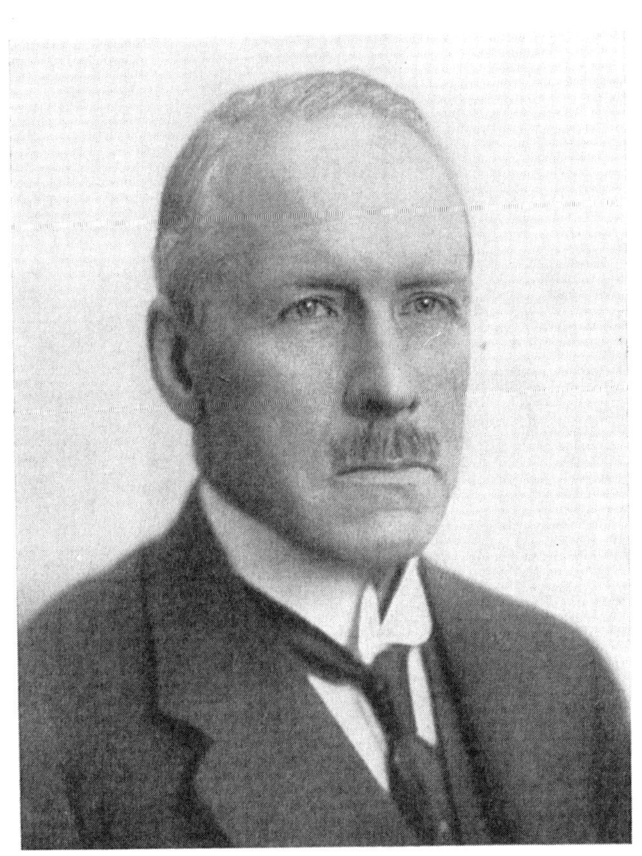

Karl Friedrich Wenckebach

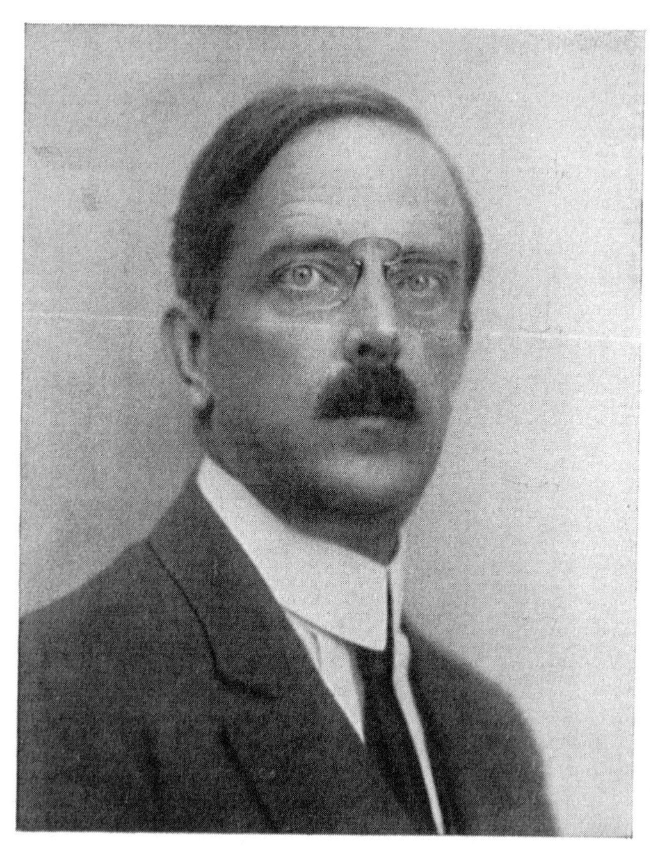

Clemens von Pirquet

Inhaltsverzeichnis

Tagungsbericht

2. September 1955

Seite

Eröffnungs- und Begrüßungsansprachen 1

Schaumann, O.: Pharmakologische Grundsätze medikamentöser Behandlung 7

Martini, P.: Schädigungen durch Medikamente 20

Siedek, H.: Schädigungen durch Antibiotika und Chemotherapeutika 44

Hoff, H.: Narkotika, Hypnotika und Weckmittel 56

Reimer, E. E.: Medikamentös bedingte Thrombopenien und ihre Behandlung 75

Dittrich, H.: Zum Problem der medikamentös bedingten Leukopenie 85

Kofler, E., und Palmrich, A. H.: Die Gefahren der Therapie mit Ovarialhormonen 90

Jensen, B.: Über akute und chronische Insulinschäden bei der Zuckerkrankheit 96

Matras, A.: Medikamentöse Hautschädigungen 100

Breitenecker, L.: Formalrechtliches zum ärztlichen Kunstfehler... 109

Buchholz, H. U.: Kapillarsystem und Penicillin, Blutgerinnung und Sulfonamid 111

Helmer, F.: Zur Frage der Aetiologie der akuten postoperativen Enterocolitis............................ 114

Lüers, H.: Genetische Spätschäden nach Behandlung mit zytostatischen Stoffen 120

VI

Seite

Langer, H.: Über pathogene Wirkungen von Metallen
und Kunststoffen in der Mundhöhle 126

Judmaier, F.: Gefahren der intraarteriellen Sauerstoff-
therapie und ihre Verhütung 132

Kolonja, S.: Bedeutet die Schwangerschaft, die den
Termin überschreitet, eine erhöhte Gefahr für das
Kind? 137

3. September 1955

Bornschein, H.: Pathologische Physiologie der Schwerhörigkeit 143

Zöllner, F.: Klinik und Therapie der Schwerhörigkeit.. 152

Schlander, E.: Kritik der operativen Behandlung des
Ménière-Schwindels 161

Bablik, L.: Zur konservativen Therapie des Morbus
Ménière 168

Majer, E. H.: Die Indikationsstellung zu hörverbessern-
den Operationen 172

Vyslonzil, E.: Indikation und Ergebnisse der Revisionsoperation nach Fenestration...................... 181

König, G.: Möglichkeiten der Hörverbesserung durch
moderne Hörapparate 190

Neuberger, F.: Lärmschwerhörigkeit und Lärmschutz. 197

Pichler, H.: Zur lokalen Anwendung von Antihistaminen
in der Oto-Rhino-Laryngologie 203

Hartenau, W.: Die Tympanoplastik bei Cholesteatom.. 208

Riccabona, A.: Tympanoplastik und Mastoidektomie.. 214

Hibler, N.: Diagnostische Möglichkeiten der Otologie bei
Hirntumoren 220

Krammer, F.: Neue Wege in der Migränebehandlung... 225

Schubert, G.: Fortschritte der Physiologie des Auges 233

Hruby, K.: Neue Wege in der Diagnostik und Therapie
der Augenerkrankungen........................... 242

Nemetz, U. R.: Zur modernen Schielbehandlung....... 260

Wenzl, M.: Spätergebnisse nach Gallenblasen- und
Gallenwegsoperationen wegen akuter Cholecystitis..... 266

Schnetz, H.: Pankreasbeschwerden und -funktions-
störungen nach Gallenwegoperationen 273

Seite

4. September 1955

Rotter, H.: Vorbeugung gegen Folgeerkrankungen chronischer Beinschwellung ... 283

Hammer, F.: Transversale Tomographie ... 289

Tusch, E.: Über die Beeinflussung des Verlaufes der Masugi-Nephritis durch Hibernation ... 291

Wenger, R.: Arteriosklerose und Diät ... 309

Weithaler, K.: Zur Behandlung chronischer Leberparenchymerkrankungen, insbesondere Leberzirrhosen mit Leberhydrolysaten ... 322

Walcher, W.: Zur Aetiologie und Behandlung der Chorea minor ... 331

Dyk, A.: Zur Pathogenese und Therapie der orthostatischen Albuminurie ... 336

Generalversammlung der Van Swieten-Gesellschaft ... 341

Vorwort

Zum 10. Oesterreichischen Aerztekongreß der Van Swieten-Gesellschaft geht der — diesmal leider gekürzte — Bericht der Tagung 1955 hinaus. Er soll, wie seine Vorgänger, dem Ziel der Gesellschaft dienen, die medizinische Forschung und Fortbildung in Oesterreich zu fördern.

Es ist mir ein besonderes Bedürfnis, das außerordentliche Verdienst des Springer-Verlages Wien an dem Zustandekommen der alljährlichen Kongreßberichte zu betonen. Sowohl die Ausstattung als auch den Umfang des Berichtes dankt die Van Swieten-Gesellschaft dem großen Verständnis und Entgegenkommen des Verlages.

F. Brücke, Wien   **E. Domanig,** Salzburg

Tagungsbericht

2. September 1955

Eröffnungs- und Begrüßungsansprachen

Hr. Ministerialrat Dr. Josef B r u z l (Wien):

Sehr geehrter Herr Präsident! Meine Damen und Herren! In Vertretung des Bundesministeriums für soziale Verwaltung bzw. des Herrn Bundesministers komme ich nicht nur einer ehrenvollen Einladung nach, bei der Eröffnung des diesjährigen Kongresses mitzuwirken, sondern bekunde als Vertreter des Herrn Bundesministers für soziale Verwaltung auch das Interesse der Obersten Gesundheitsverwaltung an dieser bereits traditionell gewordenen Veranstaltung der Van Swieten-Gesellschaft. Ich darf mich dabei auf die bereits vor 3 Jahren an dieser Stelle vom Herrn Bundesminister selbst dargelegten Ausführungen beziehen, aus denen sein Interesse an der Fortbildung österreichischer Aerzte im Rahmen dieser hervorragenden Veranstaltung hervorgeht, deren Programm auch in diesem Jahre in besonderer Weise der ärztlichen Fortbildung dient. Ueberdies überbringe ich Ihnen die besten Wünsche des Herrn Bundesministers für einen gedeihlichen Verlauf der Tagung.

Hr. Ministerialrat Dr. Adalbert M e z n i k (Wien):

Hohes Tagespräsidium! Herr Landeshauptmann! Meine Damen und Herren! Des hohen und weit über die lokalen Fachkreise hinausreichenden Ansehens der Van Swieten-Gesellschaft und der wissenschaftlichen Bedeutung des von ihr alljährlich veranstalteten Oesterreichischen Aerztekongresses war und ist sich auch die österreichische Unterrichtsverwaltung voll bewußt.

Es entsprach daher einer schon zur Tradition gewordenen Gepflogenheit, daß zum Oesterreichischen Aerztekongreß der vergangenen Jahre der Herr Bundesminister für Unterricht persönlich erschien, um zu den Kongreßteilnehmern zu sprechen.

Diejenigen unter Ihnen, die auch im Vorjahre Teilnehmer des Kongresses waren, werden sich gewiß erinnern, daß damals Herr Bundesminister Dr. K o l b wegen unerläßlicher Teilnahme an einer anderen zeitlich kollidierenden Veranstaltung, die in Innsbruck stattfand, zwar verspätet erschien, aber doch am Nachmittag das nachholen konnte, was er am Vormittag versäumen mußte.

Meine Damen und Herren, wenn es heuer nicht so ist und Herr Bundesminister Dr. D r i m m e l wegen anderer, schon früher eingegangener Verpflichtungen nicht einmal ein Nachholverfahren einhalten kann, so daß diesmal die Unterrichtsverwaltung ihr hohes Interesse am Oesterreichischen Aerztekongreß in der Eröffnungssitzung nicht durch persönliches Erscheinen des Herrn Bundesministers zu bekunden vermag, so bitte ich Sie, daraus keine falschen Schlüsse zu ziehen. Schon aus den Mitteilungen Ihres Herrn Präsidenten können Sie das nachhaltige Interesse entnehmen, das der Herr Bundesminister Ihrem Kongreß entgegenbringt.

Herr Bundesminister Dr. D r i m m e l hat mich aber auch ausdrücklich beauftragt, Ihnen die Versicherung zu geben, daß auch ihm nichts von der großen Anteilnahme fehlt, die sein Vorgänger in der Ressortleitung Ihnen, Ihrem Bemühen, Ihrer Leistung und Ihren Erfolgen entgegengebracht hatte.

Empfangen Sie, bitte, durch mich die Grüße des Herrn Bundesministers und seine besten Wünsche für einen ebenso erfolgreichen Verlauf des Kongresses, wie er Ihnen bei den Kongressen der vergangenen Jahre stets beschieden war.

Die Unterrichtsverwaltung stattet eine große Dankesschuld ab, wenn sie am heutigen Tage in tiefer Trauer jenes Mannes gedenkt, der in jahrzehntelangem unermüdlichem Wirken als erfolgreicher Lehrer und Forscher den Hohen Schulen und der medizinischen Wissenschaft gedient hat und, auch noch als Emeritus, ein nimmermüder Motor der Van Swieten-Gesellschaft war. Obwohl es immer noch wahr ist, daß unser Leben nur 70 und wenn es hoch kommt, 80 Jahre währt — Professor A r z t wurde trotz der 72 Jahre seines Lebens allzufrüh vom Tode abdes Kongresses zu sichern und dessen Ergebnisse für die ärztliche Wissenschaft entsprechend auszuwerten und durch entsprechende Publikationen der ärztlichen Fachwelt zugänglich zu machen.

Wir freuen uns aber auch in diesen Tagen mit Ihnen und sind stolz darauf, daß die österreichische Aerzteschaft in ihrem Kampf um die Freiheit ihres Berufsstandes so starke Erfolge erreichen konnte. Wir haben heute in der Presse lesen können, daß die gestrigen Verhandlungen wenn schon nicht ans Ziel, so doch Ihre Angelegenheiten wieder einvernehmlich einen Schritt vorwärts gebracht haben. Hierdurch wurde vielleicht auch bewiesen, daß dem Schritt, der vielleicht nicht von allen verstanden worden ist, nämlich dem Aerztestreik, doch eine sehr tiefe Bedeutung zukam, weil Sie damit im Kampfe um die Freiheit Ihres Berufsstandes allen denen vorangegangen sind, die in der Freiheit und Würde des Menschen ein hohes Idealbild sehen, und damit auch ein Vorbild gegeben haben. Hierfür sei Ihnen besonders gedankt, verbunden mit den besten Wünschen für eine freie und segenbringende Entwicklung des ärztlichen Berufsstandes!

Hr. Bürgermeister Stanislaus P a c h e r (Salzburg):

Meine Damen und Herren! In diesem Hause, in dem eben noch die Festspiele dieses Sommers verklungen sind, treten nun Männer und Frauen der Wissenschaft zusammen, Aerzte und Helfer der Menschen, die, wie der Künstler, bei ihren Aufgaben nicht erst nach Herkunft und Stand des einzelnen oder nach seiner Zugehörigkeit zu einer Nation fragen, sondern ihre Erkenntnisse der gemeinsamen Berufung unterstellen und ihre Hilfe allen angedeihen lassen, die ihrer bedürfen — so wie der Künstler sein Werk für alle schafft, die sich ihm anschließen.

Wollen wir es darüber hinaus nicht als einen bloßen Zufall betrachten, sondern als ein gutes Omen für die eigentliche Sendung Oesterreichs in der Welt, daß in einer Stadt, in der Kunst, Schönheit und Lebensfreude jährlich Menschen aller Schichten und Länder hier in Freundschaft zusammenführen, auch die Pflege der Wissenschaft Eingang gefunden hat, welche die Menschen nicht weniger zu e i n e n vermag, als die Hingabe an die Kunst.

Oesterreich und Salzburg haben seit je nicht nur auf kulturellem und künstlerischem Gebiet in aller Welt beachtete Leistungen vollbracht, sondern gleichfalls auf den verschiedensten Gebieten der Wissenschaft, darunter besonders auch in der Medizin. Sie haben, wie wir alle wissen, seit P a r a c e l s u s eine ganze Reihe hervorragender Aerzte hervorgebracht, deren Kunst und Wirken in der ganzen Welt mit Recht Bewunderung hervorrief.

So mag dieser Aerztekongreß in unserem nunmehr wieder freien Vaterland ein neuer Auftrieb sein, das Erbe, das die Pioniere der Medizin unserer Generation überlassen haben, zu festigen, weiterzutragen und durch neue Erkenntnisse zum Wohle aller auszubauen.

Als Bürgermeister der Stadt Salzburg habe ich die Ehre und Freude, Sie, meine Damen und Herren, hier begrüßen zu können und herzlichst willkommen zu heißen. Darf ich Ihnen gleichzeitig im Namen der Stadt und in meinem eigenen Namen einen vollen Erfolg für Ihre Tagung und einen angenehmen, schönen Aufenthalt in Salzburg wünschen, der Sie in jeder Hinsicht bereichern möge.

Pharmakologische Grundsätze medikamentöser Behandlung

Von

Prof. **O. Schaumann**

Innsbruck

Der oberste Grundsatz für jede Therapie lautet selbstverständlich: „Möglichst großer Nutzen bei möglichst geringer Gefährdung." So selbstverständlich dieser Grundsatz erscheint, so schwierig ist es aber oft, nach ihm zu handeln. Ein therapeutischer Nihilismus kann ebenso schaden wie eine planlose Polypragmasie. Jede Behandlung, vor allem die medikamentöse Therapie, greift in die außerordentlich fein aufeinander abgestimmten Regulationen unseres Organismus ein. Sie soll deren gestörtes Zusammenspiel ausgleichen, so daß sie im günstigsten Fall, dem der Heilung, wieder ins physiologische Gleichgewicht kommen. Es scheint zunächst fast aussichtslos, diese Regulationen, die sich den wechselnden Ansprüchen immer wieder automatisch angleichen, mit medikamentösen Wirkungen vollwertig zu ersetzen. Jeder Arzt weiß, wie schwierig es z. B. ist, einen Diabetiker optimal „einzustellen", d. h. bei ihm die physiologische Regulation wenigstens notdürftig zu ersetzen. Es ist dies ein auch durch die protrahiert wirkenden Formen des Insulins und auch anderer Medikamente noch nicht gelöstes Problem der Therapie.

In dieser wenig erfreulichen Lage kommt uns der Organismus in vielen Fällen durch ein Prinzip entgegen, das alle seine Regulationen grundlegend beherrscht und das Claude B e r n a r d in e i n e m Satz, der die ganze Physiologie in sich schließt, zusammengefaßt hat, indem er sagt: „Alle Regulationen der höheren Organismen, so verschieden sie auch sein mögen, haben nur den einen

Zweck, unser inneres Milieu konstant zu halten." Unter innerem Milieu versteht B e r n a r d dabei die Gesamtheit unserer Körpersäfte mit allen ihren chemisch-physikalischen Eigenschaften, wie z. B. osmotischer Druck, Ionenverhältnis, Wasserstoffionenkonzentration, Temperatur, Blutdruck, Blutzuckerspiegel usw.

Es wird daher durch Eingriffe in diese Regulationen, wie sie unsere wirksamen therapeutischen Maßnahmen darstellen, leichter sein, eine gestörte Eigenschaft unseres inneren Milieus zur Norm zu bringen, als dieses Maß zum Schaden des Organismus zu überschreiten, weil entsprechende Gegenregulationen korrigierend eingreifen können. Dadurch wird unser Unvermögen, durch medikamentöse Eingriffe in jedem Augenblick einzig und allein nur die gewünschte Wirkung zu erreichen und für längere Zeit festzuhalten, vielfach zum größten Teil ausgeglichen. Ueberschreiten wir diese Ausgleichsmöglichkeit, dann treten Nebenwirkungen durch Ueberdosierung auf, die schließlich in das Gebiet der Toxikologie führen können.

Aber auch bei nicht ins Toxische übersteigerter Dosierung werden Medikamente häufig Wirkungen zeigen, die nicht in der geplanten Richtung liegen. Man pflegt dann von N e b e n w i r k u n g e n zu sprechen, obwohl sie vom pharmakologischen Standpunkt aus manchmal keine Nebenwirkungen sind, sondern zum spezifischen Wirkungsspektrum des betreffenden Medikamentes gehören. Sie können nicht so selten sogar zur gewünschten Hauptwirkung werden, wenn sie in den therapeutischen Plan des Arztes fallen. Einige Beispiele sollen dies erläutern: Bei der Schmerzbekämpfung durch Mo. und verwandte Verbindungen ist die Obstipation eine lästige Nebenwirkung; bei der früher so häufigen Anwendung der Opiumtinktur war die Ruhigstellung des Darmes die gewünschte Hauptwirkung. Eine andere Nebenwirkung des Mo. ist seine depressive Wirkung auf die Atmung. Die mildeste Form dieser Hemmung der Atmungsregulation ist die oft benützte Beseitigung einer quälenden Atemnot. Bei vielen Antihistaminicis ist eine dämpfende Wirkung auf das ZNS. eine unerwüschte Beigabe; sie ist beim Dramamin als Mittel gegen die Seekrankheit zur Hauptwirkung geworden und wurde bei der Klasse der Phenothiazine künstlich hochgezüchtet; dies führte zu den Verbindungen vom Typ des Largaktil bzw. Megaphen, bei denen die ursprüngliche Hauptwirkung als Antihistamin ganz in den Hintergrund getreten ist. Die Quecksilberdiuretika verdanken ihre Entstehung der Beobachtung der diuretischen Wirkung des als Antisyphilitikum gedachten Novasurol, und die neuen synthetischen Analgetika waren auch ursprünglich als Spasmolytika entwickelt worden.

In vielen Fällen sind solche Nebenwirkungen allerdings weniger erfreulich; sie können bei manchen Medikamenten und bei manchen Patienten Ausmaße annehmen, die eine Fortsetzung der geplanten medikamentösen Therapie unmöglich machen. Es muß grundsätzlich bei jeder medikamentösen Therapie mit der Möglichkeit solcher Nebenwirkungen gerechnet werden. Wenn man das Buch von M e y l e r : „Side effects of drugs", durchblättert und sieht, daß fast bei jedem der gebräuchlichen Medikamente Fälle auch ernsterer Nebenwirkungen bekanntgeworden sind, dann könnte man beinahe an der Möglichkeit einer gefahrlosen medikamentösen Therapie verzweifeln. Nun, so schlimm ist es glücklicherweise nicht, denn man muß natürlich die Wahrscheinlichkeit oder — besser gesagt — Unwahrscheinlichkeit solcher Ereignisse in Rechnung stellen. Schließlich gibt es täglich Verkehrsunfälle und wir gehen trotzdem auf die Straße, und auch die anscheinend harmloseste Behandlungsweise, die Verordnung von Bettruhe, kann unter Umständen ebenfalls zu schwersten Nebenwirkungen führen[1].

Der Arzt muß eben nicht nur die gewünschte therapeutische Wirkungsweise der Medikamente, sondern auch deren möglichen Nebenwirkungen kennen. Nicht nur der Chirurg, auch der Pharmakotherapeut muß durch diese Kenntnis das R i s i k o seiner geplanten Behandlung abschätzen können. Es wird im allgemeinen klein sein, es kann aber unter besonderen Umständen auch ein beträchtliches Maß annehmen oder sich in einer Richtung auswirken, an die der Arzt zunächst nicht denkt. Die Fälle, in denen es durch die einschläfernde Wirkung der Antihistaminika zu schweren Autounfällen kam, dürften bekannt sein; der Arzt muß diese Nebenwirkung kennen, damit er seinen Patienten entsprechend aufklären kann. Auch die Möglichkeit einer Potenzierung der Alkoholwirkung darf bei zentral sedierenden Medikamenten nicht außer acht gelassen werden.

Es gibt aber in der modernen medikamentösen Therapie noch eine Reihe von Nebenwirkungen, die schon direkt ein nicht unbeträchtliches Risiko bedeuten können. Eine echte U e b e r e m p f i n d l i c h k e i t, bei der das Medikament zwar die gewünschte Wirkungsweise, aber in einer unerwarteten Stärke zeigt, ist selten. Nebenwirkungen ernsterer Art werden zum größten Teil durch a l l ergische Reaktionen bedingt, bei denen die Reaktionsweise vor allem vom Patienten abhängt und von dem erwarteten Effekt vollkommen abweicht, also nicht das Bild einer Ueberdosierung zeigt wie bei einer Ueberempfindlichkeit.

Diese allergischen Reaktionen, worunter man auch die sogenannte Idiosynkrasie rechnen kann, verlaufen unter den verschiedensten Erscheinungen vom Erythem bis zur Agranulozytose. Die gefürchtete Agranulozytose ist praktisch bei allen Arzneigruppen gelegentlich beobachtet worden, vom Aminopyrin über die Barbitursäuren und Antihistaminika bis zu den Antibioticis. Sie ist glücklicherweise eine seltene Nebenwirkung, deren absolute Häufigkeit natürlich mit dem Maß der Anwendung eines Medikamentes wächst. Sie wird beim Aminopyrin, von dem jährlich Milliarden von Tabletten eingenommen werden, der absoluten Zahl nach zwar öfter auftreten als bei anderen, selten gebrauchten Medikamenten, das Risiko wird hier aber außerordentlich klein sein; man muß nur wissen, daß eine derartige Nebenwirkung vorkommen kann.

Wesentlich größer ist heute das Risiko bei der Anwendung unserer wirksamsten und umfassendsten Chemotherapeutika geworden, bei den Sulfonamiden und den Antibioticis. Durch ihre ausgedehnte Anwendung auch beim banalsten Infekt oder sogar als Prophylaktikum ist heute bereits ein nicht unbeträchtlicher Teil der Bevölkerung gegen sie sensibilisiert. Nicht zum wenigsten hat dazu auch die sensationssüchtige Berichterstattung der Laienpresse beigetragen, wodurch deren Anwendung nicht zu selten dem Arzt von seiten des Patienten aufgedrängt wird. Im wirklichen Ernstfall kann es dann zu schweren allergischen Erscheinungen kommen, die den oft lebensrettenden Einsatz dieser Chemotherapeutika erschweren oder unmöglich machen. Hier wird vor allem der Kliniker Grundsätzliches zu sagen haben.

So wie bei der pharmakodynamischen Therapie die Gefahr besteht, durch Störung des physiologischen Gleichgewichtes Schaden zu stiften, ebenso besteht bei der Chemotherapie die Gefahr, das b i o l o g i s c h e Gleichgewicht dadurch zum Schaden unseres Organismus zu stören, daß neben den pathogenen Mikroorganismen auch notwendige Symbionten ausgerottet werden. Es bestehen hier ähnliche Verhältnisse wie bei der Schädlingsbekämpfung im Pflanzenschutz, wo durch gleichzeitige Vertilgung nützlicher Insekten mitunter Schaden gestiftet werden kann.

Selbstverständlich steigern sich mit der Dosierung Wirkung und Nebenwirkungen, bis schließlich die toxische Grenze erreicht wird. Es gibt ja keinen Stoff, der durch Uebersteigerung der Dosis nicht schließlich schaden könnte. Man kann z. B. Tiere mit destilliertem Wasser tödlich vergiften, Kochsalz kann auch bei normaler Nierenfunktion bei einer Einzeldosis von etwa 500 g tödlich wirken; in beiden Fällen wird die Regulationsfähigkeit für den osmotischen Druck überschritten. Große rektale Gaben von Bikarbonat haben beim Menschen schon zu einer tödlichen Alkalose geführt. Auch an sich harmlose Medikamente, die zum Hausgebrauch gehören, können bei extremer Dosierung zu einer tödlichen Vergiftung führen. In England[2] folgte im Jahre 1952 bei tödlichen Vergiftungen durch Medikamente — in erster Linie Selbstmorde — die Azetylsalizylsäure mit über 200 Todesfällen gleich hinter den Barbituraten, während vergleichsweise Morphin mit 7 tödlichen Vergiftungen kaum eine Rolle spielte. Niemand wird deshalb das Aspirin für ein gefährliches Medikament halten; wäre es das, dann wäre die Bevölkerung der USA. schon längst ausgerottet, wo sein Verbrauch für das Jahr 1950 mit 15 Millarden 670 Millionen Tabletten angegeben wird.

Mit der Toxikologie der Medikamente sollte der Arzt beim therapeutischen Gebrauch kaum zu tun haben; doch muß er mit ihr vertraut sein, um bei Unglücksfällen oder Vergiftungen in selbstmörderischer Absicht die geeigneten Gegenmaßnahmen treffen zu können. Aber auch beim therapeutischen Gebrauch kann es durch V e r w e c h s l u n g e n, für die den Arzt meist kein direktes Verschulden trifft, zu schweren Intoxikationen kommen. Am ehesten kommen solche tragische Verwechslungen auf dem Gebiet der Lokalanästhesie vor. Es ereignen sich auch heute noch Todesfälle dadurch, daß Lösungen stark wirksamer und daher auch hoch toxischer für die Schleimhautanästhesie bestimmter Lokalanästhetika mit solchen Lösungen verwechselt werden, die zur Leitungs- oder Infiltrationsanästhesie dienen sollen. Begünstigend für solche unheilvolle Verwechslungen sind zwei an sich vermeidbare Umstände, auf die ich doch hinweisen möchte:

Erstens die N o m e n k l a t u r: Infolge der zahlreichen heute auf dem Markt befindlichen Ersatzpräparate für das unter dem Warenzeichenschutz stehende Novocain wurde international der nicht geschützte Name „Procain" eingeführt. Diese an sich richtige Maßnahme kann — vor allem in den deutschsprechenden Ländern — dazu führen, daß „Procain" mit dem etwa 10mal wirksameren, aber auch ebenso toxischeren „Percain" verwechselt werden kann. Da in unserem Sprachgebrauch „Prozent" und „Perzent" das gleiche bedeuten, kann eine Krankenschwester schließlich auch einmal statt des verlangten „Procain" das „Percain" nehmen, und doch steht zwischen beiden Bezeichnungen der Tod.

Zweitens besteht immer noch die absolut unzulässige Unsitte, die Konzentration der Lösungen mit den Abkürzungszeichen für Prozent (%) bzw. Promille (°/₀₀) anzugeben, statt sie ordnungsgemäß zu verschreiben. Wie leicht kann da die über Leben und Tod entscheidende kleine Null einmal bei der Verschreibung versehentlich weggelassen oder bei der Signatur zugefügt werden, wie dies sogar bei Konzentrationsangaben in der Fachpresse[3] vorgekommen ist.

Ist nun einmal das Unglück geschehen, dann darf man es nicht durch unzweckmäßige Behandlung noch verschlimmern. Man kann bei Vergiftungen durch Lokalanästetika immer noch lesen, daß der Patient trotz Kohlensäureatmung, Cardiazol, Coramin, Sympatol usw. an der Ueberdosierung zugrunde gegangen ist. Hier wäre es manchmal richtiger, wenn es hieße, daß der Patient wegen dieser Behandlung der Intoxikation erlegen ist. Die Lokalanästhetika sind zentrale Krampfgifte, und es ist nicht zweckmäßig, ein Krampfgift durch ein zweites entgiften zu wollen. Grundsätzlich ist zuerst die drohende Anoxie durch Sauerstoff und künstliche Atmung zu bekämpfen. Zur Unterdrückung der die drohende Anoxie noch verstärkenden Krämpfe sind statt der die Krämpfe und damit die Anoxie noch verstärkenden zentralen Analeptika sogar kurz wirkende Barbiturate angezeigt. Gegenüber der Bekämpfung der Anoxie sind alle anderen Maßnahmen von mehr oder weniger sekundärer Bedeutung. Dies gilt sogar für die Stützung des peripheren Kreislaufes, die nicht von so vitaler Bedeutung ist wie die Sauerstoffversorgung; dies zeigen ja die modernen Narkoseverfahren mit absichtlich herbeigeführter peripherer Kreislaufdepression bei sorgfältiger Vermeidung einer Anoxie.

Eine andere immer wieder vorkommende Ursache für Zwischenfälle bei der Lokalanästhesie sind Irrtümer in der Dosierung des gefäßverengernden Zusatzes. Auch hier liegt das Leben des Patienten in der Hand dessen, der die Lösung vorbereitet und sich seiner Verantwortung voll bewußt sein muß. Es darf nicht vorkommen, daß z. B. statt der vorgeschriebenen Tropfenzahl ebensoviele Kubikzentimeter zugesetzt werden[4].

Gegen eine derartige etwa 20fache Ueberdosierung ist ein sicheres Gegenmittel nicht bekannt. Es gibt aber auch nicht zu wenige Fälle, in denen es bei einer r e l a t i v e n Ueberdosierung des gefäßverengernden Mittels zu einem sich im Verlauf von Stunden entwickelnden Vergiftungsbild mit Herzjagen, Präkordialangst, einer sich steigernden Erschwerung der Atmung durch Lungenstarre bis zum beginnenden Lungenödem kommt. Bei diesem sich langsam entwickelnden Vergiftungsbild trägt nicht mehr das Lokalanästhetikum, sondern das gefäßverengernde Mittel die Schuld. Hier könnten vielleicht Morphin oder Dolantin helfend eingreifen. Im Tierversuch[5] läßt sich beim Kaninchen das Lungenödem bei sonst tödlichen Adrenalindosen durch Morphin weitgehend verhindern. In der Literatur findet sich auch ein Fall, der bei Ueberdosierung von Adrenalin durch Morphin gerettet worden sein soll[6]. Theoretisch wäre dies gar nicht unwahrscheinlich, doch liegen größere klinische Erfahrungen nicht vor. In letzterer Zeit haben sich Morphium und Codein bei der Bekämpfung von Uebererregbarkeitserscheinungen des Herzens nicht nur im Tierversuch, sondern auch klinisch bewährt. Man sollte daher auch bei der LA. auf die prä- und postoperative Verwendung von Morphium, Dolantin usw. nicht verzichten[7–10].

Eine weitere Möglichkeit, in das Gebiet toxischer Wirkungen zu geraten, liegt bei der kumulativen Wirkung vor. Hier nimmt bei gleichbleibender Dosis die Wirkung immer mehr zu und kann schließlich bis zur Intoxikation führen. Bei der K u m u l a t i o n kann man zwei Mechanismen unterscheiden: die Kumulation des Stoffes und die Kumulation der Wirkung.

Bei der s t o f f l i c h e n Kumulation halten Ausscheidung und Entgiftung mit der Zufuhr nicht Schritt. Beispiele hierfür sind die Digitalisglukoside, das Brom und auch das Luminal. Beim Luminal z. B. läßt sich nachweisen, daß seine Halbwertszeit im Organismus, d. h. die Zeit, bis 50% einer gegebenen Dosis entgiftet oder ausgeschieden sind, etwa 3 Tage beträgt[11]. Anderseits erreicht aber auch seine Wirkung nur langsam ihr Maximum. Beides sollte bei der Anwendung dieses für sich und in zahlreichen Spezialitäten so häufig angewandten Dämpfungsmittels der vegetativen Zentren berücksichtigt werde. Noch stärker ist die kumulative Wirkung des Bromions; es verdrängt das Chlorion nur sehr langsam, verbleibt dann aber um so hartnäckiger im Organismus. Jede unkontrollierte Behandlung mit Bromsalzen birgt daher die Gefahr des Bromismus mit seinen auch psychischen Erscheinungen in sich. In den USA. soll es in mancher psychiatrischen Klinik zur Routine gehören, bei frisch eingelieferten Psychosen zunächst den Bromspiegel im Blut zu kontrollieren.

Die **Wirkungskumulation** spielt vor allem in der Pathologie eine geradezu als unheimlich zu bezeichnende Rolle, weil die einzelnen Teilwirkungen zunächst längere Zeit vollkommen unmerklich bleiben können, bis schließlich ein eventuell irreparabler, oft tödlicher Schaden entsteht. Typische Beispiele für solche Wirkungskumulation finden wir bei den Kampfgasen, den gewerbehygienisch wichtigen Stickoxyden, dem Phosgen, Dimethylsulfat usw. und in besonders heimtückischer und bis jetzt noch nicht restlos geklärter Form bei Strahlenwirkungen und den Karzinogenen. Auch bei der Digitalis kann — allerdings mehr bei toxischer Dosierung — neben der stofflichen Kumulation auch eine Kumulation von Schädigungen eine Rolle spielen.

Einen Gegensatz zur Kumulation bildet in mancher Hinsicht die Erscheinung der **Gewöhnung**. Unter Gewöhnung versteht man, daß wiederholt angewandte Reize immer mehr an Wirkung einbüßen, so daß sie schließlich wirkungslos werden oder immer mehr gesteigert werden müssen.

Eine solche Gewöhnung kann zellulär verankert sein, z. B. durch zunehmende Entgiftungsfähigkeit. So schwächt sich bei Zellkulturen in vitro die wachstumshemmende Wirkung mancher Gifte mit der Zeit ab[12]. Bekannt und besonders für die Chemotherapie störend ist das Resistentwerden pathogener Mikroorganismen, wobei es sich allerdings mehr um einen Ausleseprozeß als um eine echte Gewöhnung handeln dürfte.

Eine Gewöhnung kann aber bei solchen Medikamenten, die in die eingangs erwähnten Regulationen eingreifen, auch **funktioneller** Art sein. In diesem Falle werden einerseits Gegenregulationen von seiten des Organismus in immer stärkerem Maße eingesetzt, anderseits wird auch die beeinflußte Funktion im entgegengesetzten Sinne zur Einwirkung des Medikamentes verstärkt. Der Organismus wehrt sich eben gegen alle Eingriffe in seinen inneren Betrieb. Einfache Beispiele hierfür sind: die reaktive Hyper-

ämie, die einer brüsken Blutdrucksteigerung folgende Blut-
drucksenkung usw. Diese Gegenregulationen können im
akuten Fall bei besonders energischen Eingriffen in die
Regulationen an sich schon Ursache so mancher unerwünschter Nebenwirkung sein.

Bei chronischen Gaben zwingen die Gegenmaßnahmen
des Organismus, die Dosierung allmählich immer mehr zu
steigern, um die Wirkung aufrechtzuerhalten; es tritt eben
das ein, was man Gewöhnung oder, um Mißverständnisse
und Verwechslungen mit dem Begriff der Gewohnheit zu
vermeiden, besser Toleranz nennt.

Eine besonders wichtige Rolle als Nebenwirkung spielt
die Entstehung einer Toleranz bzw. Gewöhnung bekanntlich beim Morphin und den synthetischen morphinähnlich
wirkenden Analgeticis. Wäre die Entwicklung der Toleranz
hier nur zellulär bedingt, durch Abnahme der Empfindlichkeit oder verstärkte Entgiftung, so wäre sie weiter nicht
gefährlich; sie würde nur zu einer immer fortschreitenden
Erhöhung der Dosierung zwingen. Das Unheilvolle ist die
Entwicklung auch einer funktionellen Toleranz durch Steigerung der Gegenregulationen, die dann beim Absetzen der
Droge nach vollentwickelter Gewöhnung als Abstinenzerscheinungen zutage treten und zur physischen Abhängigkeit des Gewöhnten von der Droge, zur Süchtigkeit, führen.
Ueber diese unschöne Seite dieser sonst so segensreichen
Medikamente werden Sie ja in dem Referat von Herrn Hoff
noch näheres hören.

Ich möchte hier nur vom pharmakologischen Standpunkt aus noch einige Worte anfügen. Wie schon erwähnt,
besitzt der höhere Organismus ein sehr präzise funktio-
nierendes Regulationssystem, das ihn vollkommen automatisch wechselnden Beanspruchungen angleicht. Von diesen
regulatorischen Vorgängen merken wir subjektiv nichts solange sie in Ordnung sind und ausreichen, die Konstanz
der verschiedenen Faktoren unseren inneren Milieus aufrechtzuerhalten. Wird aber ihre Kapazität überschritten,
und droht dadurch ein das Leben bedrohender Schaden,
so tritt ein Alarmsystem in Tätigkeit, das uns durch
nun auch subjektiv wahrgenommene, äußerst unlust-
betonte Gefühle warnt und auffordert, durch willensmäßige
Handlungen eine weitere Ueberbeanspruchung zu vermeiden.

Einige Beispiele mögen die Funktion dieses Siche-
rungssystems zeigen: Wenn bei Wärmeeinwirkung auf die
Haut die automatische Kühlung durch vermehrte Durch-
blutung eine lokale Ueberhitzung auf zellschädigende Tem-

peraturen nicht mehr verhindert werden kann, dann tritt bei einer Hauttemperatur von etwa 46⁰ ein warnendes Schmerzgefühl auf, das bei einer Hauttemperatur von 48⁰ unerträglich wird[13]. Wenn die automatische Steigerung der Lungenventilation nicht mehr ausreicht, einen Kohlensäureüberschuß aus unseren Körpersäften zu entfernen, dann kommt es zum warnenden Gefühl der Dyspnoe, das sich bis zum Erstickungsgefühl steigern kann und uns zwingt, die weitere Kohlensäureproduktion durch Arbeitsleistung einzuschränken. Ist das Herz an der Grenze seiner physiologischen Leistungssteigerung angelangt, dann werden wir durch das nun auch subjektiv wahrgenommene Gefühl des Herzklopfens gewarnt, die Belastung des Herzens nicht weiterzutreiben. Bei einem Mißverhältnis zwischen Sauerstoffversorgung des Herzmuskels und geforderter Herzarbeit, wie bei der Angina pectoris oder dem Herzinfarkt, steigert sich dieses Alarmsignal bis zur Präkordialangst und furchtbaren Todesangst.

Alle diese quälenden, angstbetonten Gefühle dieser an sich sinnvollen warnenden Schutzvorrichtung werden durch therapeutische Gaben von Morphin und der morphinähnlich wirkenden synthetischen Analgetika gedämpft und schließlich ausgeschaltet, während unsere gesamten e p i - k r i t i s c h e n S i n n e s e m p f i n d u n g e n, wie Tastgefühl, Gesicht, Gehör, Geruch usw., unbeeinflußt bleiben.

Aus dem großen Komplex vegetativer Regulationen und subjektiver Empfindungen läßt sich also auf Grund seiner Funktion und seiner spezifischen Beeinflußbarkeit durch Morphin usw. ein besonderes System herausheben, das ich als „p r o t e k t i v e s S y s t e m" bezeichnet habe[14], da es die Aufgabe hat, den Organismus durch das Auftreten äußerst unlustbetonter, dysphorischer Gefühle vor drohenden Schädigungen zu warnen und zu schützen.

In dieser spezifischen, das protektive System dämpfenden Wirkung des Mo. und der morphinähnlich wirkenden Analgetika liegt der Segen, aber auch der Fluch dieser unentbehrlichen Medikamente begründet; aus ihr ergeben sich auch klar und folgerichtig die Indikationen, bei denen diese so vielfach zu Unrecht diskriminierten Medikamente angewendet werden dürfen und vielleicht auch sollen.

Es sind dies alle Zustände, bei denen die an sich wichtige Funktion des protektiven Systems ihren Sinn verloren hat und den Patienten nur mehr sinnlos quält. Am verständlichsten ist dies beim sinnlos gewordenen Schmerz, dessen Bekämpfung ja immer noch die Hauptdomäne dieser Verbindungen ist. Nicht viel geringer ist ihre Bedeutung bei der sinnlosen Dyspnoe, z. B. bei einer Insuffizienz des linken Herzens; hier kann die Beseitigung des ergotropen Angstzustandes und die damit verbundene Herabsetzung des Sauerstoffverbrauches die Kreislaufbeanspruchung herabsetzen und damit auch eine wesentliche therapeutische Bedeutung erlangen. Eine ähnliche, nicht nur symptomatische Wirkung kann auch bei pektanginösen Beschwerden, beim Herzinfarkt und vielleicht auch bei der Lungenembolie angenommen werden. Bei einer Rechtsinsuffizienz, bei Lungenödem oder bei anderen mechanischen Behinderungen des Gasaustausches wird man allerdings vorsichtig sein müssen, um eine schädliche Anoxie zu vermeiden.

Das Risiko, durch therapeutische Anwendung dieser Verbindungen eine Süchtigkeit zu erzeugen, ist im Verhältnis zum therapeutischen Nutzen bei einer zeitlich nicht zu lange ausgedehnten Anwendung als sehr klein anzusehen. Der Beweis für diese anscheinend leichtfertige Behauptung ist nicht schwer zu erbringen. Nach den zahlenmäßigen Unterlagen der Weltgesundheitsorganisation wurden im Jahre 1951 für t h e r a p e u t i s c h e Zwecke 11.500 Kilogramm Mo. und Mo.-Derivate, 12.200 kg Dolantin und 520 kg Polamidon l e g a l verbraucht. Zusammen gibt dies rund 1 Milliarde therapeutischer Dosen. Selbst wenn dadurch in 100 Fällen p r i m ä r eine Süchtigkeit hervorgerufen worden wäre, was sicherlich zu hoch gegriffen ist, so glaube ich, daß es wenige spezifisch wirksame Medikamente geben dürfte, bei denen erst auf 10,000.000 Dosen 1 Fall einer ernsteren Nebenwirkung kommt. Keinesfalls berechtigt nach meiner Meinung dieses Risiko dazu, die berufliche Integrität eines Arztes und das Wohl und Wehe seiner Patienten in die Hände von Polizeiorganen zu legen oder von der persönlichen Ansicht eines Gutachters abhängig zu machen.

Ueber den sogenannten indikationslosen Mißbrauch der morphinähnlich wirkenden Analgetika durch die Suchtkranken, die diesen „Suchtgiften" schicksalhaft verfallen sind, und über die Ursachen der essentiellen Suchtkrankheit, die ich in einer konstitutionellen oder erworbenen Ueberempfindlichkeit des protektiven Systems mit ihren quälenden, angstgefärbten Gefühlen sehen möchte, will ich, um dem Referat von Herrn H o f f nicht vorzugreifen, nicht eingehender sprechen.

M. D. u. H.! Wir haben eine ganze Reihe von Möglichkeiten kennengelernt, in denen Medikamente neben der erwünschten und im therapeutischen Plan gelegenen Wirkung auch solche oft recht unerwünschter Art entfalten, die dazu angetan sein könnten, unsere Freude an den Errungenschaften der modernen Pharmakotherapie doch etwas zu dämpfen und vielleicht auch Zweifel an ihrer Zweckmäßigkeit zu wecken. Ich glaube, wir können hier vollkommen beruhigt sein. Eine wissenschaftliche Medizin, welche die Lebenserwartung in den letzten Jahrzehnten so sprunghaft in die Höhe getrieben hat, dürfte wohl auf dem rechten Wege sein. Daß diese günstige Entwicklung unter anderem auch mit der Entwicklung der modernen Pharmakotherapie zeitlich parallel ging, kann bei der großen Zahl der Versuchsobjekte doch kein Zufall sein. Wir müssen die uns in die Hand gegebenen Waffen nur richtig einsetzen. Dazu gehört nicht nur die Verwendung des nach der Diagnose indizierten Medikamentes; die Furcht vor eventuellen Nebenwirkungen darf uns nicht daran hindern, auch vollwirksame Dosen zu geben. Man soll behandeln, aber nicht anbehandeln. Typische Beispiele, bei denen dieser Grundsatz allgemein anerkannt und durchgeführt wird, sind die Digitalistherapie und die Chemotherapie.

Zusammenfassend möchte ich nochmals kurz die wichtigsten Grundsätze medikamentöser Therapie anführen:

1. Die spezifisch wirksamen Präparate sollen nur nach exakter Diagnose in richtiger Dosierung eingesetzt werden.

2. Mit Nebenwirkungen, besonders allergischer Natur, ist immer zu rechnen; der Arzt muß ihre wichtigsten Erscheinungsformen kennen und das jeweils damit verbundene Risiko gegenüber dem zu erwartenden Nutzen abwägen können.

3. Bei länger dauernder Medikation ist an die Entstehung von Kumulation einerseits oder von Gewöhnung anderseits zu denken.

Zum Schluß noch einige Worte über den Gebrauch von Medikamenten nach dem Grundsatz: „Ut aliquid fieri videatur" oder, wie man heute sagt, über die „Placebo-Therapie"[11]. Vom Standpunkt des Pharmakologen und der Krankenkassen aus müßte man eine solche Scheinmedikation, die einen nicht geringen Prozentsatz der medikamentösen Therapie ausmacht und immer ausgemacht hat, streng genommen ablehnen. Trotzdem möchte ich als ihr Anwalt auftreten. So manches Medikament kann in der verschriebenen Form und Dosis theoretisch keine spezifische Wirkung haben, und doch werden solche Präparate nicht nur viel, sondern auch mit Erfolg verschrieben. Es kommt nur darauf an, daß der Patient von ihrer Wirkung überzeugt ist, wodurch allein schon in vielen Fällen eine auch objektiv nachweisbare Besserung des Krankheitszustandes erreicht wird. Es ist ein wesentlicher Teil der Heilkunst des Arztes, das in ihn gesetzte Vertrauen, eine der Grundbedingungen für eine erfolgreiche Therapie, auch auf das von ihm verschriebene Medikament zu übertragen, wobei er vielfach durch „sympathische" oder auf eine bestimmte Wirksamkeit hinweisende Namensgebung des Medikamentes unterstützt wird. Die Anwendung dieser Placebo-Therapie hat infolge ihrer unzweifelhaften Wirksamkeit auch nach meiner Ansicht ihre Berechtigung. Es bleibt nur die Frage offen, ob es besser ist, wenn der Arzt weiß, daß er nur eine Placebo-Therapie betreibt, oder ob seine heilende Suggestivkraft größer ist, wenn auch e r die Ueberzeugung hat, eine e c h t e Pharmakotherapie zu betreiben. In letzterem Fall besteht allerdings die Gefahr, die eventuell notwendige Anwendung eines pharmakodynamisch wirksamen Heilmittels zu versäumen, das dann auch in wirksamer Dosierung gegeben werden muß, will man nicht auch hier eine Scheinmedikation betreiben.

M. D. u. H.! Ich habe versucht, in großen Zügen einige Grundsätze herauszuarbeiten, deren Kenntnis und Befolgung geeignet ist, mit der medikamentösen Therapie den größtmöglichen Nutzen bei geringster Gefährdung des Patienten zu erzielen. Wie diese Grundsätze in der Praxis zu handhaben sind, darüber hat der Kliniker das Wort.

Literatur: [1] B a u r, H.: Münch. med. Wschr., 97 (1955), S. 37, 74, 107. — [2] Pharmaceuttic. J., 173 (1954), S. 284. — [3] M a l o r n y, G.: Arch. Toxikol., 14 (1952/1954), S. 40. — [4] T e l l e r, J.: Arch. Toxikol., 15 (1955), S. 150. — [5] L u i s a d a, A.: Arch. exp. Path. u. Pharmakol., 132 (1928), S. 313. — [6] F o r m i g g i n i, M.: Boll. Soc. Med.-Chirurg. di Modena, 12 (1910), S. 27. — [7] S a b a t h i e, L. G.: Amer. Heart. J., 33 (1947), S. 719. — [8] H e r r m a n n, G. R.: Ann. int. Med., 28 (1948), S. 989. — [9] L e i m d o r f e r, A.: Fed. Proc., 13 (1954), S. 86. — [10] L e i m d o r f e r, A.: Arch. internat. Pharmacodyn., 101 (1955), S. 333. — [11] S u n s h i n e und H a c k e t t, E. R.: Amer. J. Clin. Path., 24 (1954), S. 1133. — [12] S a s a k i, M.: Arch. exp. Zellforsch., 21 (1938), S. 289. — [13] W h y t e, H. W.: Clin. Science, 10 (1951), S. 333. — [14] S c h a u m a n n, O.: Dtsch. med. Wschr., 78 (1954), S. 1571.

Schädigungen durch Medikamente

Von

Paul Martini

Bonn

Daß manche Medikamente neben den vom Arzt beabsichtigten Wirkungen auch schädliche Effekte haben können, das war den Aerzten schon seit langer Zeit eine Selbstverständlichkeit: So erwiesen sich die Expektorantien, wie Ipecacuanha in großen Dosen gleichzeitig als Brechmittel, und A c i d u m   a r s e n i c o s u m machte gelegentlich auch dann Durchfälle, wenn seine Dosierung das durchaus noch nicht erwarten ließ. Daß man bei C h i n i n verschreibung mit Ohrensausen und Schwindel rechnen mußte, wurde rasch offenbar, nachdem diese wertvolle Droge aus Peru nach Europa gekommen war. W i t h e r i n g schließlich beschrieb die sogenannten Nebenwirkungen der Folia D i g i t a l i s, als er diese den Aerzten übergab, schon so vollkommen und vollständig, daß die späteren Zeiten ihm nichts Wesentliches mehr hinzufügen konnten; ich zitiere seine klassischen Sätze: „Wenn Fingerhut in sehr großen und rasch aufeinander wiederholten Dosen gegeben wird, kommt es zu Krankheitsgefühl, Erbrechen, Abführen, Schwindel, Sehstörungen, wobei die Gegenstände grünlich oder gelblich erscheinen, zu Polyurie und Pollakisurie und gelegentlich zu Urininkontinenz, zu niedriger Pulsfrequenz, etwa bis zu 35 in der Minute, zu kalten Schweißen, Krämpfen, Kollaps und Tod.“

Noch manches andere Mittel wäre aus früheren Zeiten hinzuzufügen. Auch die damaligen medikamentösen Schädigungen konnten unter Umständen schwer und tödlich sein, aber schließlich waren sie so selten, daß sie über Einzelfälle hinaus keine Beunruhigung und kein Mißtrauen in das eigene Handeln zu schaffen brauchten. Vielmehr scheinen erst R. K o c h s schreckliche Erfahrungen bei seiner therapeutischen Anwendung des T u b e r k u l i n s das erste Sturmzeichen gewesen zu sein, wenn nicht schon die Encephalitiden, zu denen es bei der J e n n e r s c h e n S c h u t z i m p f u n g auch im vergangenen Jahrhundert gelegentlich kam. Wenige Jahre später folgten dann die schweren Schädigungen durch S a l v a r s a n, dann während des ersten Weltkriegs in den Vereinigten Staaten die Optikus-Atrophien durch O p t o c h i n, und vor 25 Jahren kam es nach der recht unkritischen Einführung der G o l d - s a l z e[1] (Krysolgan, Sanocrysin) in die Therapie der Lungentuberkulose zu den bösartigen Blut-, Nieren- und Hautschädigungen, an die sich manche von Ihnen noch erinnern.

Es waren die ersten Warnungszeichen der neuen Epoche der Medizin, und offenbar nicht nur der chemotherapeutischen Medizin. Wir haben inzwischen noch viele andere Gefahren und Schädigungen kennen gelernt und sind uns heute klar darüber, daß nicht die Chemotherapie oder die Serotherapie das wesentliche Kennzeichen dieser Epoche ist, sondern die Weiterentwicklung der Naturwissenschaft auf vielen Gebieten und ihre Folgen.

Die Nebenerscheinungen der antipyretischen Analgetika, der Antibiotika, der Hormone, der Vakzine und der Seren sind für uns nur mehr einzelne, fluktuierende und ephemer besonders auffällige Merkmale. Das Charakteristische aber ist der Fortschritt. Er begeistert uns schon an sich, er begeistert uns als Aerzte seiner offenbaren Wohltaten wegen für die Kranken noch ganz im besonderen. Diese Fortschritte sind nichts spezifisch Aerztliches. Sie sind die fast selbstverständliche Frucht der immer mehr wachsenden menschlichen Beherrschung der Natur, die uns aber beunruhigt, weil wir sehen, wie aus ihr, wie aus der Büchse der Pandora, Segen und Unheil zugleich hervorgehen. Des Segens teilhaftig zu bleiben, die unseligen Folgen aber gleichzeitig zu vermeiden, das ist der Wunsch der Welt von heute und auch ihre Aufgabe. Zu untersuchen, wie weit dieses im ärztlichen Bereich befürchtet werden muß und erreicht werden kann, darin sehe ich meine eigene heutige Aufgabe.

Man darf ohne einen wesentlichen Fehler zu riskieren, behaupten, daß es kein Medikament gibt, das so spezifisch auf eine einzige Funktion des Körpers wirken würde, daß wir bei ihm überhaupt nicht mit Nebenwirkungen zu rechnen hätten. Viele von diesen Nebenwirkungen sind ganz harmlos oder wirken sogar in der Richtung und in dem

Sinn mit, die der Arzt bei seiner Verordnung im Auge hatte. Ich zitiere als Beispiel die Antihistaminika, die einerseits ihrem Namen entsprechend direkt das Histamin angreifen und ihm den Angriff an den Zellen verwehren, die anderseits durch ihre sedativen Wirkungen auch indirekt günstig wirken können (daß sie gelegentlich auch atropinähnlich zentral erregend und — lucus a non lucendo — selbst allergisierend sich bemerkbar machen können, sei hier schonend übergangen). So werden nicht alle Nebenwirkungen unter unseren Generalnenner der „Schädigungen" eingeordnet werden dürfen. Es bleiben dennoch so viele Schädigungen durch Medikamente, daß ich leicht meine Zeit heute mit ihrer reinen Aufzählung ausfüllen könnte. Der Uebersicht wegen und um die Bedeutung des Themas in das richtige Licht zu rücken, muß ich aber doch wenigstens die Hauptkapitel nennen, unter die sich die einzelnen schädigenden Medikamente subsummieren lassen; ich halte mich dabei an die Disposition von Albahary, der ja der Beschreibung und Analyse der Arzneimittelnebenwirkungen eine besonders minutiöse Arbeit in seiner Monographie „Maladies médicamenteuses" gewidmet hat:

Metalle, wie Blei, Arsen, Gold, Wismuth, Brom, Jod und Quecksilber. Dann Chemotherapeutika, wie Akridin, Anästhetika, Antipyrin, Pyramidon, Phenacetin, Salizylsäure und ihre Derivate, Atophan, die Sulfonamide und Thiosemikarbazone, das Chloral, das Sulfonal, die Barbitursäurederivate und mehr noch das Sedormid. Unter den bedenklichen Chemotherapeutika figurieren auch Abführmittel, wie Phenolphtalein, mehrere Wurmmittel, Mittel gegen Parkinsonismus, wie z. B. das Parpanit, alle Thyreostatika, die Antikoagulantien und das als Antabus bekannte Tetraäthylthiuram. Es folgen die gesamten Antibiotika, ferner sehr viele pflanzliche Drogen (Belladonna, Colchicum, die Digitalis und ihre Glykoside, Emetin, Opium und seine Derivate, Chinin, Strychnin, Theophillin usw.). Den Schluß bilden die Hormone und die Vitamine und auch die Folgen von Bluttransfusionen, Serumeinverleibungen, Vakzineverabreichungen, gehören hierher.

Wir Aerzte müssen einerseits schon vor der Verordnung eines Medikamentes wissen, mit welchen schädlichen Nebenwirkungen wir bei ihm zu rechnen haben können und unter welchen Bedingungen dies der Fall ist. Wir müssen anderseits erst recht, wenn sich auch nur die leisesten lokalen oder allgemeinen Manifestationen einer möglichen Nebenwirkung einstellen, sie richtig deuten und müssen im Zweifelsfall so behandeln, a l s o b es sich um eine Nebenwirkung handeln würde. Wegen dieser Zweigesichtigkeit bzw. wegen dieser doppelten Aufgabe, habe ich lange überlegt, ob ich bei meinen Ausführungen von den einzelnen Medikamenten und ihren speziellen Nebenwirkungen ausgehen oder ob ich auf der allgemeinen und speziellen Symptomatologie, projiziert auf Organe und Organsysteme, aufbauen sollte. Beides hat Vorteile, aber bei beiden Lösungen sah ich eben so viele Nachteile. Wenn ich mich schließlich entschlossen habe, von der Symptomatologie aus meine Aufgabe anzugehen, dann aus d e m Grund, weil den Kollegen, die nach mir sprechen, die Schilderung der Nebenwirkungen besonders wichtiger Medikamente sowieso schon als spezielle Aufgaben gestellt und damit letzten Endes auch vorbehalten ist.

Einer meiner Vorgänger auf meinem Lehrstuhl, F. S c h u l t z e, der Beschreiber der Syringomyelie, ließ in unserem Hörsaal das Goethesche Distichon schreiben: „Das ist das Schwerste von allem, was dich das Leichteste dünket, mit den Augen zu sehen, was vor den Augen dir liegt." Vor den Augen liegt uns am Kranken nichts mehr als seine Haut, und nirgends in der Diagnostik hat das „Sehenkönnen" so die Vorherrschaft wie im Bereich eben der Haut.

S c h ä d i g u n g e n d e r H a u t

Pruritus, Urticaria, Erythrodermien, Purpura, trockene und nasse Ekzeme sind die häufigsten Veränderungen, die an der Haut bzw. an den Schleimhäuten erscheinen, und zwar mit erheblicher äußerer Gleichförmigkeit bei den verschiedensten Medikamenten. Diese Gleichförmigkeit der Manifestationen bei vielen chemisch und pharmakologisch untereinander höchst verschiedenen Mitteln, ihre weitgehende Unabhängigkeit von der Quantität der aufgenommenen Medikamente, die Regellosigkeit und Plötzlichkeit des Auftretens der Erscheinungen, bald rasch nach der ersten Verabreichung, bald erst nach längerer Einnahme, schließlich das typische Wiederauftreten der Erscheinungen, wenn das gleiche Medikament aus Unkenntnis oder aus Leichtsinn von neuem gegeben wird, all diese Phänomene haben mit Recht a l l e r g i s c h e E n t s t e h u n g e n in den Vordergrund der pathogenetischen Ueberlegungen gestellt. Aber neben den eben genannten, meist u n s p e z i f i s c h e n Reaktionen (bei denen im serologischen Sinn übrigens dennoch eine Spezifität vorliegen kann) kennen wir seit

langem eine große Reihe von pharmakologischen Nebenerscheinungen an der Haut und an den Schleimhäuten, die
h ö c h s t s p e z i f i s c h sind — ich brauche Sie nur an
die Melanodermie unter G o l d, an die Pigmentationen unter
S i l b e r, an die Q u e c k s i l b e r stomatitis, an die A r s e n -
keratose und die schwere B r o m akne zu erinnern.

Es gibt also selbstverständlich neben dem Antigen-
Antikörper-Mechanismus noch andere, spezifischere Formen der Pathogenese therapiebedingter Nebenerscheinungen.
Das gilt für die Haut und erst recht auch für die anderen
Körperorgane, die nicht im gleichen Maß Allergieorgane
sind. Deshalb, weil wir nirgends so wie an der Haut mit
der Frage: „Allergie oder welche andere Pathogenese?"
konfrontiert werden, soll diesem Problem gerade bei der
Haut nachgegangen werden. Die Nebenerscheinungen, die
ich oben als Folge der Verabreichung metallischer Medikamente aufgezählt habe, sind offenbar vorerst als p h a r -
m a k o l o g i s c h e Wirkungen anzusprechen. Soweit würde
sich eine Gelbfärbung durch Atebrin von ihnen nicht unterscheiden; und dennoch unterscheidet sie sich von ihnen
sehr wohl, indem sie offenbar n i c h t toxischer Natur ist,
jene aber mehr oder weniger wohl alle. Zur pharmakologischen Wirkung kann in fließendem Uebergang eine t o x i -
s c h e dazukommen, und es fragt sich, auf welche Weise?
Wir wissen darüber nur Vereinzeltes. Aber so, wie es wahrscheinlich ist, daß viele Medikamente ihre gewöhnlichen
pharmakologischen Effekte mittels ihrer W i r k u n g e n a u f
e n z y m a t i s c h e S y s t e m e ausüben, so ist es auch
naheliegend, daß es bei vielen sogenannten toxischen
Nebenwirkungen nicht viel anders sein wird. Für den Ablauf solcher Reaktionen sind viele Wege denkbar, aber die
häufigsten dürften die beiden folgenden sein: entweder
wirkt das Medikament unmittelbar als Gift auf ein Enzymsystem o d e r es konkurriert mit dem Enzymsystem um
einen für dieses lebenswichtigen Bestandteil; auf beide
Weise wird das Enzymsystem geschädigt werden. Bei aller
Lückenhaftigkeit unseres Wissens um solche Enzymsystem-
schädigungen wissen wir doch einiges Genaueres, so stellt
z. B. das Brenztraubensäure- (Pyruvate-) Oxydase-System
einen der maßgebenden enzymatischen Bestandteile der
Hautzellen dar; daß nun gerade dieses System durch eine
ganze Reihe von Schwermetallen (Gold, Quecksilber und
Arsen) gehemmt wird, spricht sehr dafür, daß die Hautschädigungen, die durch solche Metalle verursacht werden,
letztlich auf Stoffwechselschädigungen beruhen: außer den

schon genannten Schädigungen dürfte auch die durch Sulfonamide erzeugte Lichtempfindlichkeit so zustande kommen.

Aber lange nicht jeder Kranke, der über längere Zeit Arsen einnimmt, bekommt eine Keratose oder eine Leberschädigung, gar eine Leberzirrhose, nicht jeder, der Jod oder Brom einnimmt, bekommt die spezifische Dermatose. Schon seit langem weiß man von solchen Möglichkeiten, die wir als Intoleranzen bzw. Idiosynkrasien bezeichnen. Sie kommen keineswegs nur an der Haut vor. Ihre nahe Verwandtschaft zur Allergie kommt uns in dem alten Wissen vom Ipecacuanha-Asthma der Apotheker zum Bewußtsein. Daß wiederum das allergische Geschehen zur Erklärung dessen, das wir Intoleranz nennen, nicht ausreicht, demonstriert z. B. das Ohrensausen, das bei manchen Personen schon nach minimalen Dosen Chinin auftritt; es verschwindet nach dem Absetzen meist so rasch wieder, daß wir auch dadurch gewarnt werden, gar zu rasch und bereitwillig gleich mit der Erklärung als einer „Allergie" bei der Hand zu sein. Wir haben dazu auch Grund zur Zurückhaltung angesichts von so spezifischen Hauterkrankungen, wie der Bromakne, der alle Charakteristika einer Allergie fehlen; es dürfte hier eher eine angeborene Ueberempfindlichkeit der Talgdrüsen und der Haarfollikel für das Halogen Brom vorliegen.

Aber auch bei solch reservierter Einstellung gegenüber dem, was wir „Allergie" nennen, bleiben weite Felder von medikamentös bedingten Erscheinungen an der Haut wie auch an anderen Systemen, an Kreislauf und Blut, am Verdauungskanal, an den Atemorganen usw., denen die Merkmale der Allergie ganz oder teilweise, eindeutig oder mit Wahrscheinlichkeit zukommen. Offenbar und ganz klar ausgeprägt sind sie es bei der Urtikaria und bei dem Bild der Serumkrankheit. Hier sind auch die im Blut zirkulierenden Antikörper technisch nachweisbar, sei es mit Hilfe des Präzipitintests, sei es durch passive Uebertragung auf ein anderes Individuum; solcher Nachweis dürfte immer dann glücken, wenn das System, in dem die Antikörperproduktion stattfindet, Globuline synthetisiert. Wir entfernen uns schon einen Schritt von dieser unmittelbaren Allergie, wenn die enzymatische Adaption in Systemen statt hat, die mit der Synthese von Globulin nichts mehr zu tun haben; hier können auch keine zirkulierenden Antikörper mehr im Blut nachgewiesen werden, wir haben es nur mehr mit einer „mittelbaren Allergie" zu tun. Ihre Manifestationen spielen sich ebenfalls vorzüglich an der Haut ab, variieren aber doch im Durchschnitt gegenüber den vorigen: die e k z e m a t ö s e n K o n t a k t a u s s c h l ä g e scheinen für sie charakteristisch zu sein.

Die antiallergische T h e r a p i e scheint unabhängig von der Art der Allergie. Antihistaminika helfen gleich unsicher, gleichviel, ob es sich um eine mittelbare oder unmittelbare Allergie handelt. Man wird sie dennoch immer wieder versuchen. Bei schwereren Allergien der Haut oder anderer Organe wird — abgesehen von der selbstverständlichen symptomatischen Therapie — ein rechtzeitiger Versuch mit ACTH oder Cortison (bzw. Hydrocortison) gerechtfertigt und oft genug unentbehrlich sein.

Unbeschadet der oben vermerkten Tatsache, daß die Erscheinungsbilder medikamentös bedingter Hautaffektionen von der Art der ursächlichen Schädigung nicht spezifisch bestimmt erscheinen, sehen wir gelegentlich doch nicht unerhebliche Abhängigkeiten vom Entstehungsmechanismus. So gehört zum Zustandekommen der h ä m o r r h a g i s c h e n H a u t r e a k t i o n e n, daß außer, ja daß wahrscheinlich zeitlich v o r dem (eventuell sogar ohne!) medikamentös bedingten Antigen-Antikörpermechanismus b a k t e r i e l l e oder v i r a l e S t o f f w e c h s e l p r o d u k t e im Gewebe gebildet wurden, so wie es S a n a r e l l i und S h w a r t z - m a n in der nach ihnen benannten Reaktion beschrieben haben (Sanarelli-Shwartzman-Phänomen). Die Voraussetzungen für ein solches Zusammentreffen sind bei der Anwendung von keimschädigenden Medikamenten bei infektiösen Erkrankungen potentiell immer gegeben und die Folgen sind z. B. für Penicillin als hämorrhagisch-bullöse Dermatitis vielfach und eindrucksvoll beschrieben (S. S. W i n t o n und E. D. N o r a). Warum es bei dem überaus häufigen Zusammentreffen der beiden genannten Voraussetzungen — medikamentöse Allergie einerseits, bakterielle Zerfallsprodukte anderseits — nicht öfter zum hämorrhagisch charakterisierten Sanarelli-Shwartzmann-Phänomen kommt, dahinein stehen dem Kliniker keine weiteren Einsichten offen, am einzelnen Krankenbett schon gar nicht.

Die vielfältigen und vielfachen Entwicklungsmöglichkeiten medikamentöser Schädigungen werden weiter illustriert an der sogenannten J a r i s c h - H e r x h e i m e r s c h e m R e a k t i o n. Zu ihrem Zustandekommen sind wiederum Medikament + Krankheitserreger notwendig. Es ist aber nicht mehr deren eigentliches Zusammenwirken, was zur Schädigung des Körpers führt; die Ursache liegt jetzt vielmehr wahrscheinlich in der überstarken und deshalb allzu raschen Zerstörung von Bakterien durch das Medikament. Die so freiwerdenden Körpersubstanzen der zerstörten Mikroorganismen sind es, die hier zur Erzeugung primär wohl toxischer, gelegentlich aber auch allergischer Schädigungen im Körper führen. Hauterscheinungen waren es, die zuerst die Aufmerksamkeit der Aerzte auf sich zogen, und zwar als es bald nach der Entdeckung des Salvarsans bei frisch behandelten Luetikern (wahrscheinlich durch die allzu rasche Zerstörung der Spirochäten) zu merkwürdigen Erkrankungen kam; sie wurden wegen der Beteiligung von Gehirnnerven (besonders des N. Fasciculus opticus, des N. Facialis und des N. Acusticus) und wegen der begleitenden Kopfschmerzen (die wahrscheinlich von meningitischen Reizungen stammten) als „Neurorezidive" bezeichnet: heute wird von den meisten angenommen, daß diese Erscheinungsformen im Grunde alle auf Gefäßschädigungen beruhten, die durch die Leibessubstanzen zerfallender Spirochäten verursacht wurden. Es sei aber nicht verschwiegen, daß nur bei den Hauterscheinungen die eigentliche Herxheimersche toxische oder allergische Reaktion unbestritten ist. Dieser Entstehungsmechanismus bedarf im Zeitalter der Antibiotika erst recht unseres Interesses; denn es ist naheliegend, ihn mit einer Sensibilisierung gegenüber dem Medikament selbst zu verwechseln; im letzteren Falle wäre das Medikament selbstverständlich streng zu vermeiden; bei einer echten Herxheimerschen Reaktion dagegen würde die Fortsetzung der gleichen antibakteriellen Therapie die beste Aussicht für das Verschwinden der Symptome bieten, es sei denn, das Mittel könne durch ein anderes gleichwertiges oder gar besseres ersetzt werden.

Weitere Variationen von Schädigungen kommen dazu. Sie betreffen aber, wie das „E r y t h e m v o m 9. T a g", überhaupt nur die Haut (in der Form von generalisierten makulösen oder makulopapulösen, masernartigen, rötelartigen oder auch scharlachartigen Ausschlägen). Das lange (9 Tage!) Intervall zwischen Infektion und Ausbruch des Erythems legt ganz allgemein eine allergische Genese nahe. Für das Scharlachexanthem ist die selbständige Bildung von Antikörpern in der Haut und deren Fixierung daselbst klargestellt. In vielen Fällen bleibt die Pathogenese recht problematisch. Teilweise mag sie auf der Begünstigung des Wachstums durch antibakterielle Mittel beruhen, auf dem Mechanismus, den man auch den b i o t r o p e n genannt hat. Dieser Mechanismus ist an sich bewiesen[2], dürfte aber praktisch eine viel geringere Rolle spielen als der sogenannte ö k o l o g i s c h e M e c h a n i s m u s. Da dieser letztere aber seine Hauptdomäne nicht an der Haut, sondern im Darm hat, so ziehe ich es vor, ihn dort zu besprechen.

Wenn uns Aerzten heute Hautveränderungen auffallen, so muß es uns also noch viel gegenwärtiger als früher sein, daß alle Medikamente, die eine Affinität zur Haut (oder auch zum Blut und so zu den Blutgefäßen) haben, und daß ebenso alle Medikamente, die als Antigene in Frage kommen, a u c h an den gerade gegenwärtigen Hautveränderungen die Schuld tragen können. Ja, wir werden auch noch weitere, anders geartete Verursachungen zu berücksichtigen haben. Unter diesen Umständen bleiben heutzutage gar nicht viele Medikamente übrig, die als Erzeuger von irgend welchen Hautveränderungen überhaupt n i c h t in Frage kommen.

Als Folgeerscheinungen von Stoffen, die eine besondere Affinität zur Haut haben, habe ich oben schon eine Reihe von Dermatitiden aufgezählt, wie sie unter der medikamentösen Verabreichung von S c h w e r m e t a l l e n, wie von Wismut, Arsen bzw. Salvarsan und Goldsalzen, auftreten.

Dazu ist es in den letzten Jahren wichtiger als früher geworden, daß die Aerzte auf das Auftreten kleiner und kleinster H a u t b l u t u n g e n achten, weil sie der Vorbote ausgedehnterer Blutungen und ebenfalls medikamentösen Ursprungs sein können. Am leichtesten, d. h. aus der Herabsetzung der Gerinnungsfähigkeit des Blutes erklärbar und an den sich daraus herleitenden Gefäßwandstörungen erkennbar, sind sie bei den Kranken, die A n t i k o a g u - l a n t i e n[3] als Heparin bzw. als Liquännin oder als Dicumarolabkömmlinge, wie Tromexan oder Marcumar, erhalten haben. Diese Blutungen können an sehr verschiedenen, auch individuell bestimmten Prädilektionsstellen der Körperoberfläche und der Schleimhäute sich einstellen. Sie sind nicht immer dem Prothrombinspiegel des Blutes proportional, dieser muß aber in jedem Fall bestimmt werden, ehe mit der antithrombotischen Therapie fortgefahren werden darf. Außerdem wird man, wenn erhebliche Blutungen unter Heparin aufgetreten und wenn — vielleicht unter häuslichen Bedingungen — keine Gerinnungsbestimmungen möglich sind, Protaminsulfat und entsprechend, wenn Dicumarine gegeben worden sind, Vitamin K verordnen. Die durch gerinnungshemmende Mittel erzeugten Blutverluste können gelegentlich groß sein. So ist es erst recht selbstverständlich, daß auch das Ausmaß der Blutung bzw. des Blutverlustes berücksichtigt werden muß, wenn therapeutische Konsequenzen gezogen werden sollen.

Früher sind öfter unter A n t i p y r i n (Phenyldimethylpyrazolon) an sich ungefährliche Hautblutungen beobachtet worden, die aber dennoch der Beachtung wert waren, da sie oft schon das Merkmal einer Knochenmarkschädigung waren. Das dem Knochenmark wesentlich gefährlichere P y r a m i d o n macht dagegen nur selten Hautschädigungen. In letzter Zeit sind wieder purpuraähnliche Hautblutungen unter A d a l i n beschrieben worden; sie treten gelegentlich zusammen mit allergischen Exanthemen auf und dürften wohl eine ähnliche Genese haben.

Eine völlig andere Pathogenese haben die Hautveränderungen, die unter den Glukokortikoiden der Nebenniere, also unter C o r t i s o n und indirekt auch unter A C T H, oft genug als Striae beobachtet werden. Diese Hautveränderungen sehen oft akkurat wie die roten Striae bei M. Cushing aus und haben ja auch die gleiche Genese. Diese Genese ist ganz offenbar eine h o r m o n a l e P a t h o g e n e s e.

Da nun striae-artige Bilder gelegentlich auch unter N e o t e b e n auftreten, lag die Frage nahe, ob auch deren Pathogenese eine verwandte hormonale sein möge, d. h. ob die Wirkungen des I s o n i k o t i n s ä u r e h y d r a z i d s (vielleicht sogar die therapeutischen?) wenigstens teilweise auf dem Weg über Hypophysenvorderlappenreize und über die vermehrte Ausschüttung von Nebennierenrindenhormonen zu erklären seien. Solche Analogieschlüsse wurden aber widerlegt durch weitere pathogenetische Studien: es finden sich bei den neotebenbedingten striae-ähnlichen Hauterscheinungen weder erhebliche Erhöhungen der 17-Ketosteroidausscheidungen noch Blutdruckerhöhungen, wie sie bei einer Cushingnatur der Phänomene erwartet werden müßten. Striae und H a u t b l u t u n g e n, die unter Isonikotinsäurehydrazid entstehen, sind Folgen von Gefäßwanderweiterungen und von verstärkter Blutfüllung der Gefäße in Verbindung mit einer erniedrigten Kapillarresistenz (T ü n n e r h o f f und S c h w a b e[4]; M e r c k und W e i n r e i c h[5]).

S c h ä d i g u n g e n   d e r   S c h l e i m h ä u t e

Schon bei meinen bisherigen Ausführungen konnte ich es mir nicht versagen, gelegentliche Seitenblicke von der Haut zu den S c h l e i m h ä u t e n zu werfen. Tatsächlich treten besonders bei allergischen Vorgängen oft genug

Enantheme gleichzeitig mit Exanthemen auf. Auch erleben wir an den Schleimhäuten Veränderungen, die irgendwie als Aequivalente der Hautveränderungen imponieren, die wir unter den gleichen Mitteln kennengelernt haben. Solche Zusammenhänge werden uns nahegelegt, wenn wir unter Neoteben nicht nur Hautblutungen, sondern auch Darm-, Lungen- und Nierenblutungen beobachten. Ferner: das unter Cortison entstehende Magenulkus[6] ist in seiner Genese reichlich unklar, aber die Erinnerung an die ebenfalls cortisonbedingten Gefäßerweiterungen der äußeren Haut läßt sich auch hier nicht von der Hand weisen.

Lassen sie mich hier die ödembegünstigende Wirkung des Cortisons nachtragen, um auf diese Weise zugleich an die merkwürdigen Gemeinsamkeiten zu erinnern, die Cortison in Wirkungen und Nebenwirkungen mit dem Irgapyrin bzw. dem Butazolidin (= Phenylbutazon) allein verbinden. Die Gemeinsamkeit der Nebenwirkungen ist um so wichtiger, als die therapeutische Indikation beider Mittel ja oft genug die gleiche ist, und fast ebenso häufig die therapeutische Situation es uns nahelegt, beide gleichzeitig oder wenigstens nacheinander zu verordnen. Wenn wir da aber wissen, daß beide Mittel auch antidiuretisch wirken bzw. zu Oedemen führen und daß beide die Exazerbation von Magen-Darmgeschwüren bewirken können, so werden wir uns klar sein, daß große Vorsicht am Platz ist. Auch hier ist deshalb die These vertreten worden, daß das Butazolidin vorzüglich über eine Stimulation des Hypophysen-Nebennierensystems seine wesentliche Wirkung entfalten würde; genauere Untersuchungen lassen aber keinen Zweifel, daß dieser Weg zum mindesten nicht der Hauptweg ist, auf dem das Butazolidin zur Wirkung kommt; er kommt höchstens als zusätzliche Wirkungskomponente in Frage[7]. Bei aller Anerkennung der außerordentlich weitreichenden Bedeutung der komplexen Hypophysen-Nebennierenrindenfunktion scheint es doch an der Zeit, vor der Versuchung zu warnen, diesem System eine nahezu allesbeherrschende Stellung im Körper einzuräumen. Symptomatische Analogien, die zwischen ihm und der Wirkung anderer Mittel beobachtet werden, berechtigen zur Aufstellung von Arbeitshypothesen, beweisen aber noch lange keine Identität der Wirkungsweise.

Da die meisten Medikamente durch den Mund in den Körper aufgenommen und im Magen-Darmkanal resorbiert, teilweise auch wieder ausgeschieden werden, so sind die Schleimhäute des Verdauungskanals schon deshalb mehr als ein anderes System des Körpers direkt den Einwirkungen der medikamentösen Therapie ausgesetzt. Tatsächlich gibt es auch kaum ein Medikament, das nicht in Abhängigkeit sowohl von Dauer und Grad seiner Dosierung als auch von der individuellen Empfindlichkeit des Kranken gelegentlich zu Magen- und eventuell auch zu Darmstörungen führen könnte. Bei einigen wenigen Mitteln sind diese Störungen so ausgesprochen und typisch, daß aus ihnen bei einiger Erfahrung die Art des schuldigen Mittels erkannt werden kann. Das gilt z. B. für die Trockenheit im Mund unter Atropin, für die Digitalisnausea und auch für die kolikartigen Diarrhoen unter Quecksilber, auch noch für Wismutdiarrhoen, besonders falls sie mit Speichelfluß, Schleimhautpigmentierungen und Stomatitis einhergehen. Die meisten dieser Wirkungen sind direkte toxische Wirkungen auf die Magen- und Darmschleimhaut. Aber sogar bei einem so gut durchforschten Mittel wie der Digitalis sind wir nicht in der Lage, im Einzelfall zu entscheiden, welcher Teil einer Nausea direkte Magenwirkung ist und welcher Teil hämatogen bzw. zentral bedingt ist.

Im allgemeinen waren früher triviale Magen-Darmnebenerscheinungen nicht von folgenschwerer Bedeutung, wenn es sich nicht gerade um die chronische Anwendung bei einer an sich schon „zehrenden" Krankheit handelte; so erinnere ich mich noch recht lebhaft der Schwierigkeiten, die vor vier Jahrzehnten das appetitstörende Kreosot bei Lungenkranken machte. Viel größere, ja dramatische Probleme sind uns in den letzten Jahren entstanden, als es sich herausstellte, daß die modernen antibakteriellen Chemotherapeutika, und daß erst recht die Antibiotika, und zwar diese um so mehr, je breitspektriger sie wurden, zu schweren, ja schwersten Darmerkrankungen führen können. Es wurden und werden im Abstand von 2 bis 6 und 8 Tagen nach Beginn der Verabreichung von Antibiotika schwere Colitiden und Enterokolitiden beobachtet. Während bis vor kurzem fast durchaus der Mikrococcus pyogenes, das ist der Staphylococcus aureus, im Darminhalt solcher Kranker gefunden wurde, sind in der letzten Zeit mehrere Arbeiten erschienen, die keine Staphylokokken, sondern die sogenannten Klebsiellen (B. Friedländer), Proteusbakterien, weniger Enterokokken, oder Escherichia coli, gelegentlich auch Pseudomonas pyocyanea und Candida albicans gefunden haben[8].

Alle diese pathogenen Keime kamen früher nicht oder nur selten vor, während sie heute in großen Massen die gesamte Darmflora beherrschen können. Ueber den Entstehungsmechanismus dieser oft in wenigen Tagen zum Tode führenden Komplikationen besteht weitgehende Uebereinstimmung: Während das Antibiotikum den normal im Darm siedelnden und für seine Aufgaben notwendigen Colibakterien das Klima und die Bodenverhältnisse „verdirbt", fühlen sich andere Bakterienarten, wie die oben genannten, nun unter den neuen Wohnverhältnissen um so wohler — selbstverständlich kommen jetzt nur mehr solche Erreger in Betracht, die resistent gegen das die Lage nun nicht mehr beherrschende Antibiotikum sind. Bei durch Staphylokokken bedingten Enterokolitiden können auch höchst giftige Enterotoxine das Krankheitsbild noch weiter erschweren[9]. Ich sagte soeben, es kommt zu Störungen des Klimas und der Wohnverhältnisse der Bakterien des Darmes, es kommt zu Störungen ihrer Umwelt, ihrer Häuslichkeit, ihres $o\tilde{\iota}\varkappa o\varsigma$; wir sprechen deshalb von ö k o l o g i s c h b e d i n g t e n D a r m s c h ä d i g u n g e n. Dazu gesellt sich vielleicht in manchen Fällen eine direkte Begünstigung des Wachstums bestimmter Bakterien, das, was ich oben als b i o t r o p e n M e c h a n i s m u s bezeichnet habe. Sein Zustandekommen ist aber in mancher Beziehung noch problematisch.

Sind antibiotisch entstandene Enterokolitiden (wie doch wohl zumeist) durch den Staphylococcus aureus hervorgerufen, dann ist zur Zeit das Magnamycin (Erythromycin) das Mittel der Wahl. Der Staphylococcus aureus scheint jedenfalls v o r e r s t noch keine Resistenz gegen dieses Antibiotikum entwickelt zu haben. Tragen dagegen Sproßpilze die Schuld, dann ist guter Rat teuer. Entsprechend besitzen wir auch gegen die m y k o t i s c h e n E r k r a n k u n g e n d e r L u n g e[10] (und anderer innerer Organe) kein sicher wirkendes Gegenmittel[11]. Ich habe gelegentlich unter großen Dosen Solusupronal die Besserung einer durch hohe Dosen antibiotischer Mittel erzeugten Soor- bzw. Candida albicans-Lungenmykose gesehen; bei einem weiteren Fall einer Soor-Lungenmykose schienen Kal. jodatum und Gentianaviolett günstig zu wirken; post hoc oder propter hoc war in beiden Fällen nicht zu entscheiden. Von den Estern der Paraoxybenzoesäure, d. h. vom Paraben, wird für die Prophylaxe von Mykosen Günstiges berichtet[10].

Schädigung der Leber und der Nieren

Der Verdauungskanal ist besonders gefährdet, sagte ich, weil in ihm die meisten Medikamente aufgenommen und viele auch wieder ausgeschieden werden. Ein ähnliches, wenn auch kleineres Risiko laufen von den anderen inneren Organen nur die Leber und die Nieren. In einer gewaltigen Kasuistik über Leberschädigungen als Arzneimittelfolgen sind in der Literatur endlose Beobachtungen von Kranken zusammengetragen. Daß alle diese Kranken zeitlich während einer medikamentösen Behandlung einen Leberschaden davontrugen, geht aus den mitgeteilten Krankengeschichten eindeutig hervor; aber recht fragwürdig bleibt in einem großen Teil der Fälle, ob und wie weit die Behandlung wirklich die Schuld am Leberschaden getragen hat. Jedenfalls scheint mir nur bei wenigen Medikamenten eine ernstliche Gefahr zu bestehen, und zwar bei Atophan und bei Arsen. Beachtenswert ist, wie wenig das Schrifttum über Schäden nach jodhaltigen Gallenkontrastmitteln bei Hepatitiden zu berichten weiß.

Aehnlich sind auch schwere Nierenstörungen nach jodhaltigen Nierenkontrastmitteln sehr selten; auch kommen nach einer amerikanischen Statistik auf 100.000 Nierenkontrastdarstellungen nicht mehr als 4 Todesfälle (0·004%). Im übrigen aber sind die Nieren wesentlich stärker von medikamentösen Schädigungen bedroht. Die Schwermetalle stehen hier durch ihre Toxizität ganz im Vordergrund. Bei wesentlichen Schädigungen, sei es durch Arsen, Wismut, Gold oder Quecksilber, ist ein Versuch mit British Antilewisit (BAL) oder dem problematischeren Natriumthiosulfat immerhin empfehlenswert. Bei starken entzündlichen Reaktionen sind Cortison und ACTH indiziert, unter Berücksichtigung ihrer eigenen Neben- und Folgewirkungen, die später zur Besprechung kommen. Diese Hilfsmittel bieten sich selbstverständlich ebenso bei anderen Manifestationen und Lokalisationen von — nennen wir es beim richtigen Namen — medikamentösen Schwermetallvergiftungen an.

Bei Ueberempfindlichkeit oder Ueberdosierungen können auch manche andere Medikamente zu Nierenschädigungen führen, z. B. Hexamethylentetramin (Urotropin), auch Barbitursäure, auch Adalin, Sulfonal, Tridion und auch Salizylsäure, im allgemeinen aber doch nur bei Mißbrauch oder bei zu hoher Dosierung. Die Sulfonamide führen sehr selten zu

diffusen Nierenschädigungen im Sinn von Nephrosen, viel
häufiger kommt es bei ihnen durch Auskristallisieren ihrer
Salze zu Steinbildung in den Nierenbecken und zur Verlegung der Harnleiter bis zur Anurie, wenn nicht für genügend Flüssigkeitsaufnahme u n d für ausgiebige Urin-
produktion (Wasserverluste durch Schwitzen beachten!)
gesorgt wird. In geringerem Maß gilt ähnliches für die
P a r a a m i n o s a l i z y l s ä u r e (PAS).

S c h ä d i g u n g e n d e s K n o c h e n m a r k s u n d d e s
B l u t e s

Als ich vorhin von den Nebenwirkungen des Irgapyrins
bzw. des B u t a z o l i d i n s sprach, dachte sicher mancher
von Ihnen, daß doch andere Nebenerscheinungen dieser
Präparate in der Literatur wesentlich größeres Aufsehen
in den letzten Jahren erregt haben. Ich meine die S c h ä -
d i g u n g e n d e s B l u t e s bzw. die Leuko-Granulopenie
bis zur Agranulozytose. Gerade diese Blut-Knochenmark-
erkrankung ist uns nun schon viel länger bekannt, und zwar
als die unheimliche Nebenwirkung des P y r a m i d o n s
(des Diphenylaminophenazons, Amidopyrin). Da unter Pyramidon die schwere Agranulozytose gelegentlich urplötzlich
ohne vorhergegangene mahnende Leukopenie geradezu aus-
b r i c h t, wollen manche Autoren Leukopenie und Agranulozytose nicht gerne ganz miteinander identifizieren. Tatsächlich ist die letztere nichts anderes als die fortgeschrit-
tenste und bösartigste Form der Leukopenie. Schon deshalb,
weil dieses Mittel überaus beliebt und dazu noch in so
vielen anderen Mischpräparaten enthalten ist, ist seine
leukozytenschädigende Wirkung praktisch überaus bedeutsam. Daß unter 100 bis 200 Patienten einer (bzw. eine, denn
es werden dreimal mehr Frauen betroffen als Männer)
leukopenisch wird, ist unerfreulich genug[12]; daß umgekehrt
„nur" höchstens 1% leukopenisch werden, hat schon früh
den Schluß nahegelegt, daß es sich nicht um eine echte
Intoxikation, sondern um eine Allergie handeln müsse;
Möschlin[13] hat dann den Beweis geliefert, daß pyramidon-
allergische Personen Antikörper gegen Pyramidon bilden
und daß diese Antikörper auf andere Personen übertragen
werden können. Dennoch kommt es auch auf die Gesamtmenge des aufgenommenen Medikaments an; deshalb bestehen die Warnungen vor der Unsitte der gedanken-
losen Verordnung und gewohnheitsmäßigen Schluckerei von
Pyramidon in offener oder verkappter Form durchaus zu
Recht. Pyramidon bleibt nach wie vor eines unserer wich-

tigsten Medikamente und ist in vielen Fällen unentbehrlich. Aber in sehr vielen Lagen ist es durch die unvergleichlich harmlosere Salizylsäure oder durch das Aspirin, die Azetylsalizylsäure, vollauf ersetzlich.

Pyramidon ist ein Pyrazolonabkömmling, B u t a - z o l i d i n ein Pyrazolidinderivat. So ist es theoretisch interessant und praktisch zu wissen, wie sich die beiden Präparate in bezug auf ihre Gefährlichkeit gegenseitig verhalten. Die bedenklichste Nebenwirkung ist bei beiden die Schädigung des Knochenmarks, und unter dessen Zellsystemen wiederum die Schädigung der granulären Elemente. Dabei kann es keinen Zweifel geben, daß das B u t a - z o l i d i n mit seinem zirka 1½ pro M i l l e Agranulozytose[14] (also 1 auf 660 Patienten, die es erhalten) als harmloser angesehen werden muß als das P y r a m i d o n, mit seiner immerhin nach P r o z e n t e n rechnenden Agranulozytosehäufigkeit. In den Vereinigten Staaten scheint merkwürdigerweise Butazolidin etwas häufiger zu Agranulozytose zu führen als auf dem europäischen Kontinent; in meiner eigenen Klinik haben wir trotz recht häufiger Anwendung dieser Mittel noch keine einzige Irgapyrin- oder Butazolidin-Agranulozytose erlebt; wohl haben wir eine Reihe von Granulozytopenien gesehen, die aber ihre Harmlosigkeit dadurch erwiesen, daß sie bei der regelmäßigen Kontrolle des weißen Blutbildes frühzeitig entdeckt bzw. abgefangen werden konnten, alle kamen mit dem Absetzen der Präparate wiederum ins Gleichgewicht.

Eine regelmäßige Blutkontrolle ist also notwendig, aber für das Pyramidon noch mehr als für das Butazolidin. Ein in bezug auf Butazolidin relativ optimistischer Autor wie G s e l l hat für die ersten Monate der Behandlung mit Butazolidin allwöchentliche Kontrollen gefordert, später monatliche; ich halte das für ausreichend. Aber es ist offenbar, daß auch durch eine so immerhin noch gemäßigte Forderung die Anwendung dieser wertvollen Mittel Hemmnisse erleiden muß.

Als weitere A g r a n u l o z y t o s e - B e w i r k e r kommen von den Th y r e o s t a t i k a[15] auch heute das Methylthiouracil noch so sehr in Betracht, daß es schon lange nicht mehr verordnet werden sollte; beim Propylthiouracil ist dieses Risiko so gut wie ganz verschwunden, und auch bei den Methylmerkaptoimidazolen (dem Favistan und dem Thyreocordon) dürfte diese Gefahr nur mehr gering sein. Auch unter I s o n i k o t i n s ä u r e h y d r a z i d[16] (also unter Neoteben bzw. Rimifon) sind einige wenige Fälle von

Agranulozytose beschrieben, ferner unter Phenothiazin[17].
Daß auch die S u l f o n a m i d e die Granulozyten, wenn
auch selten, schädigen können, nicht nur diese, auch andere
Blutzellen, z. B. die Thrombozyten, ist in den letzten Jahren
etwas in Vergessenheit geraten; das ist aber kein Verdienst
der neueren Sulfonamide, denn auch diese können noch
zu Leukopenien führen, sondern wenigstens teilweise das
Spiegelbild der Tatsache, daß die Sulfonamide auch weitgehend durch die Antibiotika verdrängt worden sind. Von
den Antibiotika kann C h l o r a m p h e n i c o l zu schweren
Erkrankungen sowohl der roten wie der weißen Blutzellen
führen (gelegentlich auch der letzteren allein); deshalb
sollte dieses für die Behandlung der Typhuskranken kon-
kurrenzlose Mittel auch wirklich für diese reserviert sein.
    Es kann keine Rede davon sein, daß ich hiermit ein
irgend vollständiges Bild der medikamentösen Schädigungen entworfen hätte, mit denen wir an den Zellen des
Blutes, am Knochenmark oder an den Blutgefäßen zu rechnen haben. Auch nicht einmal alle wichtigen habe ich
aufzählen können — so z. B. die besonders früher nicht gar
so seltenen Methämoglobinämien, Anämien und Hämo-
globinurien durch die Analgetika, wie A n t i f e b r i n
(= Acetanilid) und P h e n a c e t i n (= Acetylphenetidin),
die sich von der Anilinreihe ableiten. Auch auf die gelegentlichen und meist sehr harmlosen Störungen der Blutgerinnung, auf die Thrombozytenschädigungen und Kapillar-
schädigungen durch S a l i z y l v e r b i n d u n g e n sollte
etwas mehr geachtet werden; erst recht wird dies der Fall
sein, wenn einmal die Zeit gekommen sein wird, und ich
glaube sie ist nicht mehr fern, wo wieder mehr Aerzte zu
ihnen deshalb ihre Zuflucht genommen haben werden, weil
der Salizylsäure und ihren Abkömmlingen die schwerere
Agranulozytosegefahr der Pyrazolone fremd ist.
    Die Therapie der medikamentösen Schädigungen des
Knochenmarks und des Blutes ist nach wie vor eine ganz
symptomatische. Spezifische Antidote gegen die verursachen-
den Medikamente sind schon deshalb hier aussichtslos, da
die Mittel selbst im Augenblick der Manifestation ihrer
Schädigungen fast in allen Fällen schon wieder aus dem
Körper ausgeschieden sein werden. Das gilt für die Pyra-
zolon- und Pyrazolidinderivate ebenso wie für die anderen
sogenannten Chemotherapeutika. Bluttransfusionen, Antibiotika zur Verhütung zusätzlicher Infektionen und schließlich Cortison oder ACTH bleiben zusammen mit weiteren
Möglichkeiten symptomatischer Therapie die Hilfsmittel, die

uns — jedes auf seine besondere Weise — helfen, der Gefahrenlage Herr zu werden.

Weitere Schädigungen am Kreislauf

Schädigungen im Kreislaufgebiet sind bei Ueberdosierungen von Medikamenten, die am Herzen und an den Gefäßen angreifen, als selbstverständlich zu erwarten. Praktisch stehen im Vordergrund immer noch die Digitalispräparate. Dazu kommen gelegentlich Gefährdungen durch Chinidinkuren, bei der Anwendung großer Dosen zur Unterdrückung von Vorhofflimmern. Zu vielleicht mehr ephemerer, aber doch recht großer Bedeutung sind in der letzten Zeit die Nebenwirkungen gekommen, die unter blutdrucksenkenden Mitteln auftreten: Die Nebenerscheinungen der Abkömmlinge der Rauwolfia (Serpasil, Raupina, Rivadescin, Reserpin) sind dabei noch die harmlosesten, sie beschränken sich auf Müdigkeit, selten Schwindel und des öfteren auf eine unangenehme Rhinitis vasomotorica. Die Hydrophtalazine (Apresolin, Nepresol) können mit Kopfschmerz, Tachykardien und Stenokardien schon wesentlich unangenehmer werden. Erst recht ist Vorsicht nötig, wenn sie in Kombination mit Hexamethonium (bzw. mit Pendiomid, Depressin) angewandt werden sollen; Hexamethonium kann schon allein zu Blutdruckabfall bis zum Kollaps und zu Störungen der Koronar- und Nierendurchblutung bis zur Koronarthrombose und zur Niereninsuffizienz führen, zu Sehstörungen, zu Darmträgheit bis zum Ileus (gelegentlich auch zu Diarrhoen), zur Harnretention und Impotenz; dennoch bleibt Hexamethonium vorerst ein unentbehrliches Mittel.

Schädigungen des Nervensystems

Wenn wir als Aerzte uns besonders für die medikamentösen Schädigungen interessieren, die sich vor allem an der Haut und an den Schleimhäuten, im Blut und an den Gefäßen, an der Lunge, an den Verdauungsorganen und an den Harnorganen manifestieren, so hat das zwei Gründe. Einerseits sind die an diesen Organen sich abspielenden Schädigungen an sich vielfach schon so ernst, unter Umständen tödlich ernst, daß wir deshalb allein Grund genug haben, sie zu fürchten und auf sie zu achten; anderseits benützen wir diese für uns relativ leicht erkennbaren Organmanifestationen, um an ihnen überhaupt zu bemerken, daß wir in einer Gefahrenzone angekommen sind. Von diesen beiden Gesichtspunkten aus bleibt mir jetzt noch übrig,

Ihr Augenmerk auf die häufigsten Nebenerscheinungen am
Nervensystem hinzulenken. Die allerwenigsten von
ihnen sind so spezifisch, daß sie von vornherein auf eine
bestimmte Schädigung hinweisen. Nachdem Herxheimersche
Reaktionen als salvarsanbedingte, sogenannte „Neurorezidive" von Hirnnerven — besonders des N. acusticus und des
Fasciculus opticus — kaum mehr vorkommen*, bleiben
eigentlich nur mehr die durch Streptomycin bzw.
Dihydrostreptomycin verursachten Schädigungen des N.
vestibularis bzw. des N. cochlearis als ganz charakteristisch bzw. pathognomonisch übrig. Durch die jetzigen
Kombinationen mit anderen Tuberkulostatika können die
Dosen niedriger gehalten und können so die meisten Strepto-
mycinintoxikationen des 8. Hirnnerven vermieden werden.

Es gibt kaum eine Störung des Zentralnervensystems,
die nicht auch als Arzneimittelschädigung beschrieben worden wäre. Auch hier gilt allerdings wieder die Einschränkung, daß in den Veröffentlichungen zwischen post hoc und
propter hoc oft kaum unterschieden wurde. Aber auch bei
aller Skepsis bleiben Parästhesien und Paresen,
Neuritiden und Polyneuritiden, Myelitiden,
Encephalitiden und Psychosen noch genug übrig.
Die Polyneuritiden, die unter den frühesten Sulfonamiden (wie Uliron) etwas alltägliches waren, gibt
es nicht mehr und auch sonst spielen Störungen des Zentralnervensystems bei diesen Präparaten kaum mehr eine
Rolle. Ebenso sind auch Arsen und Quecksilber als
Ursachen für Polyneuritiden sehr selten geworden.
Wer mit Gold behandelt, muß wissen, daß es neben Haut-,
Blut- und Nierenschädigungen gelegentlich auch zu nervösen Störungen führen kann. Wichtiger als Ursache zentral-
nervöser Komplikationen sind heute das Isonikotinsäurehydrazid und die verschiedenen Bereiche der
Vakzinetherapie. Haben wir es bei den ersteren, also
bei Neoteben bzw. Rimifon, mit Parästhesien, Paresen und
gelegentlichen Psychosen zu tun, so fürchten wir bei den
Vakzinen besonders die Encephalitiden; daß sie
in den verschiedenen Ländern mit recht verschiedener Häufigkeit auftreten, z. B. in Frankreich sehr selten, in den
Niederlanden häufiger, hat man mit den verschiedenen
Impfterminen erklärt; diese liegen in Frankreich für die

---

* Dabei lasse ich die Frage der speziellen Genese dieser
Neurorezidive offen — wieweit primäre Nervenschädigung, wieweit
Meningitis, wieweit Gefäßerkrankung?

Pockenimpfung schon in den ersten Lebensmonaten. Die Tollwutimpfungen scheinen häufiger zu zentralnervösen Schädigungen zu führen als die Pockenimpfungen; das könnte auch mit dem höheren Lebensalter der Geimpften zusammenhängen.

Schädigungen durch Hormone

Erlauben Sie mir, daß ich im letzten Abschnitt meiner Ausführungen von meiner Disposition, die die Aufgabe meines Vortrags nach Körpersystemen aufgliederte, abweiche und daß ich mich speziell den Hormonen zuwende. Daß Hormonüberdosierungen zu Störungen führen können, ist selbstverständlich und gehört insofern nicht zu unserem Thema, als wir von der stillen Voraussetzung ausgingen, daß wir es bei den zu besprechenden Schädlichkeiten nicht eigentlich mit Ueberdosierungen, also im Sinne von Kunstfehlern, zu tun haben. Diese Voraussetzung gilt auch und gilt weiterhin für die Hyperthyreosen, die durch unvorsichtige Verabreichung von Schilddrüsenpraparaten, z. B. gegen Fettleibigkeit, zur Ausbildung kommen. Sie gilt in mittelbarer Beziehung auch dann, wenn durch jodhaltige Präparate indirekt eine Hyperthyreose provoziert worden ist; das kann auch unwissentlich geschehen. Ich erinnere mich eines Patienten meines alten Lehrers F. v. Müller, der durch den protrahierten Gebrauch von Preglscher Lösung zur Zahnpflege an schwerstem Jodbasedow erkrankte!

Es bleiben die Störungen, die, um sie auf einen Nenner zusammenzufassen, beim Mann in der Form von Feminisierungssymptomen unter östrogenen Stoffen und bei der Frau umgekehrt als Maskulinisierungsmerkmale bei der Einnahme von androgenen Hormonen wirklich oft unvermeidlich sind, die aber bei einiger Aufmerksamkeit so rechtzeitig erkannt werden können, daß sie nicht zu Dauerschädigungen zu führen brauchen. Es bleiben schließlich auch Diabetiker, bei denen unter Insulin infolge der Ungleichmäßigkeit ihrer Stoffwechsellage hypoglykämische Schocks gelegentlich unvermeidbar sind; viel häufiger sind aber auch diese die Folgen vom Leichtsinn der Kranken oder auch von der Nachlässigkeit ihrer Aerzte.

Das Cortison, das Glukokortikosteron der Nebenniere, mußte ich schon mehrmals bisher unrühmlich erwähnen: als Erzeuger von Hautveränderungen, als Störer des Mineralstoffwechsels bis zur Oedementstehung und schließlich als den Schuldigen für die Ent-

stehung oder Wiederentstehung von M a g e n g e s c h w ü -
r e n. Ich hätte es auch noch beschuldigen können, daß es
eine große Reihe von Unordnungen im zentralen und peripheren N e r v e n s y s t e m hervorbringen und daß es durch
zu lange Verabreichung die Drüse, von der es selbst erzeugt
werden sollte, außer Aktion setzen kann, daß es also die
N e b e n n i e r e n r i n d e i n a k t i v i e r t. So können sich
Adynamien ausbilden, ähnlich wie beim Morbus Addison.
Diese Erscheinungen sind meist relativ harmlos, jedenfalls
reversibel, können aber in Zeiten besonders großer Beanspruchung, z. B. bei Operationen, durch Infektionskrank-
heiten, oder sonst welcher Art, in große Gefahren führen.
Die Behandlung kann dann keine andere als eine hormonale
sein, mit ganz großen Dosen Nebennierenextrakten, jetzt
aber der Mineralokortikoide, wie man sie auch im Addison-
Koma den Kranken zuteil kommen lassen würde[18]. Umgekehrt kann es aber auch zu Blutdrucksteigerungen und zur
Entwicklung von Morbus Cushing-artigen Bildern kommen.

Wenn ich jetzt zum Schluß nochmals auf Schädigungen
zu sprechen kommen muß, die auf Cortison und ACTH zurückzuführen sind, so in einem ganz anderen und noch 'ak-
tuelleren Zusammenhang. Die Nebennierenrinden-Hormone
als M i n e r a l o k o r t i k o i d e, d. h. als D e s o x y c o r t i -
k o s t e r o n a z e t a t (Doca) geradezu als d i e den Blutdruck und Tonus steigernden Mittel geachtet, erscheinen als
G l u k o k o r t i k o i d e, d. h. als C o r t i s o n, wohl nach
wie vor mit ähnlichen nicht weniger potenten Eigenschaften;
darüber hinaus ist das Cortison aber das e n t z ü n d u n g s-
h e m m e n d e Mittel $\varkappa\alpha\tau$' $\dot{\epsilon}\xi o\chi\dot{\eta}\nu$. Damit ist verbunden, daß
das Cortison die Abwehrreaktionen des Körpers, besonders
die des Mesenchyms unterbindet bis zur Unterdrückung der
Antikörperbildung und der Produktion von γ-Globulin. Die
Folge muß nicht sein, ist aber recht häufig eine ungehemmte
Entwicklung von Infektionen, sei es daß diese schon in
Bewegung sind, sei es daß die Infektionserreger von der ungünstigen Abwehrlage profitierend erst zur Entwicklung
und Ausbreitung kommen. H e i l m e y e r[19] hat die durch
Cortison und indirekt auch durch ACTH zustande kommen-
den Hemmungen übersichtlich zusammengestellt.:

Hemmung durch Cortison und ACTH

Hemmung des Bindegewebswachstums, herabgesetzte
Histiozytenwucherung, abgeschwächtes Entzündungsgesche-
hen, geringere Leukozytenemigration, verlangsamte Wund-

heilung, trägere Endokard- und Gefäßwandreaktionen, Verminderung der allgemeinen und der lokalen Infektionsresistenz, geringere Antikörperbildung, schwächere Fieberreaktionen, langsamere Blutkörperchensenkung, geringere Eosinophilie und Lymphozytose.

Es muß deshalb bei jedem Infektionserreger vom Streptococcus bis zum Tuberkelbazillus vorausgesetzt werden, daß sie unter Cortison und ACTH in ein geradezu ungehemmtes Wachstum verfallen können. Es ist bei jeder Infektionskrankheit mit einer unter Umständen katastrophalen Verschlimmerung der Abwehrlage unter den gleichen Einflüssen zu rechnen. Wer diese Zusammenhänge heute nicht beachtet, kann schwer schuldig werden, ganz abgesehen davon, daß er eines Kunstfehlers bezichtigt werden kann. Darauf hinzuweisen, ist um so wichtiger, als wir es hier — ebenso wie bei den antibiotisch erzeugten Enterokolitiden — mit einer in der Medizin durchaus neuen Situation zu tun haben. Die bisher bekannten Schädigungen durch Medikamente erschöpften sich in deren eigenen, in den ihnen eben zukommenden Wirkungen. Demgegenüber erleben wir jetzt, daß Medikamente, die an sich richtig indiziert waren, den Weg für ganz andere, für neue Krankheiten bahnen. Es ist in dieser neuen Lage ein großes Glück, daß wir in den Antibiotika vielfältige Instrumente zur Verfügung haben, mit denen wir dem Körper einiges an Abwehr zur Verfügung stellen können, was er durch das Cortison an solcher verloren hatte.

Der Fortschritt der Wissenschaft, und zwar der Naturwissenschaft, hat uns Aerzten mehr und bessere Medikamente zur Bekämpfung von invasiven Krankheiten, für den Ausgleich gestörter Funktionen und für die Vorbeugung drohender Schädigungen in die Hand gegeben. Zugleich damit sind aber die Schädigungen, die eben von diesen Medikamenten drohen, ins fast Unübersichtliche gewachsen, an Zahl sowohl, wie jetzt auch in ihren Variationen. Während die Heilmittel der alten Empirie fast durchaus unspezifisch und deshalb unsicher, aber mit wenigen Ausnahmen auch ungefährlich waren, haben die Mittel der naturwissenschaftlichen Aera den Vorzug der Spezifität und der größeren Zuverlässigkeit, aber den Nachteil der Gefährlichkeit. Kein Vernünftiger möchte um der Gefahren wegen die gewaltigen Vorteile der modernen Medizin wieder eintauschen. Denn diese Vorteile könnten wir durch nichts anderes ersetzen, jene Nachteile aber sind großenteils vermeidbar. Darauf aber kommt es jetzt an, daß wir Aerzte lernen und immer unseren Sinn darauf gerichtet halten, daß wir d e r V o r t e i l e t e i l h a f t i g b l e i b e n, d i e N a c h t e i l e a b e r u m g e h e n. Das ist w e d e r mit auswendig gelerntem W i s s e n a l l e i n, n o c h mit dem D e n k e n und Unterscheiden a l l e i n gemacht. Beides ist gleich notwendig, und zwar mehr als bisher. Aber es wird uns allen immer mehr unmöglich werden — hier wie auch sonst im Leben —, alles Wissenswerte präsent zu halten und wir werden uns mehr als bisher abgewöhnen müssen, Nachschlagebücher über Arzneiverordnungen nur verschämt zu benützen. Wichtiger aber noch wird sein, daß die Erziehung der jungen Aerzte stärker darauf abgestellt wird, daß sie denken, daß sie unterscheiden, daß sie planen lernen. Dem Arzt in der Praxis kann heute weniger denn je zugemutet werden, daß er sich an der Prüfung von Arzneimitteln beteiligt; dazu hätte keiner von uns die Möglichkeit, wenn er allein auf die Möglichkeiten der Praxis angewiesen wäre. Aber mehr als bisher müssen die Aerzte dazu erzogen sein, daß sie selbst besser, als es zur Zeit üblich ist, unterscheiden und eine Auslese halten können, welche Veröffentlichungen, Prospekte usw. solid und kritisch, und welche Blendwerk sind. Ich habe letzthin im Hinblick auf die neuen großen Schwierigkeiten und Aufgaben der Medizin gelesen, jetzt müßten die Aerzte Künstler werden. Das wäre für die leidende Menschheit sehr schlimm, wenn diese Forderung wörtlich zu nehmen wäre; denn so einfach ist es nicht, einen ganzen Stand von Künstlern zu schaffen. Glücklich der Arzt, der auch etwas von der intuitiven und erzeugenden Kraft des Künstlers in sich hat. Noch wichtiger für die alten und besonders die neuen ärztlichen Aufgaben aber sind die Gewissenhaftigkeit, die Sorgfalt, die Durchsichtigkeit und Uebersichtlichkeit, die Klarheit und Folgerichtigkeit des ärztlichen Denkens. Viele Berufe können mit dem ärztlichen verglichen werden, von vielen — vom Staatsmanne, vom Generalstabsoffizier, vom Pfadfinder, vom Priester und auch vom Künstler — muß er etwas an sich haben, heute mehr denn je. Aber letzten Endes sind alle diese Vergleiche nur dazu gut, uns daran zu erinnern, wie groß und anspruchsvoll der B e r u f d e s A r z t e s a l s s o l - c h e r eben ist.

In der Zeit, die mir zur Verfügung stand, war es mir nicht möglich, etwas anderes zu zeichnen als eine impressionistische Skizze. Ich wäre froh, wenn es mir wenigstens gelungen wäre, die neuralgischsten Punkte unserer heutigen Situation vor Ihnen darzulegen.

Literatur: [1] Martini, P. und Rosendahl, A.: Z. Tbk., 80 (1938), S. 20 und 84 (1940), S. 330. — [2] Rostenberg, A. jr. und Webster, J. R.: J. amer. med. Assoc., 154 (1954), S. 221. — [3] Verhagen, H.: Arch. Med. Scand., 148 (1954), S. 453. — [4] Tünnerhoff, F. K. und Schwabe, H. K.: Arzneimittelforschung, 5 (1955), S. 277. — [5] Merck, R. und Weinreich, J.: Klin. Wschr., 32 (1954), S. 212. — [6] Sandweis, D. J.: Gastroenterology, 27 (1954), S. 604. — [7] Wilhelmi, G.: Arch. exp. Path. u. Pharm., 222 (1954), S. 169. — [8] Rieckert: D. M. W., 80 (1955), S. 855, und Fairlie, C. W. und Kendall, R. E.: J. amer. med. Assoc., 153 (1953), S. 90. — [9] Jambon, M., Bertrand, L., Salvaing, J. und Labange, R.: Montpellier Méd., 93 (1952), S. 300, und Bull. Acad. Méd. Paris, 136 (1952), S. 159. — [10] Rossier: Helv. Med. Acta, 19 (1952), S. 261, und Rossier und Wegmann: Wien. med. Wschr., 103 (1954), S. 358. — [11] Straube, W., Hahn, W. und Seeliger, H.: Dtsch. med. Wschr., 80 (1955), S. 753. — [12] Meyler, L.: Schadelijke Nevenwerkingen von Geneesmiddeln Assen, 1954, S. 23. — [13] Möschlin: Schweiz. med. Wschr., 82 (1952), S. 1104. — [14] Gsell, O. R.: International Record of Medicine and General Practice Clinics, Vol. 167, Nr. 9, Sept. 1954. — [15] Martini, P.: Dtsch. med. Wschr., 75 (1950), S. 1109 u. 1187; Die ärztliche Fortbildung, 5. Jg. (1955), S. 197. — [16] Lancet, I (1953), S. 145. — [17] Wenderoth, H. und Lemartz, H.: Med. Klinik J., 50 (1955), S. 818. — [18] de Gennes, L.: Presse med., 63 (1955), S. 359. — [19] Heilmeyer, L.: Münch. med. Wschr., 96. Jg. (1954), S. 461.

Schädigungen durch Antibiotika und Chemotherapeutika

Von

H. Siedek

Wien

Die Verwendung der Antibiotika und Chemotherapeutika in der Behandlung infektiöser Erkrankungen nimmt von Jahr zu Jahr zu, fast die Hälfte aller Medikamentenkosten der Spitäler fällt auf sie und die Weltjahresproduktion geht schon in die tausende Tonnen. Wenn man weiter bedenkt, daß z. B. von Penicillin parenteral Mengen gegeben werden (bis 30 g täglich), wie es sonst höchstens von Glukose ungestraft möglich ist, muß man sich nur wundern, daß so wenig Schädigungen und Nebenwirkungen zur Beobachtung kommen. Alarmierend ist nur die Tatsache, daß mit fortschreitender Verbreitung nicht nur die Wirksamkeit abnimmt, sondern manche Nebenerscheinungen prozentual zunehmen.

Wir unterscheiden d i r e k t e und i n d i r e k t e Schädigungen durch Antibiotika und Chemotherapeutika. Erstere sind durch strenge Dosis-Wirkungsbeziehung gekennzeichnet und führen in der Regel zu Allgemeinreaktionen mit vorwiegender Beteiligung des Nervensystems. L o k a l e d i r e k t e Schädigungen treten je nach Applikationsart bei peroraler Zufuhr im Magen-Darmtrakt, bei Injektionen an den Gefäßen und peripheren Nerven und bei intrathekaler Zufuhr am Zentralnervensystem in Erscheinung. Von den i n d i r e k t e n Schädigungen stehen die allergischen an erster Stelle. Sie erfolgen 1. durch direkte Sensibilisierung, 2. infolge von Gruppenallergie, also durch vorausgegangene Sensibilisierung mit ähnlichen Stoffen, und 3. durch Ueberempfindlichkeit gegen Zusatzstoffe, wie Wachs oder Procain. W e i t e r e b e d e u t s a m e i n d i -

r e k t e S c h ä d i g u n g e n sind durch E i n w i r k u n g auf
d i e p h y s i o l o g i s c h e M u n d - u n d D a r m f l o r a, so
durch Störung der normalen Bakteriensymbiose bedingt, wobei resistente Keime, besonders Pilze, überwuchern und neue
Infektionen, sogenannte Superinfektionen, entstehen. Auch
können dabei V i t a m i n m a n g e l z u s t ä n d e auftreten.
Weiter kann eine allzu große Menge von unter der Antibiotikabehandlung aus Bakterien freigewordenen Endotoxinen zu schwerstem Kollaps, ja zum Tode führen.

Bei den Schädigungen, die nur einzelne Organe betreffen, wie Leber, Niere und Blut, läßt sich oft schwer
entscheiden, wieviel direkte Giftwirkung, wieviel eine schon
bestehende Organerkrankung und wieviel allergische Vorgänge beteiligt sind.

P e n i c i l l i n ist in bezug auf toxische Eigenschaften
das harmloseste Antibiotikum, nicht aber in bezug auf seine
allergieauslösenden Effekte. Man kann heute sagen, daß
Penicillin die häufigste Ursache einer Allergie ist. Sämtliche Erscheinungsbilder derselben lassen sich beobachten,
vom einfachen Hautjucken und Urtikaria[4], angioneurotischen Oedemen[1] und verschiedensten Dermatosen bis zum
tödlichen anaphylaktischen Schock[2]. Man sieht Fieberzustände, Dyspnoe und Asthmaanfälle[3], Arthralgien[6,4] und
richtige Arthritis, selbst das volle Bild der Serumkrankheit auftreten. Es kann zu Erbrechen[8], Durchfällen[7], Glottisödem[9], Albuminurie und Zylindrurie[11] kommen. Auch Blutungen im Bereich des Magen-Darmtraktes[10] und der Lunge,
vorübergehende Sprachstörungen, Lähmungserscheinungen[12] und epileptische Anfälle müssen, falls sie während
einer Penicillintherapie auftreten, unter Umständen auf
allergische Vorgänge bezogen werden. In der Regel kommt
es erst im Verlauf der Behandlung zu Ueberempfindlichkeitserscheinungen, unter Umständen auch noch längere
Zeit nach dem Absetzen des Antibiotikums[13], manchmal
aber sofort bei der ersten Applikation. Eine solche Sofortreaktion ist nicht selten durch eine vorausgegangene Sensibilisierung des Organismus durch andere Pilze hervorgerufen[14], denn die bei Dermatomykosen entstehenden Antikörper reagieren oft auch mit Penicillin[15]. Epidermophytus inguinalis produziert sogar selbst Penicillin[18]. Erwachsene sind wegen des häufigeren Pilzbefalles mehr von
solchen allergischen Reaktionen bedroht als Kinder[17]. Umgekehrt kann auch das Penicillin latente Pilzaffektionen
aktivieren. Dies hat aber nichts mit der so häufig unter
Penicillinbehandlung auftretenden Soorbesiedlung der Mund-

und Darmschleimhaut[19] und der Luftwege zu tun. Hierbei handelt es sich um eine Veränderung der normalen Bakterienflora, die sehr häufig zustande kommt und zu den verschiedensten Erscheinungen, wie Verfärbung der Zunge bis zur Haarzunge, Stomatitis, Pharyngitis und Versiegen der Speichelsekretion[21] führt.

Diese Erscheinungen treten besonders oft bei lokaler Applikation, so auch bei Aerosolbehandlung, auf, nach Hansel[22] beträgt die Häufigkeit einer Stomatitis bei peroraler Verabreichung 14%.

Unter Penicillinbehandlung kommt es auch nicht so selten zu einer Superinfektion, die darin besteht, daß die ursprüngliche pathogene Flora zwar verschwindet, dafür aber andere Keime auftreten, die penicillinresistent sind und zu ernsten Erkrankungen führen. So kann auch an den Schleimhäuten des Kopfes und Halses die Coli-Proteus-Flora erscheinen und Colipneumonien gehören heute nicht mehr zu den großen Seltenheiten[23]. Auch in den Harn- und Gallenwegen kann eine Colisuperinfektion auftreten[24], im Darm sind es die Staphylokokken, die zur akuten Enterocolitis führen, bei Penicillin allerdings ein äußerst seltenes Vorkommen[25]. Nicht zu vergessen sind die allergischen Erscheinungen, die bei einer Penicillinbehandlung der Lues auftreten können. Die Jarisch-Herxheimer-Reaktion tritt unter Umständen in allen Stadien der Erkrankung[26] auf und ist besonders gefährlich, wenn sie sich im Bereich der Koronarien oder der Hirngefäße[27] abspielt. Es sind die gleichen Vorsichtsmaßnahmen einer niedrigen Anfangsdosierung zu treffen wie bei der Salvarsan-Wismut-Therapie.

Zu allergischen Reaktionen werden auch Zwischenfälle gerechnet, die bei intrathekaler Penicillintherapie auftreten, obwohl sie auch dosisabhängig sind. Wohl hat diese Applikationsart seit Einführung des Chloramphenicol und der Tetracycline an Bedeutung verloren, auch kann man durch hohe intramuskuläre Penicillindosen einen bakteriziden Liquorspiegel erzielen[28], bei manchen schweren Meningitisformen wird sie jedoch noch immer angewendet. Suboccipitale Injektionen sind gefährlicher als lumbale. Wenige Sekunden bis Stunden nach der Injektion kann es zu zerebralen und meningealen Reaktionen, selten zu einer Querschnittsmyelitis, am häufigsten zu einer Plexus sacralis-Neuritis kommen.

Wiederholte Injektionen begünstigen das Auftreten der Erscheinungen, ebenso das Ueberschreiten der gebräuchlichen Dosis von 10.000 E. beim Erwachsenen und 5000 E. beim Kleinkind[29]. Penicillin wirkt als neurotropes Gift, wenn es mit dem Zentralnervensystem direkt in Berührung kommt. Es kann Krämpfe und Koma auslösen[30, 31, 32, 33].

Kommt es unter Penicillin zu allergischen Erscheinungen, so muß man auch die Zusatzstoffe berücksichtigen. Als man noch Wachsdepotpenicillin verwendete, waren Allergien gegen Wachs nicht selten, aber auch gegen Procain können sie entstehen und manchmal sogar tödlich verlaufen[34, 35].

Eine bestehende Penicillinempfindlichkeit kann man mittels des Scratch-Testes feststellen, bei dem ein Tropfen einer Penicillinlösung (10.000 bis 100.000 E./ccm) auf die skarifizierte Haut gebracht wird. Bei negativem Ausfall ist eine gefährliche Sofortreaktion praktisch unmöglich, verzögerte Reaktionen können vorkommen. Bei positivem Test, der häufig bei Patienten mit allergischer Diathese anzutreffen ist, muß es nicht unbedingt bei Penicillinzufuhr zu Erscheinungen kommen, eine vorsichtige Desensibilisierung mit ansteigenden Dosen ist jedoch empfehlenswert. Dermatomykosen sollen vor einer Penicillinbehandlung saniert werden[36]. Man hat auch zur Vermeidung von Ueberempfindlichkeitsreaktionen Penicilline mit hypo- bzw. antiallergischer Wirkung empfohlen[37], so z. B. das Tardocillin (Bayer).

Kommt es bei einer Behandlung zu Erscheinungen, so ist es am einfachsten, Penicillin abzusetzen und ein anderes Antibiotikum oder Sulfonamide zu geben. Man muß aber wissen, daß dann auch bei diesen es leicht zu allergischen Reaktionen kommen kann. In der Regel genügt es, Antihistaminika zu verabreichen, um ungestört die Therapie fortsetzen zu können. Bei schweren Erscheinungen sind Cortison bzw. ACTH am Platze[39] oder eine Procaininfusion[40] (1 g auf 500 NaCl 0·9%), im anaphylaktischen Schock ist Adrenalin intravenös am wirksamsten.

Sonst zeigt die Penicillinbehandlung wenig Nebenwirkungen. Falls Leber- oder Nierenschäden auftreten, so sind sie mit allergischen Vorgängen verbunden, das gleiche gilt von einer Eosinophilie. Selbst bei tödlichen Penicillindosen kommt es nicht zu einer Knochenmarksschädigung[42]. Zahlreiche Autoren wiesen auf einen gerinnungsfördernden Einfluß hin[43, 44], der besonders bei den Penicillinen X und K ausgeprägt war, so daß eine gewisse Neigung zu Thrombosen besteht. Die früher erhobenen Befunde einer Gerinnungsverzögerung durch große Penicillindosen[16] wurden jüngst widerlegt[38]. Eine Steigerung der Kreislaufgrößen wurde unter Penicillin festgestellt[41], auch Gefäßeffekte im Sinne einer Kapillarschädigung sind zu beobachten[20].

Streptomycin wirkt häufiger allergisierend als Penicillin, löst aber weniger Zwischenfälle aus, da es seltener äußerlich angewandt wird und Mykosen nicht sensibilisiert werden. Besonders häufig findet man Ueberempfindlichkeitsreaktionen an Haut und Schleimhäuten bei Personen, die täglich mit Streptomycin zu tun haben, wie Pflegepersonal und pharmazeutische Arbeiter[35], wobei Ueberempfindlichkeitsprozentsatz und Expositionsdauer parallel gehen[46]. Durch Verwendung von Gummihandschuhen und Schutzbrillen läßt sich unter Umständen eine Sensibilisierung verhindern. Sensibilisierte Pflegepersonen können, wenn sie an Tuberkulose erkranken, nicht mit Streptomycin behandelt werden, es kann dann Dihydrostreptomycin gegeben werden, das an und für sich weniger allergische Reaktionen auslöst, obwohl in bezug auf die Anzahl der positiven Hautreaktionen kein Unterschied besteht. Auch bei Streptomycin kann es nach intrathekaler Injektion zu meningealen, zerebralen und radikulären Reaktionen kommen, besonders bei Verwendung zu großer Dosen (mehr als 10 mg beim Kind und mehr als 50 mg beim Erwachsenen). Falls Krämpfe auftreten, sind Barbiturate, eventuell auch eine Hibernation anzuwenden[29].

Abgesehen von den allergischen Nebenwirkungen, zeigt Streptomycin eine selektive Toxizität. Schon bald nach seiner Einführung beobachtete man neurologische Symptome im Bereich des Vestibularissystems, es kam in der 2. bis 3. Behandlungswoche zu mehr minder ausgeprägten Schwindelerscheinungen, die unter Umständen das Gehen unmöglich machten. Besonders als man noch Dosen von 2 g täglich und mehr gab, traten derartige Schädigungen auf, manchmal nach Aussetzen der Behandlung schwindend, manchmal noch viele Monate andauernd. Die Störungen sind von der Höhe der Dosis und Dauer der Behandlung abhängig. 1 g Streptomycin täglich schädigt sehr selten, bei Dosen von mehr als 3 g täglich können zusätzlich schwere Hörstörungen bis zur völligen Ertaubung auftreten[47, 58], die man bei geringen Streptomycindosen nie sieht, jedoch bei mittleren Dosen von Dihydrostreptomycin beobachten kann. Sie treten meist erst nach monatelanger Behandlung auf und sind in der Regel nicht reversibel wie die meisten Vestibularisschädigungen[48]. Da die toxische Wirkung beider Antibioticis dosis- und konzentrationsbedingt sind, muß man auch auf Vorgänge achten, die durch Ausscheidungsverminderung den Blutspiegel stark erhöhen[49]. So führen pathologische Nierenprozesse bisweilen zu einer außerordentlich hohen Streptomycinkonzentration im Organismus und damit zu Nebenerscheinungen. Anderseits wurde von vielen Autoren eine Nierenschädigung durch hohe Streptomycindosen nachgewiesen[50, 51, 52, 53].

Die Behandlung der allergischen Streptomycinschäden erfolgt nach gleichen Gesichtspunkten wie die des Penicillins. Nicht immer gelingt es, allein mit Antihistminika die Erscheinungen zu beseitigen. Merkwürdigerweise wurde auch bei Vestibularisschädigung eine gute Wirkung dieser Stoffe beobachtet[54]. Die Nervenschädigungen lassen sich am besten dadurch vermeiden, daß man Gemische von Streptomycin und Dihydrostreptomycin gibt, so daß man von jeder Substanz nur die halbe Dose benötigt, und daß man zusätzlich Vitamine verabreicht, die eine Schutzwirkung ausüben sollen. Ursprünglich stand das Vitamin A im Mittelpunkt des Interesses[55, 56], heute glaubt man, durch Pantothensäure die Schädigungen am besten verhindern zu können[57] und gibt Streptomycin als Panthenat statt als Sulfat oder verabreicht zusätzlich Panthenol. Häufiger als bei Penicillin kommt es bei Streptomycin zu Beeinflussung des Blutes im Sinne von Anämien, Leuko- und Neutropenien[50], während die Anzahl der Agranulozyten und aplastischen Anämien äußerst gering ist, außerdem sind diese bei rechtzeitigem Absetzen des Medikamentes meist reversibel.

Auch die Therapie mit T e t r a c y c l i n e n, wie mit A u r e o m y c i n, T e r r a m y c i n, T e t r a c y n und A c h r o m y c i n, ist nicht frei von allergischen Zwischenfällen[58]. Der Dauer und Ausdehnung ihrer Anwendung nach treten mehr minder häufig verschiedene allergische Erscheinungen auf, vor allem an Haut und Schleimhäuten. Es findet sich eine deutliche Bevorzugung von Personen, die auch gegen andere Antibiotika allergisch sind[59, 60, 61]. Besonders sind Patienten mit Dermatomykosen disponiert[62]. Noch weniger als bei Penicillin soll man aber an allergische Vorgänge denken, wenn es im Verlauf der Behandlung im Bereich des Mundes und des Darmkanals zu Schleimhautveränderungen kommt. Durch ein ungemein breites antibiotisches Wirkungsspektrum haben diese Substanzen nicht nur Einfluß auf zahlreiche pathologische Keime, sondern auch auf die meisten Bakterien, die als Saprophyten das Entoderm besiedeln. Es kommt zu einer Störung der normalen Symbiose und zu übermäßigem Wachstum von Keimen, die a priori resistent sind wie Monilien und Proteus oder es erst unter der Antibiotikatherapie wurden, wie vor allem die Staphylokokken[63]. Da auch solche Keime zerstört werden, die Vitamine aufbauen, kann es nicht nur im Verlauf der Behandlung zu Vitaminmangelzuständen kommen[64], sondern es sind auch jene Saprophyten dem Untergang geweiht, die selbst keine Vitamine aufbauen, aber sie zum Wachstum benötigen. Die Aenderung der gewöhnlichen Bakterienflora im Nasopharynx, in der Mundhöhle, im Darmtrakt und in der Vagina gehört zu den unangenehmsten Nebenwirkungen der Breitbandantibiotika. Auch ein Großteil der sogenannten Unverträglichkeitserscheinungen, wie Nausea, Erbrechen, Magenschmerzen, Obstipation und Durchfälle, sind darauf zu beziehen[65, 66]. Allerdings haben wir im Tetracyn und Achromycin Präparate, die weniger häufig zu Unverträglichkeit führen und im Tierversuch weniger toxisch sind, obwohl sie praktisch das gleiche Wirkungsspektrum haben.

Der Stuhl nimmt unter der Behandlung mit Breitbandantibiotika eine grüne bis grünorange Farbe an, die sich beim Stehen nicht verändert, und hat Proteusgeruch. Mikroskopisch fallen eine große Hefeanzahl und viele unverdaute Zelluloseteilchen bei geringer jodophiler Flora auf[78]. In der Kultur überwuchert meist Proteus, manchmal sind Paracoli und Staphylokokken vorhanden, während die normale Coliflora verschwindet[67]. An allen Schleimhäuten kommt es meist zu einer sprunghaften Vermehrung der Candida albicans-Keime. Besonders gefährlich kann aber der Keimbefall innerer Organe werden[64]. So treten durch Pilze und resistente Staphylokokken bedingte Pneumonien auf, die nur schwer zu beeinflussen sind, am bedrohlichsten erscheinen aber die sogenannten pseudomembranösen nekrotisierenden Enterocolitiden[68], die in letzter Zeit immer häufiger zur Beobachtung kommen und zumindest teilweise auf die Breitbandantibiotika zu beziehen sind. Sie kommen meist dann zustande, wenn eine Behandlung mit Antibiotika und ein operativer Eingriff oder eine andere schwere Schädigung des Darmes zusammentrifft. Teils mit, teils ohne Durchfälle treten schwere Kollapszustände auf, die sehr rasch zum Tode führen können. Histologisch ergibt sich ein schweres Oedem der Submucosa des Darmes mit Erweiterung der Venen und Lymphgefäße, Oedem und Nekrosen in der Mucosa, die selten tiefer reichen, und trocken-gelbliche, fest haftende membranöse Auflagerungen, in denen meist Staphylokokken gefunden werden. Aus dem Stuhl lassen sich postmortal sowohl hämolysierende Staphylokokken als auch Proteus, Pyocyaneus und Enterokokken züchten. Im Magen können ähnliche Veränderungen auftreten[69]. Diese äußerst bedrohlichen Erkrankungen mehren sich in letzter Zeit, so daß Vorbeugungsmaßnahmen erforderlich scheinen. Bei einer Darmoperation, vor der oder bei der Breitbandantibiotika gegeben werden, oder vor einer länger dauernden Antibiotikatherapie sind Mund, Nase und Ohren auf resistente Staphylokokken zu untersuchen. Zur Unterstützung der normalen Darmflora werden Lävulose, Milch, Sauermilch[71] oder Joghurt[77] empfohlen, eine Fleischkost ist zu vermeiden, da die proteolytischen Fäulnisbakterien, wie z. B. Proteus, dadurch gefördert werden. Auch Vitamine der B-Gruppe, Vitamin K und Pantothen, können die Schädigungen der Dysbakterie vermindern bzw. verhindern[70], besonders vermag es aber die Zufuhr frischer Colibakterien, z. B. als Colifer. Wir sahen unter der Anwendung dieses Mittels sowohl die Darmstörungen als auch die Veränderungen an Zunge und Mundschleimhaut schwinden, so daß wir auf diese Weise jede Tetracyclintherapie durch Wochen ungestört fortsetzen konnten. Sind die Durchfälle aber durch resistente Staphylokokken bedingt, so kommt vor allem Erythromycin in Frage, das bei den schweren pseudomembranösen Enterocolitiden lebensrettend wirken kann[74]. Auch von Heilerfolgen des Colifers bei diesen Komplikationen wurde wiederholt berichtet. Gegen das Ueberwuchern von Pilzen ist Undecilencarbonsäure oder die Ester der Paraoxybenzoesäure lokal oder oral zu verabreichen[72, 73].

Schließlich sind die vieldiskutierten hepatotoxischen Wirkungen der Tetracycline zu erwähnen, die noch immer problematisch sind[75, 76]. Das gleiche gilt von den anämieerzeugenden Wirkungen, obwohl es im Tierversuch gelingt, durch eine vierwöchige Behandlung mit Tetracyclin eine Anämie zu erzeugen[79].

Chloramphenicol galt lange Zeit wegen seiner Nebenwirkungen als besonders gefährlich. Es kam wiederholt zu aplastischen Anämien, seltener zu thrombopenischer Purpura und Agranulozytose und anderen Anämien[81, 94]. Eine allergische Komponente wurde bei diesen Blutschädigungen angenommen[82]. Die Gefahr einer solchen Schädigung durch

Chloramphenicol wurde noch 1953 vom Beratenden Ausschuß der American Medical Ass. für Pharmacie und Chemie so hoch eingeschätzt, daß eine Beschränkung der Behandlung auf den Typhus und solche Erkrankungen empfohlen wurde, die auf andere Antibiotika nicht ansprechen[80]. Aber auch bei Typhusbehandlung mit Chloramphenicol kam es anfangs zu katastrophalen Verschlechterungen, Typhuskranke starben unter dem Zeichen eines schwersten Kollapses, was auf eine massive Freisetzung von Bakterienendotoxinen bezogen wurde[83]. Heute weiß man, daß diese Komplikationen auf allzu große Dosen zurückzuführen waren, und man ist von der Stoßtherapie abgekommen, bei der bis zu 12 g an einem Tag gegeben wurden. Mit 1 bis 2 g Anfangsdosierung können wir Typhus und Paratyphus ohne Bedenken behandeln[84]. Noch weniger bedenklich ist die Therapie mit Estern des Chloramphenicol, besonders mit dem Stearat, geworden, so daß sich das Indikationsgebiet erweitern konnte[85, 86, 87]. Von den übrigen Antibiotika, denen nur Spezialindikationen zukommen, führt das bei der Darmsterilisierung so wirksame Bacitracin bei intramuskulärer Applikation zu Nierenschädigungen[88], während es bei lokaler und oraler Anwendung praktisch frei von Nebenerscheinungen ist. Das gleiche gilt von Neomycin[89, 93], das bei intramuskulärer Applikation überdies zu Cochlearis- und Vestibularisstörungen und allergischen Erscheinungen führen kann. Polymyxin, intramuskulär verabreicht, verursacht neben Schwindel, Kopfschmerz und Parästhesien auch Nierenstörungen, die besonders bei schon geschädigter Nierenfunktion in Erscheinung treten[91, 92, 99]. Diese Schädigungen lassen sich alle dadurch vermeiden, daß man die Indikationsstellung für eine parenterale Zufuhr möglichst einengt, d. h. nur Krankheiten behandelt, die durch andere Antibiotika nicht zu beeinflussen sind, und möglichst kurze Zeit das Mittel verabreicht.

Auch die Sulfonamide sind nicht frei von Nebenwirkungen, was uns natürlich nie abhalten wird, diese Medikamente zu verabreichen[102]. Am besten bekannt ist die bei Sulfonamidbehandlung auftretende Gastritis, die mit Uebelkeit, eventuell auch mit Erbrechen verbunden sein kann. Allergische Vorgänge treten meist als Arzneiexantheme in Erscheinung, auch bei anderen Schädigungen spielen allergische Reaktionen eine gewisse Rolle, so beim toxisch hämorrhagischen Enanthem[102], bei hämolytischen Anämien, bei leukopenischer Reaktion und bei echter Agranulozytose.

Bei Sulfonamidbehandlung kann es ferner zu Sulf- bzw. Methämoglobinämie mit Innenkörperbildung kommen, auch Porphyrinurie ist unter Umständen zu beobachten. Treten Leberschädigungen auf, so muß eine zusätzliche Erkrankung des Organs angenommen werden, einer gesunden Leber können Sulfonamide nicht schaden. Es gilt jedoch die Regel, bei bestehenden Leberschäden keine Sulfonamide zu verabreichen, denn es wurden sogar Uebergänge in akute Leberatrophie dabei beobachtet. Bei peri- und intraneuraler Injektion von Sulfonamiden können schwere irreparable Nervenschädigungen auftreten[95], die unabhängig von den osmotischen Verhältnissen und vom p_H der Lösung sind. Die bedeutendsten Nebenerscheinungen der Sulfonamide sind aber die Nierenschädigungen, die, als man noch schlecht lösliche Sulfonamide verabreichte, den Großteil aller Störungen ausmachten. L o e b e n s t e i n[96] fand so 40% aller anfallenden Anurien durch Sulfonamide bedingt. Man unterscheidet eine m e c h a n i s c h e A n u r i e mit kolikartigen Schmerzen, schweren Blutungen durch hämorrhagische Pyelitis und aus den Ureterenostien ragenden Konkrementen und eine r e n a l e A n u r i e, die ohne Schmerzen einhergeht und bei der die abführenden Harnwege frei sind. Tritt der Tod ein, der nicht nur durch Urämie, sondern auch durch Hirnödem oder Kreislaufversagen bedingt sein kann, findet man ein interstitielles Nierenödem und eine nekrotisierende Nephrose. Bei geringerer Intensität der Schädigungen kommt es nur zu Hypo- oder Isosthenurie mit Albumin, Zylindern und Erythrozyten im Harn. Eine Blutdrucksteigerung kann renal oder zentral-extrarenal verursacht sein, die Ausfällung von Sulfonamiden in der Niere und in den Harnwegen wird als Folge einer Ueberempfindlichkeitsreaktion[98] mit Ausscheidungsstörung gedeutet. Denn die Schädigungen sind keineswegs dosisgebunden und können zu jedem Zeitpunkt der Behandlung entstehen[97], sie werden durch Nierenerkrankungen, Fieber[99], Operationen und Menstruation begünstigt. Spärlicher Harn und saures Milieu fördern die Ausfällung. Man soll vorbeugend große Flüssigkeitsmengen geben[100], eventuell auch Alkalien. Ist eine schwere Nierenschädigung aufgetreten, die sich meist durch starke Hypochlorämie zu erkennen gibt, soll man hypertonische Kochsalzlösung und Bikarbonat[101], bei Anurie Novocain intravenös zuführen bzw. eine Peritonealdialyse oder die künstliche Niere anwenden. Dekapsulation ist zwecklos.

Zur Verhütung der verschiedenen Schädigungen durch

Sulfonamide geht die Entwicklung dieser Stoffe in zwei
Richtungen. Einerseits wird eine möglichst optimale Löslichkeit angestrebt, um Ausfällungen zu verhindern, anderseits eine möglichst geringe Löslichkeit gewünscht, wenn
es gilt, nur die im Darm anwesenden Keime zu treffen,
ohne daß die Substanz im Körper wirken muß, wie es
z. B. beim Intazin der Fall ist.

Bei der Anwendung von Isonikotinsäurehydrazid (INH) sieht man neben den typischen allergischen Erscheinungen eine auffallende Empfindlichkeits-
steigerung für andere Medikamente, so z. B. für Pyramidon. Bei INH ist auch eine Alkoholunverträglichkeit
ausgeprägt, so daß von einer antabusähnlichen Wirkung[104]
gesprochen wird. Bei größeren Dosen hat INH toxische
Wirkungen auf das Nervensystem. Wie es bei Suiziden
beobachtet wurde, erfolgt auf letale Dosen der Tod unter
Atemlähmung und klonisch-tonischen Krämpfen[103]. Dosen
von 3 bis 5 mg/kg täglich zeigen praktisch keine Schädigungen[105], nach größeren Dosen kann es nach 3 bis
5 Wochen bei entsprechender Konstitution und Disposition
zu symmetrischen, neuritisähnlichen Störungen an der
Außenseite vorwiegend der unteren Extremitäten und zu
arteriellen Spasmen mit Erweiterung der Hautkapillaren
und Venen und entzündlichen Gefäßreaktionen kommen.
Bei geringer Intensität der Störungen werden nur Taub-
heitsgefühl und Kälte, Kribbeln und Brennen an den Fuß-
sohlen empfunden, bei größerer regelrechte Schmerzen,
besonders nachts, die beim Umhergehen besser werden
und mit Schwellungen und Rötungen der Füße einhergehen.
Auch Kopfschmerzen können auftreten, die jedoch durch
Applikation auf vollen Magen zu verhindern sind. Bei sehr
großen Dosen sieht man beträchtlichen Blutdruckabfall mit
Kollapssymptomen auftreten[106].

Die Nebenerscheinungen, die durch PAS veranlaßt
werden, sind alle von der Dosis unabhängig und allgemeiner bzw. allergischer Natur[109]. Sie bestehen in Magen-
störungen, Febrilität, Exanthemen, Eosinophilie[107], flüch-
tigen Lungeninfiltraten, Polyneuritiden und Lymphdrüsen-
schwellungen[108] und positiven Wasserhaushaltsstörungen
mit Oedembildung infolge der großen Natriumzufuhr in
Gestalt des Natriumsalzes der Paraaminosalizylsäure. Am
häufigsten treten sie in der 2. bis 3. Woche der Behandlung auf, um bei Absetzen der Therapie rasch abzuklingen.
Bei neuerlicher Zufuhr können nach kurzer Latenz die
Erscheinungen wiederkommen, es ist jedoch eine Desensi-

bilisierung mit ansteigenden Dosen möglich[109], so daß in der Regel die Therapie ohne Komplikationen weitergeführt werden kann.

Zusammenfassend läßt sich sagen, daß die Schädigungen und Nebenerscheinungen durch Antibiotika und Chemotherapeutika die Behandlungserfolge nicht wesentlich beeinträchtigen können. Durch entsprechende Dosierungen, durch Additions- und Kombinationsbehandlung und entsprechende Vorbeugungsmaßnahmen lassen sie sich weitgehend verhindern. Es soll aber auch die Möglichkeit einer unsichtbaren Schädigung nicht aus den Augen gelassen werden. Falls man fortlaufend die Stoffe nicht nur anwendet, um schwerstes Kranksein zu verhindern und geschwächten Menschen in der Abwehr gegen Infektionserreger zu helfen, sondern um auch praktisch Gesunden jede stärkere Auseinandersetzung mit jederlei Keimen zu ersparen, so muß es früher oder später zu einer Verminderung der natürlichen Abwehrkräfte kommen, die der Mensch nicht nur gegen Infektionen, sondern auch gegen den Krebs braucht. Es darf weiter nicht unbeachtet bleiben, daß durch die unmäßige Verwendung von Antibiotika die Keime nicht nur in ihrer Empfindlichkeit gegenüber diesen Stoffen, sondern auch in anderen Eigenschaften verändert werden, so daß Krankheitsbilder auftreten, die durch besondere Reaktionslosigkeit gekennzeichnet sind. Wir sehen heute nicht so selten Pneumonien, die ohne Fieber und ohne Leukozytose auftreten, trotzdem aber sehr lang dauernde Kreislaufstörungen verursachen. Wir sollen diese reaktionslosen Krankheitsformen nicht begrüßen, da sie die Abwehrkräfte zu wenig zum Einsatz kommen lassen und das Auftreten von Ueberempfindlichkeitsreaktionen bei der Behandlung begünstigen. Mehr denn je soll die Warnung ertönen, Antibiotika und Chemotherapeutika nur bei wirklicher Notwendigkeit zu verordnen, sonst wird sich früher oder später der Segen dieser Substanzen in einen Fluch für die Menschheit verwandeln.

Literatur beim Verfasser.

Narkotika, Hypnotika und Weckmittel

Von

Hans Hoff

Wien

M. D. u. H. Sie dürfen sich von diesen Ausführungen
keine Abhandlung über die pharmakologische Wirkung der
verschiedenen hierhergehörigen Medikamente erwarten. Als
Psychiater stellt sich mir vielmehr die Aufgabe, aufzu-
zeigen, warum verschiedene Gruppen von Persönlichkeiten
einen Mißbrauch mit diesen Medikamenten treiben.

Wenden wir uns zunächst den Narcoticis zu. Von
ihnen gibt es eine große Zahl verschiedenster Art. In manchen Nationen werden Mittel dieser Gruppe etwa in der
Art genossen, wie in unserem Kulturkreis der Alkohol. D. h.
sie werden weitgehend toleriert, führen wohl auch zu einer
Süchtigkeit, scheinen aber relativ wenige Charakterverände-
rungen hervorzurufen. Das gilt für das Haschisch in den
mohammedanischen Ländern und Mittelamerika, für das
Opium in Persien, für das Kauen der Cocablätter in Süd-
amerika und für das Betel in Ostafrika und Indien.

Die für unser Gebiet am ehesten in Frage kommenden
Medikamente sind das Morphium und das Kokain, als potentielle Gefahr vielleicht auch die Marihuanazigarette und
das Heroin.

Wir wollen uns zunächst danach fragen, was man unter
Suchtgift zu verstehen hat. Dabei ergibt sich, daß Sucht-
gifte dadurch charakterisiert sind, daß sie

1. imstande sind, eine Euphorie zu erzeugen, daß sie

2. in immer größerer Dosis und kürzeren Zeitabständen genommen werden müssen, um die gewünschte Euphorie
zu erzielen, und

3. zu Abstinenzerscheinungen führen, wenn man das
Mittel absetzt, die

a) manchmal körperlicher,

b) psychischer Natur sind.

Die Morphinisten rekrutieren sich nun aus Persönlichkeiten, deren innere Spannungen entweder so groß sind, daß sie unerträglich werden, oder die überhaupt nicht imstande sind, innere Spannungen zu ertragen. Solche innere Spannungen können durch psychische Faktoren bedingt sein, die wiederum teils dem Unbewußten entstammen, teils im bewußten Bereich gelegen sind. Aber auch körperliche Leiden sowie das Handicap einer körperlichen Verunstaltung oder Verkrüppelung können zu außerordentlicher Steigerung psychischer Spannungen führen.

Bei fast allen Menschen, für die die eben dargelegten Voraussetzungen nicht zutreffen, die also als psychisch gesund bezeichnet werden können, ist das Morphium zwar imstande, einen vorhandenen Schmerz, z. B. bei einer Operation, zu beseitigen. Ein solcher Patient erwacht jedoch am nächsten Morgen mit einem benommenen Kopf und nimmt sich vor, sich nie wieder eine derartige Injektion geben zu lassen. Bei jenen Menschen aber, die zur Süchtigkeit disponiert sind, erzielt das Morphium eine Herabsetzung der inneren Spannungen, die wiederum mit einem Lustgefühl verbunden ist. Recht typisch schildern diese Patienten, daß es sich um ein Gefühl handle, „wie wenn die Erdenschwere genommen wäre". Diese Erdenschwere wird aber eben durch das Bestehen innerer Spannung hervorgerufen. Nachdem der Patient so ein Mittel kennengelernt hat, das ihn von seinen inneren Spannungen zu befreien imstande ist, ist er nun verständlicherweise gezwungen, immer wieder zum Morphium zu greifen, um dasselbe Gefühl der Lösung zu erzeugen.

Es ist nun bekannt, daß vom Morphium zirka 90% wieder ausgeschieden werden. 75% davon im Urin. Von dieser im Harn ausgeschiedenen Menge werden wiederum 80% in gebundener Form vom Körper abgegeben und es ist anzunehmen, daß diese Bindung in der Leber erfolgt. Bei Süchtigkeit geht die Ausscheidung von Morphium zurück, und zwar nimmt die Abgabe des Alkaloids in gebundener Form ab. Wenn darüber auch noch nichts Endgültiges bekannt ist, so scheint doch die Annahme gerechtfertigt, daß die Leber in zunehmendem Maße eine entgiftende Aufgabe übernimmt. Da der Patient aber des Morphiums aus psychischen Gründen bedarf, so ist es selbstverständlich, daß er immer mehr davon zu sich nehmen muß, um dieselben Effekte zu erzielen. Der raschere Entgiftungsprozeß bedingt aber wieder, daß die Wirkungszeit des Morphiums ebenfalls verkürzt ist. Als Folge davon werden auch die Intervalle zwischen den einzelnen Injektionen kürzer, die für den Patienten zur Erzeugung des geschilderten Glückseligkeitsgefühls nötig sind.

Bekanntlich hat nun das Morphium aber eine äußerst starke Wirkung auf das vegetative Nervensystem. Wir wissen, daß es unter Einwirkung dieser Substanz zur Obstipation, zur Trockenheit des Mundes, zum Versiegen der Magensekretion und zur Appetitlosigkeit kommt. Um trotz dieses Effektes die nötigen Lebensfunktionen aufrechtzuerhalten, muß das vegetative Nervensystem in übermäßige Funktion treten. Das gilt insbesondere für dessen obersten Regulator, den Hypothalamus. Wird nun das Morphium abrupt entzogen, so bleibt das vegetative Nervensystem noch eine gewisse Zeit auf das geschilderte erhöhte Funktionsniveau eingestellt. Dementsprechend kommt es nun zu einem Umschlag der vegetativen Reaktionen. Diese äußern sich in Diarrhoen, Speichelfluß, Tränenausbrüchen usw. Der Patient leidet jetzt an heftigen körperlichen Erscheinungen, die man als somatische Abstinenz bezeichnet und deren Dauer wenige Tage bis eine Woche beträgt. Gerade dieses körperliche Mißbehagen führt nun seinerseits wiederum zu einer Erhöhung der inneren Spannung und läßt im Patienten den Wunsch wach werden, eine Lösung derselben herbeizuführen. Das führt zu einem äußerst starken Drang nach dem Suchtmittel. Diese körperlichen und psychischen Spannungen werden den Patienten nun ebenfalls dazu zwingen, mehr und öfter Morphium zu spritzen. In einem solchen Zustand sind die Patienten imstande, alles zu unternehmen, um sich in den Besitz des Alkaloids zu setzen: Aerzte fälschen Rezepte, Krankenschwestern stehlen das Medikament. Der Wunsch, mit den inneren Spannungen fertig zu werden, durchbricht in einem solchen Zustand alle ethischen Hemmungen. Das Glückseligkeitsgefühl im Rausch des Morphiums macht den Patienten dann wiederum gleichgültig für alle Vorgänge in der Umwelt. Wir haben daher im Morphinisten einen Menschen vor uns, der sich eigentlich immer mehr von der Umwelt zurückzieht, um ein Traumleben zu führen, der, wenn man ihn dabei stört, mit allen Mitteln versucht, sich Morphium zu verschaffen. Diese psychische Depravation tritt wohl bei den meisten, aber nicht bei allen Morphinisten auf. Wir müssen uns also fragen: Wieso kommt es beim Morphinisten zu diesen Veränderungen seiner Persönlichkeit, die so häufig im Selbstmord, in der Internierung und in sozialer Depravation enden? Die Ursachen hierfür liegen zum Großteil schon in der Persönlichkeit des Menschen, längst bevor er Morphinist geworden ist. Wir haben ja schon erwähnt, daß der psychisch

Gesunde in der Regel die Euphorie des Morphinisten nicht kennenlernt. Eine eingehende Untersuchung der Persönlichkeit der Morphinisten hat ergeben, daß ein Großteil derselben sich aus Psychopathen rekrutiert, während eine weitere Gruppe von Neurotikern gestellt wird, und daß schließlich die Zahl jener Menschen, die allein durch Gewohnheit im Gefolge einer körperlichen Erkrankung zu Morphinisten werden, eine recht geringe ist.

Bei der Behandlung unseres Problems ist es daher zunächst einmal wichtig, sich darüber zu einigen, was man unter Psychopathie versteht, und gerade diese Definition scheint in der Psychiatrie keineswegs noch klar umrissen zu sein. Die Wiener Psychiatrische Klinik hat versucht, diesen Begriff exakt zu umreißen und ist zur folgenden Definition gekommen, die allerdings durchaus noch nicht allgemein akzeptiert ist. Nach unserer Auffassung ist die psychopathische Persönlichkeit durch folgende Punkte charakterisiert:

1. Fehlen jeder libidinösen Beziehung außer zum eigenen Körper,

2. Fehlen des Bestrebens, vorwärts zu kommen,

3. Fehlen des Gewissens,

4. Fehlen der neurotischen Angst,

5. Unfähigkeit, irgend eine innere Spannung zu ertragen.

Wir trennen also trotz der pathogenetischen Aehnlichkeit die Psychopathie von der Neurose ab und haben für die Neurose folgende Definition gefunden, die bisher in weit größerem Maße akzeptiert wurde:

Der Meinung der Wiener Klinik nach ist die Neurose durch folgende Symptome gekennzeichnet:

1. Es handelt sich um die Erkrankung eines Teiles der Persönlichkeit, gegen die sich der andere, gesunde Teil der Persönlichkeit zur Wehr setzt.

2. Aus der Tatsache, daß nur ein relativ kleiner Teil der Persönlichkeit von der Krankheit ergriffen ist, folgert die beim Neurotiker vorhandene Krankheitseinsicht.

3. Die auftretenden Symptome sind irrational.

4. Der Hintergrund jeder Neurose wird von einer zunächst unbegründeten Angst gebildet.

5. In jeder Neurose kommt es zu einer Regression auf eine frühkindliche Entwicklungsstufe.

6. In der Symptomatik der Neurose findet sich die Tendenz zur Wiederholung der zugrunde liegenden frühkindlichen Konfliktsituation.

7. Da der Neurotiker einen Großteil seiner Energie im Abwehrkampf des gesunden Anteiles der Persönlichkeit gegen das Krankhafte verbraucht, bleibt nur ein geringer Energierest für den Lebenskampf verfügbar. Das führt daher zum Versagen den Anforderungen des Lebens gegenüber. Als Folge ergibt sich daraus die Entwicklung von Minderwertigkeitsgefühlen und Sekundärkonflikten.

Aus den beiden erwähnten Definitionen ergibt sich, daß sich Neurotiker und Psychopathen dadurch unterscheiden, daß beim Neurotiker nur ein Teil der Persönlichkeit erkrankt ist, während sich der gesunde Großteil der Persönlichkeit gegen den kranken Teil wehrt. Beim Psychopathen hingegen ist die Gesamtpersönlichkeit betroffen. Der Psychopath hat keine Krankheitseinsicht, während diese beim Neurotiker in hohem Maße vorhanden ist. Anscheinend spielt auch ein Erbfaktor beim Psychopathen eine wesentlich größere Rolle als beim Neurotiker.

Wenn man sich nun fragt, warum der Psychopath zum Morphium greift, so ist es klar, daß er durch dieses Mittel eine Befreiung von Spannungen sucht, da er ja nicht imstande ist, innere Spannungen irgend welcher Art zu ertragen. Der Neurotiker wiederum bedient sich des Morphiums, weil er an einem Uebermaß an inneren Spannungen leidet.

Es bleibt jedoch des weiteren die Frage zu klären, warum bei gewissen Psychopathen das Symptom der Süchtigkeit auftritt. Zur Veranschaulichung dieses Problems wollen wir zunächst auf die Krankengeschichte eines hierhergehörigen Falles eingehen:

Es handelt sich um einen jungen Patienten. In seiner frühesten Kindheit steht die junge Mutter des Patienten in einem unbehebbaren Konflikt mit ihrem älteren Ehemann. Patient selbst berichtet als erste Kindheitserinnerung, daß seine Mutter ihn umarmt habe und sagte: „Du bleibst bei mir, Du gehörst nicht zu diesem Mann, der mich schlägt.“ Von da an entwickelte sich eine starke Tendenz, von der Mutter geliebt zu werden, und ein frühzeitiges Haßgefühl gegen den Vater. Dieser stirbt bald darauf und kurze Zeit später lernt die Mutter einen anderen Mann kennen, den sie bald danach auch heiratet. Dieser bemächtigt sich der Mutter des Patienten ganz, so daß der Patient selbst sich sehr stark in den Hintergrund gerückt fühlt. Es wird fast völlig auf das Kind vergessen, das wiederholt Zeuge des Sexualverkehrs zwischen Mutter und Stiefvater ist. In dieser Zeit entwickelt sich die Idee, vom Stiefvater besessen zu werden. Wegen der damals beginnenden und später immer wieder auftauchenden homosexuellen Impulse wendet sich der Patient hilfesuchend an einen

Lehrer, der ihm sagt: „Homosexualität ist etwas sehr Schlechtes, es ist besser, wenn Du keine Sexualität hast. Du darfst nicht einmal träumen davon, denn sonst begehst Du eine große Sünde, die Dich hier auf Erden in den Kerker bringen wird.", Daraus entwickelt sich eine enorme Sexualangst und der Wunsch, sich zu beweisen, nicht homosexuell zu sein. Aus diesem Grund unternommene Versuche heterosexueller Beziehungen scheitern jedoch an der Impotenz des Patienten. Sie sind mit Ekelgefühl und tiefen Depressionen verbunden.

Schon in früher Zeit begeht der Patient Diebstähle, zuerst in der Familie, später auch bei Freunden. Obwohl er bei diesen Gelegenheiten — er übernachtet öfter bei solchen Freunden — an homosexuelle Impulse gedacht hat, werden diese nie realisiert. Wenn er gestohlen hat, empfindet er „das einzig befriedigende Gefühl". Wegen Entdeckung eines Familiendiebstahls wird er aus dem Elternhaus entfernt, treibt sich herum und bekommt mit 24 Jahren eine Blinddarmentzündung. Bei dieser Gelegenheit erhält er die erste Morphiuminjektion, die ihm zunächst kaum ein angenehmes Gefühl bereitet. Die zweite jedoch beschreibt er schon als „einzige Befreiung von der inneren Spannung". Von da ab nimmt er in steigenden Mengen Morphium, erstens, weil er immer wieder Schmerzen hat und diese kaum ertragen kann, zweitens, weil das Morphium die einzige Möglichkeit für ihn darstellt, irgendwelche Spannungen, die das Leben mit sich bringt, zu ertragen, und drittens, weil er durch die Morphiuminjektion das Gefühl einer unendlichen Euphorie erzielt. Er unternimmt wiederholt Fälschungen, um das Morphium zu bekommen, und hie und da auch Diebstähle aus dem gleichen Grund.

Dieser Fall zeigt also, daß schon in frühester Kindheit eine Konfliktsituation im Elternhaus die Entwicklung der Persönlichkeit des Patienten behindert hat. Eine Identifizierung mit einem der Elternteile ist unmöglich. Ein Gefühl der Einsamkeit und Verlassenheit befällt auch noch unseren erwachsenen Patienten. Libidinöse Beziehungen mit Menschen hat er eigentlich kaum mehr erlebt. Es kommt hier zu einer fast klaren und bewußten Homosexualität, die aber durch Außenfaktoren unterdrückt wird. Alle Versuche der Heterosexualität scheitern. So entsteht ein Individuum mit einem mangelhaft ausgebildeten Superego, einem kranken Ich und dementsprechend einer Unmöglichkeit, innere Spannungen und Aggressionen zu ertragen. Der einzige Ausweg für den Patienten bleibt das Morphium, das allein imstande ist, die Spannung zu beseitigen.

Die Beschäftigung mit dem Problem der Psychopathie zeigt, daß in der Persönlichkeit des Psychopathen die Tendenz zur moralischen und manchmal auch zur körperlichen Selbstzerstörung gelegen ist. Nicht selten erfolgen die einzigen Versuche einer Identifikation mit einer Person des Familienkreises, die der Patient auf Grund seiner frühkindlichen Erlebnisse haßt. Dadurch wird er einer Person ähnlich, gegen die er gleichzeitig schwerste Aggressionen hegt. Daraus resultiert die Tendenz, das introjizierte Identifikationsobjekt in sich selbst zu zerstören. Das manifestiert sich in dem Bestreben des Psychopathen, sich selbst herabzuwürdigen und jeden Versuch, der unternommen wird, um ihn zu retten, mit einer neuen Welle von Selbstzerstörungsmechanismen zu beantworten. Psychopathische Morphinisten können sich so des Morphiums einerseits zur Befreiung von Spannungen, anderseits auch zur Selbstzerstörung bedienen.

Die Euphorie des Morphiums bringt Befreiung von Leid. Gerade dieses Leid aber braucht speziell der Neurotiker, um mit seinen Schuldgefühlen und Aengsten fertig zu werden, denn das Leid bestraft ihn. Wird er durch das Morphium von seinem Leid befreit, dann vergrößert sich sein Schuldgefühl, seine innere Spannung verstärkt sich und er muß wieder zum Morphium greifen, ohne diesen fatalen Circulus vitiosus durchbrechen zu können.

Wenn man zusammenfassend die Faktoren, die in Krankengeschichten von Süchtigen eine maßgebliche Rolle spielen, zusammenstellt, so ergibt sich folgendes Bild:

1. In früher Kindheit schweres Elend 46%
2. In der Kindheit Störungen des Familienmilieus (Todesfälle, Ehekonflikte, Scheidung) .... 83—93%
3. Ambivalente affektive Bindung an den Elternteil gleichen Geschlechtes 73%
4. Mangelnde affektive Bindung an Lebensziele und Lebensaufgabe 83%
5. Störungen des Sexuallebens:
   a) Homosexuelle Tendenzen 83%
   b) Stetiges Suchen nach immer neuen Sexualpartnern (Unfähigkeit zu dauernder Bindung)...................... 77%
   c) Störungen der sexuellen Betätigung oder Befriedigung... 55%

In den letzten Jahren wurden in die Medizin das Dolantin und Heptadon als schmerzstillende Mittel eingeführt. Man nahm zunächst an, daß es möglich sein werde, die Morphiumsucht zu bekämpfen, indem man eines dieser Mittel an Stelle des Morphiums verabreicht. Es ergab sich jedoch, daß auch das Heptadon zur Süchtigkeit führt, und zwar nicht nur, wie man zunächst annahm, bei jenen

Menschen, die bereits einmal morphiumsüchtig waren, sondern auch in Art einer primären Süchtigkeit. Das läßt sich schon aus der Tatsache entnehmen, daß im Jahre 1949 in Oesterreich 41 kg Morphium verbraucht wurden, also zu einem Zeitpunkt, zu dem Heptadon noch nicht im Handel war. Im Jahre 1953 betrug der Verbrauch an Morphium 29 kg, der an Heptadon 16 kg.

Die körperlichen Abstinenzerscheinungen des Heptadons sind in der Regel geringer als die des Morphiums, dauern jedoch dafür länger an. Die psychischen Abstinenzerscheinungen und die durch das Suchtmittel eingeleitete Depravation unterscheiden sich jedoch in keiner Weise von denen des Morphiums. Die Tatsache, daß die Abstinenzerscheinungen beim Heptadon sehr gering sind, gestaltet den Nachweis einer Heptadonsüchtigkeit unter Umständen sehr schwierig. Hier hat die Papierchromatographie neue Nachweismöglichkeiten eröffnet, die zuerst von J a t z k e w i t z im Harn und dann von S c h i n k o an der Wiener Klinik in noch geringeren Mengen im Serum (1 bis 3 γ) durchgeführt wurden. Diese Methode ist deshalb so wichtig, weil Aerzte häufig zu den Heptadonsüchtigen gehören und, wie wir noch besprechen werden, eine besondere Gefahr als potentielle „Infektionsherde" darstellen, so daß die Entlarvung eines Süchtigen von äußerster Wichtigkeit für die Volksgesundheit ist.

Ein weiteres bedeutungsvolles Suchtmittel ist das Kokain, das in der Regel geschnupft wird, während das Morphium meist in Injektionsform verabreicht wird. Während die Morphinisten, wie erwähnt, in drei Gruppen zerfallen, nämlich in die Psychopathen, in die Neurotiker und schließlich in jene Menschen, die ein schweres chronisches Leiden haben, sind die Kokainisten ausschließlich Psychopathen. Gewöhnlich handelt es sich um Menschen, die einem Nachtberuf nachgehen. Nicht so selten werden daher Künstler, Kellner, Bardamen unter den Kokainisten angetroffen. Das Mittel hat zunächst einmal die Wirkung, den Betreffenden über die Ermüdung hinwegzuhelfen. Sie fühlen sich frisch und das Kokain verleiht ihnen auch das Gefühl einer gewissen eigenartigen Freiheit. Dieses Mittel hat ganz spezifische Wirkungen auf das Gehirn: die Patienten fühlen sich erhaben und stark, Raum und Zeit spielen keine Rolle und halluzinatorische Erlebnisse angenehmer Gefühlstönung kommen bei den ersten Versuchen mit diesem Mittel häufig vor. In späterer Zeit treten jedoch nicht selten Halluzinationen anderer Art auf, die meist mit Verfolgungsideen und Angst einhergehen. Die Patienten haben dabei manchmal das Gefühl, als ob außerhalb ihres Gesichtsfeldes Verfolger sich befänden, die sie zwar nicht sehen können, von denen sie aber doch wissen, daß sie da sind. Man nennt dieses eigenartige Phänomen extracampine Halluzinationen. Die starke Angst, mit der sie verbunden sind, führt nicht so selten zu Selbstmordversuchen. Entsprechend der Art der Applikation treten bei Kokainisten häufig Defekte im Septum nasi auf, die durch die ständige Anästhesie der Schleimhaut hervorgerufen werden. Während bei der Kokainsucht auch wieder körperliche Abstinenzerscheinungen fehlen, sind die psychischen Abstinenzerscheinungen besonders langdauernd und heftig. Die Charakterveränderung, die durch die Kokainsucht hervorgerufen wird, ist eine außerordentlich eingreifende, da, wie gesagt, diese Patienten von Haus aus sämtlich Psychopathen sind und die mit der Sucht einhergehende Depravation die Enthemmung ihrer aggressiven Tendenzen fördert.

Es wurde wiederholt die Frage aufgeworfen, ob der Kokainmißbrauch zur Perversion führen könne, da man bei Kokainisten sehr häufig homosexuelle Perversionen beobachtet hat. Unserer Meinung nach liegen die Verhältnisse nicht so, daß der Kokainrausch zur Perversion führt. Man muß sich vielmehr vergegenwärtigen, daß es sich bei den Kokainisten eben um Psychopathen handelt, und daß diese erfahrungsgemäß recht häufig polymorph pervers sind. Wie der Psychopath in seiner Gesamtheit unreif ist, so hat auch seine Sexualität die Zeichen der Unreifheit, da sie nicht die definitive Reife der Heterosexualität erreicht. Die allgemeine Depravation unter Kokaineinwirkung bewirkt dagegen, daß jene wenig tragfähige Bindung zur Heterosexualität fallen gelassen wird und einer durchaus nicht differenzierten Perversion Platz gemacht wird.

Aehnlich wie das Kokain wirkt auch das Heroin. Recht häufig wird die Heroinsucht durch das Rauchen von Marihuanazigaretten eingeleitet. Letztere enthalten ein Suchtgift des indischen Hanfes, das merkwürdigerweise den Wunsch nach Suchtmitteln stärkerer Wirkung erweckt. Deshalb ist die Marihuanasucht nicht selten von Heroinsucht gefolgt. Die depravierende Wirkung des Heroins übertrifft die des Kokains noch bei weitem. Da es jedoch injiziert wird, ist es infolge dieser umständlicheren Applikationsmethode vielleicht etwas weniger gefährlich als das Kokain selbst.

Wie bereits erwähnt, bleiben Suchtmittel in der Regel auf eine kleine Gruppe von Menschen, die dem Mißbrauch frönen, beschränkt. Da es sich jedoch hier meist um Psychopathen oder Neurotiker mit schweren Minderwertigkeitsgefühlen handelt, ist verständlich, daß unter diesen Personen die Tendenz herrscht, andere Menschen zur Süchtigkeit zu verführen, um sie auf ihr eigenes Niveau herunterzuziehen. Infolge dieser Tatsache sind speziell süchtige Aerzte außerordentlich gefährlich, selbst wenn sie auf anderen Gebieten wirklich gewissenhaft arbeiten. Sie sind nämlich sehr leicht in der Lage, Menschen, die sich ihrer Obhut anvertrauen, mit ihrer Sucht anzustecken. Das gleiche gilt selbstverständlich auch für süchtige Apotheker.

Die Erträglichkeitsgrenze des normalen Menschen für Schicksalsschläge oder, allgemeiner gesagt, für das Ertragen von inneren Spannungen ist ungeheuer weit gespannt. Der Normale, der keinen Sprung in seiner Persönlichkeitsstruktur aufweist, den das Leben nur notdürftig gekittet hat, ist imstande, über jede Schwierigkeit hinwegzukommen. Psychopathen und Neurotiker aber, die solche Sprünge in ihrer Persönlichkeit aufweisen, werden — aus den schon besprochenen Gründen — die Triebspannungen, die sich durch ein Leiden ergeben, nur schwer aushalten. Es ist nun interessant, die Gründe dafür zu untersuchen, warum eine Sucht lange Zeit auf einen kleinen Kreis von Menschen beschränkt bleibt und plötzlich eine große Zahl von Personen einer bestimmten Kategorie befällt. In der Regel wirken äußere Faktoren hier auslösend. Meist handelt es sich dabei darum, daß ein Händlerring seine Geschäfte auf ein bisher freies Gebiet ausdehnt und nun versucht, namentlich die Jugendlichen in den Bereich der Süchtigkeit einzubeziehen. Junge Menschen haben ja immer Schwierigkeiten, und es ist klar, daß eine ungefestigte Persönlichkeit, die mit der Sexualität und anderen Triebfaktoren und deren sozialer Anpassung nicht fertig werden kann, anfällig für ein Suchtmittel ist. Kommen Jugendliche unter die Einwirkung eines solchen Suchtmittels, so verfallen sie relativ leicht in jene Euphorie, die durch den Wegfall innerer Spannungen bedingt ist. Der Durchbruch der Forderungen des Ueberichs führt nun aber wiederum zu Schuldgefühlen, die neuerlich zu einer Spannungserhöhung Anlaß geben. Jedoch können auch innere Beweggründe dazu führen, daß auf einmal eine größere Gruppe von Menschen im Sinne einer neurotischen Reaktion süchtig wird. Sucht bedeutet ja immer Abkehr von der Realität und Eingehen

in eine Traumwelt. Eine in ihren Lebenshoffnungen enttäuschte Jugend ist daher äußerst gefährdet, einer Sucht
zu verfallen. Der Wegfall eines geordneten Familienlebens
schafft, wie Sie gesehen haben, Psychopathen und Neurotiker. Gleichzeitig verlieren aber die Menschen jenen Halt,
der notwendig ist, um zu einer normalen Wunschbefriedigung zu gelangen. Wo eine solche versagt ist, tritt das
Traumleben an deren Stelle mit all seinen negativen und
positiven Seiten. Treffen also beide Bedingungen ein, nämlich die leichtere Beschaffungsmöglichkeit des Suchtmittels
als äußerer Faktor und die gesellschaftliche Unordnung,
wie sie nach Kriegen zustande kommt, dann kann die endemische Sucht zur Epidemie werden. Ein solches Ereignis
wurde kürzlich aus Frankreich berichtet, wo plötzlich das
noch später zu besprechende Pervitin, unter Schülern ausgestreut, zu einer Suchtepidemie führte. Wir müssen also
daran festhalten, daß jeder Süchtige eine potentielle Infektionsquelle darstellt und daß eine im Hinblick auf die
Zahl der Süchtigen harmlos erscheinende Sucht über Nacht
zur Volksseuche werden kann.

Was die Therapie der Süchtigkeit angeht, so stehen
wir heute auf dem Standpunkt, daß jedes Suchtmittel sofort entzogen werden muß, gleichgültig, ob es zu körperlichen und psychischen oder nur psychischen Abstinenzerscheinungen führt. Um die körperlichen Abstinenzerscheinungen zu verhindern, kann man den Patienten für einige
Zeit in einen Largactilschlaf versetzen. Wenn er aus diesem erwacht, hat er allerdings immer noch das psychische
Verlangen nach dem Suchtmittel. Gewöhnlich hält auch die
Schlaflosigkeit noch an, die an sich immer die Gefahr eines
Rückfalles in sich trägt. Die Schlafkur mit Barbituraten
sowie die Insulinbehandlung haben wir völlig aufgegeben.
Es ist klar, daß eine solche Entwöhnungskur nur in einer
geschlossenen Anstalt gemacht werden kann: Da es im
Wesen des Psychopathen, und um solche handelt es sich
ja meist, aber auch des Neurotikers gelegen ist, sich selbst
zu schädigen, wird er immer wieder versuchen, Suchtmittel
in die häufig sogar freiwillig eingeleitete Entziehung einzuschmuggeln. Es ist sinnlos, Süchtige zu entlassen, ehe
man versucht hat, das Grundleiden zu bekämpfen. In dieser
Hinsicht haben die Neurotiker und diejenigen Süchtigen,
bei denen nur die Gewohnheit eine Rolle spielt, wesentlich bessere Chancen als die Psychopathen. Vielleicht gibt
aber die früher erläuterte dynamische Auffassung von der
Psychopathie bei entsprechender Applikation auf den The-

rapievorgang eine gewisse Heilungsaussicht, wenn diese auch bisher noch nicht allzu groß ist.

Von praktisch viel größerer Wichtigkeit als die erwähnten Suchtmittel ist jedoch die Schlafmittelsucht. Die Schlafmittel stehen in Hinsicht auf Medikamentenmißbrauch nach den Abführ- und Kopfschmerzmitteln an dritter Stelle. Sicher ist der Schlafmittelmißbrauch äußerst gefährlich, wenn Sie bedenken, daß 27% aller männlichen und 36·9% aller weiblichen Selbstmordversuche mit Schlafmitteln durchgeführt werden.

Warum werden Menschen nun schlafmittelsüchtig? Die Frage läßt sich eher beantworten, wenn man sie folgendermaßen formuliert: Warum werden Menschen schlaflos und warum stellt die Schlaflosigkeit einen so drückenden Zustand dar? Viele dieser Personen haben in ihrer Jugend Nächte durchgetanzt, und es war ihnen damals sicher nicht leid, keinen Schlaf gefunden zu haben. Um die Schlaflosigkeit zu verstehen, müssen wir uns erst der Physiologie des Schlafes zuwenden. Economo hat ein Schlafsteuerungszentrum in der Mautnerschen Region im hinteren Anteil des Hypothalamus angenommen. Er dachte an ein Wachzentrum im oralen und ein Schlafzentrum im kaudalen Anteil dieser Gegend. Diese Annahme beruhte auf Befunden, die er bei der europäischen Schlafkrankheit erheben konnte. Wir wissen heute, daß der Schlafregulierungsapparat wesentlich komplizierter ist, daß jedoch die Mautnersche Region tatsächlich im Rahmen desselben eine große Rolle spielt. Mit Economo müssen wir annehmen, daß es zwei Arten des Schlafes gibt: die eine ist der Körperschlaf, der offenbar durch Ermüdungsstoffe, die im Körper entstehen, herbeigeführt wird, die andere ist der sogenannte Hirnschlaf. Bei diesem handelt es sich im wesentlichen um einen bedingten Reflex: zu bestimmter Zeit werden wir müde, ein gewisses Zeremoniell, das wir mit den Tieren gemeinsam haben, leitet unseren Schlaf ein. Nicht immer erfolgte der Schlaf des Menschen in der Nacht. Durch viele tausende Jahre hat sicherlich der Mensch, ein so schwaches Lebewesen, es nicht gewagt, während des Tages seine Höhle zu verlassen. Nur im Dunkel der Nacht konnte er durch seinen überlegenen Verstand seinen Gegnern zu Leibe rücken. Der Mensch von heute schläft gewöhnlich in der Nacht und das Abdunkeln des Raumes ist für ihn ein Signal zum Einschlafen. Das Einschlafen selbst ist jedoch ein aktiver Vorgang. Wir beschließen, durch bedingte Signale vielleicht oder durch Ermüdungsstoffe veranlaßt, den Schlafapparat in Bewegung zu setzen. Unsere Impulse gelangen über den dorsomedialen Anteil des Thalamus zum Hypothalamus. Im dorsomedialen Thalamusanteil wird der Schlaf mit einer affektiven Note versehen; wir freuen uns auf den Schlaf und räkeln uns müde im Bett. Vom hinteren Anteil des Hypothalamus ziehen Impulse zum tektoretikulären System und zum System der konjugierten Blickbewegung. Im Moment des Einschlafens und den mit dem Einschlafen verbundenen Augenbewegungen, kommt es zur völligen Inaktivierung des tektoretikulären Systems. Der Tonus des Körpers geht verloren und wir liegen während des Schlafes völlig atonisch im Bett. Durch die Impulse zu den Okulomotoriuskernen werden unsere Augen in die Höhe gehoben und leicht divergent gestellt. Dadurch gelingt die Fusion unseres Weltbildes nicht mehr. In diesem Moment schalten wir vom Sympathicus, der mehr oder minder unser Wachbewußtsein beherrscht, auf den Parasympathicus der Schlaffunktion um. Schon vorher haben wir über den Weg des N. caudatus und Putamen Impulse zum Thalamus gesandt, die zur Blockierung aller thalamischen Relaisstationen führen. Während wir also noch jene Wälzbewegungen, die oft unser Einschlafen charakterisieren, gemacht haben, ist der Großteil aller Außenreize auf dem Weg zum Cortex blockiert worden. Unser Cortex ist aber, was seine Entladungen betrifft, von den Impulsen der Peripherie abhängig. Fehlen diese, so kommt es zu völligen Dysrhythmie. Tiefe Impulse schlagen durch und jene langsamen Entladungen, die den Schlaf charakterisieren, können dann im EEG. registriert werden. Gleichzeitig aber wird im hinteren Anteil des Hypothalmus auf die Verbindung Corpus mamillare — N. amygdalae — Temporallappen umgeschaltet und statt des Wacherlebens des Isocortex tritt nun das Traumerleben des Allocortex in Aktion.

Sie sehen also, daß der Schlafapparat ungeheuer kompliziert ist und daher an vielen Stellen gestört sein kann. Zunächst einmal kann eine Störung dadurch eintreten, daß zu wenig Ermüdungsstoff im Körper vorhanden ist. So wird Untätigkeit häufig mit Schlaflosigkeit beantwortet. Wir wissen auch, daß Bewegung unter Umständen normalen Schlaf herbeiführen kann. Es kann ferner sein, daß tatsächlich eine organische Schädigung der hypothalamischen Kerne vorliegt, wie das bei der Encephalitis lethargica der Fall ist. Dann entstehen entweder Schlafsucht, Schlaflosigkeit, Umkehr der Schlafkurve oder narkoleptische Anfälle. Es kann sein, daß die Affekte, die mit dem Thalamus in Verbindung stehen, so stark sind, daß eine Abstellung der thalamischen Relaisstationen nicht erfolgen kann. Ferner ist es möglich, daß die sympathische Erregung eine solche Stärke aufweist, daß der im Schlaf überwiegende Parasympathicus sich nicht durchsetzen kann. Nun bedeutet aber der Schlaf die Möglichkeit, durch parasympathische Sparreaktionen die Stoffwechselvorräte, die durch den Sympathicus während des Tages verbraucht werden, zu ergänzen. Wir kommen daher körperlich herunter, wenn wir nicht schlafen. Des weiteren kann durch Aenderung der Signale die ganze Kette der den Schlaf auslösenden bedingten Reflexes gestört sein. So können z. B. Menschen, die in das Gebiet der Mitternachtssonne gelangen, oft lange Zeit nicht schlafen. Eine Berufsänderung, die mit einer Aenderung der Schlafzeiten einhergeht, kann ebenfalls zur Schlaflosigkeit führen.

Schlaflosigkeit bedeutet jedoch auch das Fehlen des Traumes. Nach Freud ist der Traum ja recht häufig der vergebliche Versuch, in Form verkleideter Figuren oder Symbole Dinge wieder zu erleben und abzureagieren, die verdrängt wurden und die versuchen, aus der Tiefe des Unbewußten aufzusteigen, wodurch sie aber die Gefahr einer Zersprengung des Ich heraufbeschwören. Der Traum ist also als Versuch anzusehen, das seelische Gleichgewicht zu erhalten. Jedenfalls ist der Traum aber ein Wächter des Schlafes, indem er störende Momente der Umwelt in sich einbaut und dadurch verhindert, als Weckreiz zu wirken. Beim Einschlafen steigen aber auch jene verdrängten Impulse auf, die später in verstärkter Weise unsere Traumwelt formen. Diese schlaferhaltende Wirkung des Traumes auch unserem, aus dem Unbewußten aufsteigenden, Material gegenüber gelingt jedoch nur dann, wenn sich die Aggressionen und Aengste des Unbewußten in gewissen Grenzen halten. Sind sie zu stark, dann kann sich der betreffende Mensch auch diese verminderte und verkleidete Form der Entladung nicht erlauben. In dem Moment, wo er einschläft, werden auf einmal Angst und Aggressionen aktiviert und treiben ihn aus dem Schlaf. Er wird also einschlafen, aufwachen, wieder einschlafen und wieder aufwachen. Solche psychische Faktoren können also das Einschlafen verhindern. Wenn sie nicht stark genug sind, werden sie in den schlafrettenden Mechanismus des Traumes einverleibt. Diesen beschrieb Pötzl an Hand eines Erlebnisses mit seiner alten Mutter: Er weiß, daß sie etwas kränklich ist und beugt sich besorgt über ihr Bett. Sie wendet ihren Kopf der Taschenlampe des Sohnes zu. Schon glaubt er, daß sie aufwacht, sie schläft aber weiter und berichtet am nächsten Tag über einen Traum, in dem sie in der Richtung eines Lichtstrahles durch einen langen Gang gewandert sei. Wenn aber der Traum Inhalte zutage fördert, die selbst im Schlaf unerträglich sind, dann muß sich die Persönlichkeit aus dem Schlaf wachrütteln. In diesen Fällen haben wir es mit dem sogenannten Aufwachen zur grauen Stunde zu tun, worunter man das vorzeitige Aufwachen am frühen Morgen versteht.

Sorgen und Hast des Alltags können sogar die Schlafkurve in ihrer Gesamtheit ändern. So konnte gezeigt werden, daß die Landbevölkerung eine Schlafkurve aufweist, bei der der tiefste Schlaf zwischen 12 und 2 Uhr gelegen ist und die gegen Morgen immer seichter wird. Der Großstädter hingegen zeigt zwei Höhepunkte der Schlaftiefe: einen unmittelbar nach dem Einschlafen zwischen 11 und 1 Uhr und einen zweiten, der vor dem Erwachen gelegen ist. Daher ist es verständlich, daß die zweite Gruppe nur mühselig aus dem Schlaf erwacht und dann noch eine Zeitlang sehr verschlafen ist.

Schließlich können wir den Schlafmechanismus auch dadurch stören, daß wir einfach nicht einschlafen wollen.

Wenn wir also zusammenfassen, so können wir sagen, daß wir nicht schlafen, weil der Schlafapparat in unserem Gehirn entweder durch körperliche Veränderungen gestört ist oder weil er nicht entsprechend erregt ist. Solche Erregungsstörungen können wieder psychischer oder körperlicher Natur sein. Wir brauchen den Schlaf aber, um mit der körperlichen Erschöpfung und der psychischen Belastung fertig zu werden. Es ist daher klar, daß wir zum Schlafmittel greifen müssen, falls es uns nicht gelingt, durch Aenderung der Lebensführung bzw. durch Herbeiführung eines emotionellen Gleichgewichtes normal schlaffähig zu werden. Sicherlich wird ein Schlafmittel in solchen Fällen eine gewisse Beruhigung bringen. Da jedoch zu den Schlaflosen vor allem jene Menschen gehören, bei denen die Spannungen außerordentlich groß sind, bzw. die nicht fähig sind, Spannungen zu ertragen, so werden wir verstehen, daß der momentane Wegfall innerer Spannungen keineswegs die Lösung der zugrunde liegenden Konflikte bedeuten kann. Die betreffenden Patienten werden daher gezwungen sein, immer mehr Schlafmittel zu nehmen, die Spannung wird sich immer mehr stauen, die Dosen immer größer werden, bis schließlich die körperlichen Symptome der chronischen Schlafmittelsucht auftreten. K a u d e r s und ich konnten zeigen, daß es bei Barbitursäurevergiftungen zu Blutungen und Degenerationsherden im Hirnstamm kommt.

Dadurch leidet die Ernährung des Gehirns in ähnlicher Weise, wie z. B. bei Boxern, bei denen sich in gleicher Lokalisation traumatische Veränderungen finden. Hauptleidtragender dieser Stoffwechsel- und Zirkulationsstörungen ist das Stirnhirn, und dementsprechend entwickeln sich so pseudoparalytische Zustandsbilder, die gleichzeitig auch zerebellare Zeichen zeigen, da auch die Purkinje-Zellen des Kleinhirns in Mitleidenschaft gezogen werden. Im Hinblick auf die organische Schädigung hat sich die häufig zu beobachtende Kombination von Schlafmitteln, Alkohol und Analgeticis als besonders gefährlich erwiesen.

Man unterscheidet zwei Arten von Schlafmitteln, die wir im Sinne Picks nach dem Angriffspunkt trennen wollen, wenn auch diese Trennung nach neueren Forschungen nicht mehr so scharf durchführbar ist, wie man es früher annahm. Es handelt sich einerseits um die Barbiturate, die direkt am Schlafregulierungsapparat angreifen, und um die Aldehyde, deren Angriffspunkt in der Großhirnrinde selbst liegt. Dementsprechend werden also Stoffe der Aldehydreihe leichter bei Einschlafstörungen wirken, während die Barbitursäureapparate einen tieferen Schlaf herbeiführen. Die Aldehyde, von denen insbesondere der Paraldehyd Bedeutung hat, können, wenn sie längere Zeit genommen werden, zu Veränderungen führen, die Delirium tremens-artige Zustandsbilder hervorrufen.

In letzter Zeit sind das Largactil und Serpasil auch als Schlafmittel verwendet worden. Es handelt sich bei deren Wirkung offenbar um die Auslösung einer Kettenreaktion durch Blockierung des vegetativen Nervensystems, wodurch eine schlafmachende Wirkung erzielt wird. Auch Muskelrelaxantien können dadurch, daß sie eine Entspannung der Muskulatur herbeiführen, die beim Schlaf durch Ausschaltung des tektoretikulären Systems bedingt ist, schlafmachend wirken. Die schlafmachende Wirkung der Antihistamine ist noch nicht geklärt.

Der Grundprozeß, der zur Schlaflosigkeit führt, bei dem es sich, wie Sie gesehen haben, in der Regel um Neurosen handelt, enthält aber oft in sich auch die Tendenz zur Selbstzerstörung. Die Enthemmung, die durch den Wegfall der Kontrolle des Cortex unter der schlafmachenden Einwirkung des Medikamentes erfolgt, macht nicht so selten diese selbstzerstörenden Tendenzen manifest. So entwickeln sich jene Zustandsbilder, bei denen es immer unklar bleibt, ob es sich um ein vermehrtes Einnehmen von Schlafmitteln handelt, um wirklich nur einen guten Schlaf herbeizuführen, oder aber um einen Suizidversuch. Bei Berücksichtigung der tiefenpsychologischen Grundlagen des Schlafmittelmißbrauches liegt meist beides vor: Die inneren Spannungen drängen auf Entladung. Diese wird entweder vorübergehend im Schlaf oder dauernd in dessen Vetter, dem Tod, gesucht.

Die Entwöhnung vom Schlafmittel gestaltet sich deshalb so außerordentlich schwierig, weil der Schlafregulierungsapparat so kompliziert aufgebaut ist und der Schlaf, im Gegensatz zu der vom Rauschgift gewünschten Euphorie als physiologischer Mechanismus von Körper und Geist angestrebt wird.

Außerdem sind Schlafmittel sozial toleriert, während der Gebrauch von Suchtmitteln den Süchtigen gleichsam aus der Gesellschaft ausschließt. Ein Schlafmittelsüchtiger erscheint sozial akzeptabel, ebenso wie eine milde Form des Alkoholismus akzeptiert wird. Der Süchtige ist ein gehetztes Freiwild, das seine Sucht verbergen muß, während die Tolerierung des Schlafmittelmißbrauches diesen so gefährlich werden läßt. Auch die Schlafmittelsucht ist ein Symptom, das verschiedenste Ursachen, haben kann, wenn wir auch die Neurose in erster Linie nennen müssen. Ehe man auf die Grundkrankheit eingehen kann, muß man versuchen, die Sucht zu durchbrechen. Dies kann durch diatetische Maßnahmen, durch Bäder, durch Hypnose, durch Diathermie des Zwischenhirns gemacht werden. Man kann versuchen, das Schlafmittel durch Antihistaminika und durch Ganglienblocker zu ersetzen, von denen wir allerdings noch nicht wissen, ob nicht auch sie zur Sucht führen können. Nie darf man aber übersehen, das Grundleiden zu beseitigen, das entweder in einer körperlichen Erkrankung, in der großen Mehrzahl der Fälle aber in einer Neurose oder aber auch in einer Psychopathie gelegen ist. In diesem Zusammenhang muß betont werden, daß es viel leichter ist, eine Schlafmittelsucht zu verhindern, als sie zu bekämpfen. Denn durch die lang dauernde Schlafmittelsucht wird die Erregbarkeit des Schlafregulierungsapparates herabgesetzt, die zum Schlaf führenden Signale und Reize müssen stärker sein, um die entsprechende Wirkung zu erzielen. In der Regel verordnet der Arzt so leicht Schlafmittel, weil er kaum die nötige Zeit hat, mit dem Patienten über die Gründe seiner Schlaflosigkeit zu sprechen. Hier liegt jedoch eine große psychohygienische Aufgabe, die nicht übersehen werden darf, wenn der Arzt nicht die Verantwortung auf sich nehmen will, Handlanger einer der gefährlichsten Süchtigkeiten zu werden.

Als letzte Gruppe der suchtmachenden Medikamente sind noch die Weckamine zu besprechen. Hierher gehören das Pervitin (Gerovit), das Benzedrin (Amphetamine), aber auch eine Reihe von Präparaten, die als Abmagerungsmittel im Handel sind, wie das Adipex und Preludin.

Das Pervitin wurde in den Kriegszeiten dort verwendet, wo Flieger in einem Zustand höchster Spannung gehalten werden sollten. Solche Menschen mußten dann oft für diesen Einsatz mit ihrer Gesundheit büßen, obwohl es trotz allem vielen von ihnen gelungen ist, sich vom Pervitin zu befreien. Wenn man sich die Frage stellt, welche von ihnen nicht imstande waren, das Mittel aufzugeben, und der Pervitinsucht verfielen, dann muß man wiederum auf die Persönlichkeit der betreffenden Personen eingehen. Aufgabe der Weckamine ist es ja, nicht nur den Schlaf zu verhindern. Wir haben zeigen können, daß der Schlaf wohl für jedes Individuum notwendig ist, daß aber bei Neurotikern und Psychopathen unter dem Einschlafen psychische Mechanismen auftauchen, die sie gleichsam aus dem Schlaf reißen. Es gibt nun manche Menschen, die bei gewissen neurotischen Reaktionen versuchen, sich vom Schlaf zu befreien. Andere Neurotiker wieder leiden an starken Minderwertigkeitsgefühlen. Es ist ja bekannt, daß zu den Sekundärkonflikten der Neurose recht häufig die Minderwertigkeitsgefühle gehören. Nimmt der Neurotiker die Weckamine, dann scheint sein Gehirn für einige Zeit in den Zustand einer gesteigerten Funktion versetzt zu sein, und diese Sensation befreit ihn von seinen Minderwertigkeitsgefühlen. Wir sehen also unter den Pervitinsüchtigen der Hauptsache nach Neurotiker, die unter schweren Sekundärkonflikten leiden und sich weniger der schlafverhindernden als der gefühlsmäßig leistungssteigernden Wirkung des Mittels bedienen. Allerdings muß betont werden, daß Menschen, die Weckamine zu sich nehmen, zwar das Gefühl höchster Leistung haben, während tatsächlich die ruhige Ueberlegung und die Konzentration unter Pervitineinwirkung leiden. Die Steigerung der Aufmerksamkeit ohne entsprechend ruhige Ueberlegung, die gesteigerte Spannung der Emotionen können des weiteren auch zum Zusammenbruch, bei entsprechend disponierten Individuen vielleicht sogar zu Geisteskrankheiten führen. S o l m s hat die Persönlichkeit einer solchen Frau analysiert, die, um ihren Gatten zu gefallen, immer mehr abmagern wollte und deshalb Adipex nahm. Sie verfiel schließlich in einen schizophrenen Zustand, der unter Schockbehandlung wieder abklang. Es trat danach jedoch ein neuerlicher Rückfall mit Ausgang in ein echtes schizophrenes Zustandsbild ein.

Obwohl das Pervitin, wie erwähnt, weitgehend von bestimmten Neurotikern verwendet wird, gibt es doch auch eine gewisse Gruppe von Psychopathen, die zur Erleichterung ihrer Spannungen und zur Erzielung eines, dem Narzißmus der psychopathischen Persönlichkeit entgegenkommenden, erhöhten Selbstwertgefühles Weckamine zu sich nehmen. Nicht selten findet sich die Kombination von Weckaminen und Barbituraten, wobei die ersteren genommen werden, um die Wirkung der letzteren zu kupieren, so daß sich der Patient in die Lage versetzt, am Morgen wieder arbeiten zu können. Auch bei Weckaminen können wir eine ständig steigende Dosis beobachten.

Wenn wir noch einmal zusammenfassend auf den Mißbrauch aller erwähnten Mittel zurückblicken, so muß man sagen, daß dieser nur aus Betrachtung der Persönlichkeit des Süchtigen verständlich wird. Hier liegt jedoch auch der Schlüssel für die Therapie: Nicht nur der bloße Entzug des Mittels ist anzustreben, sondern auch die Heilung des süchtigen Menschen. Dieser hat um so mehr ein Recht auf das Eingehen auf seine Gesamtpersönlichkeit, als in vielen Fällen das Suchtmittel zunächst vom Arzt selbst verschrieben worden war.

Ich hoffe, Ihnen gezeigt zu haben, daß durch den Mißbrauch der aufgezählten Mittel wohl nicht Neurosen oder Psychopathien entstehen, wie aber doch durch sie der rasche Zusammenbruch eines Neurotikers oder Psychopathen herbeigeführt werden kann. Der Arzt, der eines dieser Mittel verschreibt, soll nicht zum strengen Polizeibüttel werden. Er muß sich aber darüber klar werden, daß die Gewöhnung an eines dieser Mittel eine Gefahr für den Patienten mit sich bringt, die zu einer Belastung der Sozietät führt und asoziale Elemente entstehen läßt. Wer dürfte es da wagen, schuldig zu werden?

Medikamentös bedingte Thrombopenien und ihre Behandlung

Von

E. E. Reimer

Wien

Mit 2 Abbildungen

Der medikamentösen Schädigung der Blutplättchen bzw. ihrer Bildungsstätten im Knochenmark kommt heute aus zwei Gründen eine erhöhte Bedeutung zu. Einerseits hat die seit einem Jahrzehnt in breitem Maße durchgeführte Anwendung von Chemotherapeutika in der Behandlung von malignen Erkrankungen dazu geführt, daß immer häufiger über Schäden der Plättchenbildung und Thrombopenien berichtet wird. Anderseits aber werden immer mehr Heilmittel verzeichnet, die bei längerer oder wiederholter Anwendung eine schädigende Wirkung auf die Blutplättchen ausüben und oft zu schwerer, ja lebensbedrohender Purpura führen können in Fällen, bei denen das Grundleiden als relativ leicht angesehen werden und das angewandte Mittel durchaus durch ein anderes Medikament ersetzt werden kann.

Der Wirkungsmechanismus der medikamentösen Thrombopenie ist heute in seinen Grundzügen vielfach geklärt und läßt, von diesem Standpunkt aus gesehen, folgende Grundeinteilung zu, wobei sich wohl einige unvermeidbare Ueberschneidungen ergeben werden:

1. Schädigung des plättchenbildenden Apparates im Knochenmark durch Zellgifte, Strahlenwirkung usw.

2. Veränderungen am Plättchen selbst, die zur Auslösung eines pathologischen Immunomechanismus bzw. zur Thrombozytenagglutination und Lyse führen. Die Megakaryopoese wird hierbei erst in zweiter Linie betroffen.

Während Zellkerngifte bzw. Antimetaboliten vor 1944 kaum in größerem Rahmen angewendet wurden, war mit der Einführung des Urethan bei Bluterkrankungen durch Haddow und Mitarbeiter eine neue Aera der medikamentösen Therapie eingeleitet worden. Das Urethan gehört zu den zytotoxischen Stoffen, die die Zellteilungsvorgänge vorwiegend der pathologischen Zellen hemmen und deren Wirkung derjenigen von Röntgenstrahlen ähnlich ist. Während beim gesunden Individuum auch bei längerer Anwendung keine wesentliche Knochenmarkschädigung eintritt, kann das pathologische Mark besonders bei Leukämien in eine aplastische Form übergehen, wodurch es auch zur Thrombopenie durch Schädigung der Megakaryopoese kommt. Isolierte Schädigungen der Thrombopoese wurden uns bisher nicht bekannt. Die Urethananwendung bei Leukämien und malignen Tumoren hat in letzter Zeit wegen der schlechten Verträglichkeit und der kurzen Wirkungsdauer wesentlich an Bedeutung verloren, während die Therapie mit Stickstofflost bzw. seinen Derivaten noch immer einen gewissen Platz besonders bei der Lymphogranulombehandlung einnimmt. Dieses Mittel, durch seine zytotoxische und mutogame Wirkung bekannt, führt bei höherer Dosierung in erster Linie zur Schädigung der Granulopoese, in geringerem Ausmaß wird auch die Megakaryopoese betroffen. Außerdem wird die Kapillarpermeabilität stark erhöht, so daß thrombopenische Blutungen zu den nicht seltenen Komplikationen der Stickstofflostbehandlung gehören. Es kann hier keine Richtschnur für die Dosierung gegeben werden, da die zu erwartenden hämatologischen Komplikationen nicht nur von der Dosis, sondern in erster Linie vom Zustand des Knochenmarkes abhängen.

Viel häufiger treten schwere Thrombopenien bei Triäthylenmelamin (TEM) auf, das aus dem Stickstofflost entwickelt wurde und derzeit bei chronischen lymphatischen Leukämien, Lymphogranulomen und Malignomen angewandt wird. TEM wird vorwiegend peroral gegeben und hat eine individuell stark verschiedene, oft erst spät einsetzende, toxische Knochenmarkwirkung auf Granulopoese und Thrombopoese. Bereits bei einer Gesamtmenge von 20 mg kann es auch dort, wo normale Thrombozytenausgangswerte bestanden haben, zu schweren hämorrhagischen Diathesen kommen.

Wenig Einfluß auf die Thrombopoese scheinen das Myleran und Colcemid, ein Demecolcin, zu haben, die heute bei chronischen myeloischen Leukämien angewandt werden (Klima, Moeschlin, Meyer und Lichtmann).

Neben den Zellgiften haben besonders die Antimetaboliten, in erster Linie die Folsäureantagonisten, eine hemmende Wirkung auf die Megakaryopoese. Ihr Hauptanwendungsgebiet ist die akut verlaufende kindliche Leukämie; bereits bei einer Tagesdosis von 1 bis 3 mg kann es nach wenigen Tagen zu Schleimhautulzerationen, Granulo- und Thrombopenie kommen (Schoenbach, Colsky und Greenspan). Beim Erwachsenen haben sich die Folsäureantagonisten als so toxisch erwiesen, daß von ihrer Anwendung abgeraten werden muß.

Ein vieldiskutiertes Problem stellt der Zusammenhang zwischen Keimdrüsen und Blutbildungsstätten, insbesondere denen der Thrombozyten dar, da daraus gewisse Folgerungen bei der Tumorbekämpfung gezogen werden könnten. Eine Hyperfunktion der Ovarien scheint zur Thrombopenie zu führen; bei röntgenkastrierten bzw. operierten Frauen ist die Thrombozytenzahl kaum verändert (Grünberger, Pakesch und Rankl). Im Tierexperiment können hohe Hormondosen auch nach eigenen Untersuchungen zweifellos eine Knochenmarksaplasie bzw. eine schwere Thrombopenie bewirken, so daß bei Behandlung mit hohen Hormondosen unserer Erfahrung nach eine Thrombozytenkontrolle bzw. eine Blutbildkontrolle gefordert werden muß.

Die Anwendung radioaktiver Isotope hat den gleichen Effekt auf die Thrombopoese wie die Röntgenbestrahlung; bei Verabreichung hoher Dosen von im Knochenmark bzw. im Retikulum gespeicherten Isotopen, wie z. B. von radioaktiven Phosphor, kann eine totale Markaplasie hervorgerufen werden. Ganzkörperbestrahlung mit durchdringenden, ionisierenden Strahlen, wie sie in Japan anläßlich der Atombombenexplosionen vorkamen, lösten schwere thrombopenische Blutungen mit erhöhter Kapillarfragilität aus (Cronkite und Mitarbeiter).

Verhältnismäßig zahlreiche Berichte sind in letzter Zeit über Knochenmarkschäden durch die Verabreichung von Goldpräparaten bei chronischen Polyarthritiden bekannt geworden (Suchowsky, Thompson und Mitarbeiter u. a.).

Bei chronischer Anwendung von Butazolidin wird von vielen Autoren eine regelmäßige Blutkontrolle gefordert, da tödliche Blutungen beschrieben wurden (Feldmann und Mitarbeiter).

Hydantoinkörper, wie Mesantoin, sind im Einzelfall stark myelotoxisch und rufen neben Granulopenien auch Thrombopenien hervor (Mannheimer und Mitarbeiter, Pearson und Mitarbeiter).

31 Fälle von aplastischer Anämie hat Hodgkinson bei der Anwendung von Chloramphenicol gesehen,

bei denen die Thrombopenie nur ein Teilsymptom des Gesamtgeschehens war.

Thrombopenien, die durch Zellgifte, Antimetaboliten und ähnliche Stoffe ausgelöst werden, von denen wir nur die gebräuchlichsten anführen konnten, treten fast nie als isolierte Schädigung auf, sondern sind mit einer Beteiligung eines zweiten hämopoetischen Systems, zumeist der Granulopoese, verbunden.

Im Gegensatz dazu sind die sogenannten „allergischen" Thrombopenien, die nach den verschieden-

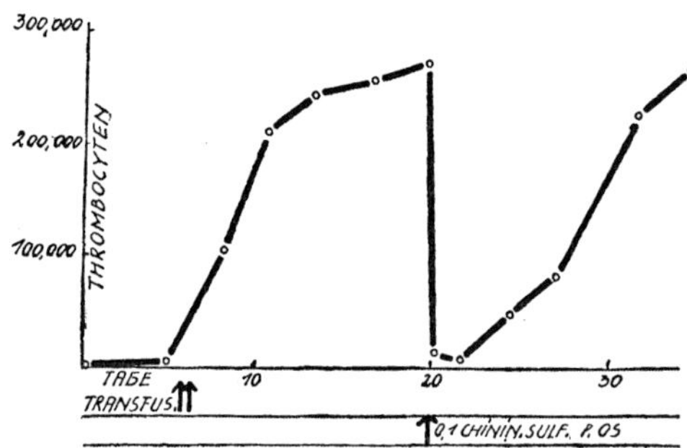

Abb. 1. Thrombopenie durch Chinin

sten Medikamenten auftreten können, nicht nur durch das akute klinische Bild, sondern auch zumeist durch den isolierten Thrombozytenausfall gekennzeichnet.

Das Krankheitsbild charakterisiert hier der akute, oft stürmische Verlauf. Aus vollem Wohlbefinden treten manchmal unter leichtem Fieber Schleimhaut- und Hautblutungen auf. Die Thrombozyten verschwinden fast zur Gänze aus dem peripheren Blut und die Gerinnungszeit, Nachblutungszeit sowie die Kapillarpermeabilitätsprüfungen sind pathologisch. Im Knochenmark ist nur der thrombopoetische Apparat alteriert, die Megakaryozyten sind im akuten Stadium spärlich, nicht plättchenbildend oder nur wenig verändert.

Die klinische Diagnose kann oft erhebliche Schwierigkeiten bieten, da akute Immunothrombopenien durchaus ähnlich verlaufen und erst durch komplizierte Laboratoriumsuntersuchungen, wie Nachweis eines Plasmafaktors bzw. Plättchencoombstest, ausgeschlossen werden können. Für die Diagnose der akuten medikamentösen Thrombopenie ist die Anamnese wohl der einfachste und wichtigste Anhaltspunkt.

Wie schwierig oft die Erhebung der Anamnese ist, zeigt die eigene Erfahrung. Bei einer akuten thrombopenischen Purpura wird eine medikamentöse Noxe vermutet. Nach Angabe der Patientin wurde nur ein Digitalispräparat seit längerer Zeit eingenommen. Erst eingehende Nachforschung ergibt, daß es sich um Wenckebachsche Pillen gehandelt hatte. Dieses Medikament enthält bekanntlich Chinin, das zu den häufigsten Noxen gehört. Ein Versuch mit einer Kleinstdosis, der nach Abklingen der Purpura durchgeführt wurde, hat die Vermutung einer Chininpurpura bestätigt.

Die D i a g n o s e wird durch einen einfachen Test in vivo erhärtet. Voraussetzung ist, daß keine schädigenden Noxen bzw. Medikamente außer den später zu besprechenden Therapeutika (wie z. B. ACTH und Cortison) verabreicht werden. Hat die Thrombozytenzahl annähernd normale Werte erreicht, so wird eine Minimaldosis der vermuteten Noxe parenteral oder peroral zugeführt und die Plättchenzahl in den folgenden Stunden (1, 4, 24 Uhr) gezählt. Der Plättchenabfall erbringt den Beweis (Abb. 1). Daneben können auch noch „in vitro" Versuche zur Abklärung durchgeführt werden, über die später berichtet wird.

Wir kennen heute eine Reihe von Medikamenten, die akute Thrombopenien mit hämorrhagischer Diathese hervorrufen und die Kasuistik dieses Gebietes ist fast unübersehbar. V o g l hat 1935 in Wien als erster an Hand einiger Fälle darauf hingewiesen, daß nach wiederholter Anwendung von Allyl-iso-propyl-azetylcarbamid, einem Schlafmittel, das unter dem Namen Sedormid bekannt wurde, bei gewissen Individuen eine akute thrombopenische Purpura auftritt. Die Sedormidpurpura hatte eine Unzahl von Publikationen zur Folge, die sich mit der Kasuistik, den klinischen Befunden, wie Sternalmark usw., befaßt; erst in den letzten Jahren konnte A c k r o y d den Mechanismus weitgehend aufklären.

Der Pathomechanismus besteht nach den heutigen Anschauungen darin, daß bei individueller Disposition durch Plättchenschädigung ein antigenartiger Plasmafaktor erzeugt wird, der in der γ-Globulinfraktion isoliert werden konnte. Die Allylseitenketten des Medikaments bilden das Zwischenglied zu dem inkompletten Plättchenantikörper und führen zur intravasalen Agglutination bzw. Lyse (Abb. 2). A c k r o y d 1951 hat weiter mit Sedormid beim sensibilisierten Individuum durch lokale Hautapplikation eine erhöhte lokale Gefäßdurchlässigkeit erzeugt und daraus geschlossen, daß auch das Kapillarendothel durch das Medikament alteriert und so das auslösende Moment für das Auftreten einer Purpura geschaffen wird. Auch in „in vitro"-Versuchen kann ein Thrombozytensturz ausgelöst werden, wenn zu Normalblut Serum des Patienten und das Medikament hinzugefügt werden. Innerhalb kurzer Zeit tritt eine Plättchenagglutination und Lyse auf.

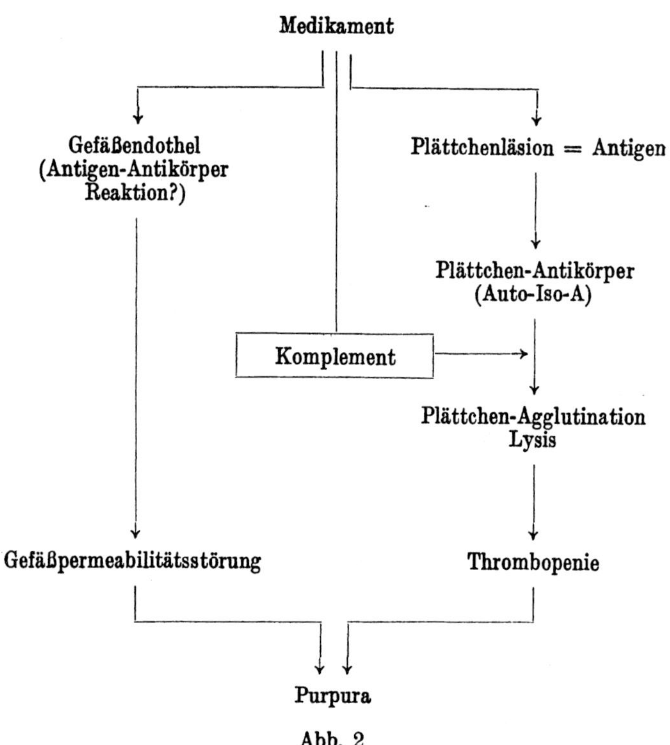

Abb. 2

Während die Sedormidpurpura heute immer mehr an
Bedeutung abnimmt, da das Präparat wegen dieser allgemein bekannten Komplikation kaum mehr verschrieben wird,
treten immer wieder Fälle mit akuter thrombopenischer
Purpura auf, die durch andere Medikamente ausgelöst
wurden.

Der Häufigkeit nach an der Spitze stehen das C h i -
n i d i n und C h i n i n, von beiden Medikamenten sind in
letzter Zeit zahlreiche Fälle bekannt geworden (A c k r o y d,
B i g e l o w und D e s f o r g e s, L a r s o n, eigene Beobachtung und zahlreiche andere Autoren). Es sei hierbei
darauf verwiesen, daß besonders das C h i n i n vielfach
in Kombination mit anderen Medikamenten verabfolgt
wird, so daß erst die eingehende Befragung bzw. der Kon-
trolltest zur Diagnose führt. Besteht eine Chinidinüber-

empfindlichkeit, so ist Chinin nach L a r s o n nicht thrombozytotoxisch.

Auch S u l f o n a m i d e, wie Gantrisin (G e i g e r), Sulfamezathin (B o l t o n und J o u n g) sowie Sulfapyrimidin (eigene Erfahrung) können die Ursache von Blutungen sein.

T u b e r k u l o s t a t i k a, Streptomycin (O p p e n h e i m, Z a m o g i u. a.), Isonikotinsäurehydrazid (W i e s e) und Conteben (R o t h) haben im Einzelfall zur Thrombozytolyse geführt.

Von den Kardiaka ist uns das D i g i t o x i n als Noxe bekannt (B e r g e r, M i e s c h e r und R i t t e r).

Recht problematisch sind die T h i o u r a c i l e für die Krankheitsentwicklung. Durch sie kann sowohl eine zentrale Schädigung als auch ein Immunomechanismus ausgelöst werden (N i c e t, F e w e l l und Mitarbeiter). Aehnliches gilt für A r s e n o b e n z o l e, wie S a l v a r s a n und das bekannte A n t a b u s (L e i b e t s e d e r).

Die T h e r a p i e der medikamentösen Thrombopenien bzw. der Behandlungserfolg hängt in erster Linie von der richtigen Diagnosestellung und auch von der Wirkungsdauer der schädigenden Noxe ab.

Bei den Thrombopenien, die durch eine Einwirkung auf den plättchenbildenden Apparat entstanden sind und bei denen zumeist auch andere Systeme mitbetroffen sind, wird die Schädigung nicht nur von der Wirkungsdauer und Intensität der Noxe, sondern auch weitgehend von dem Zustand des Knochenmarkes vor der Einwirkung abhängen. Hier wird der Geübte aus den Blut- und Knochenmarkbefunden etwas aussagen können.

Bei der Verabreichung von Zellgiften, wie Urethan, Stickstofflost, TEM und ähnlichen Stoffen, ist bei vorgeschädigtem Knochenmark von der Kombinationstherapie mit ACTH bzw. C o r t i s o n in den Fällen, in denen alle anderen therapeutischen Möglichkeiten erschöpft wurden, eine gewisse Schutzwirkung auf die Thrombopoese sowie auf die Gefäßpermeabilität zu erwarten (F e l l i n g e r und Mitarbeiter).

Bei einer lymphatischen Leukämie war es nach wiederholter Röntgenanwendung zu Fieber, Drüsenschwellungen und schwerster thrombopenischer Purpura gekommen. Die Kombinationstherapie von ACTH und Stickstofflost hatte eine mehrmonatige Remission mit Drüsenrückgang und Thrombozytenanstieg zur Folge.

Schwerste Knochenmarkschäden durch Zellgifte und ähnliche Stoffe sind zumeist irreparabel. Passagere Remissionen haben wir mit hochdosierten ACTH- bzw. Cortisonstößen gesehen. Im Einzelfall hat die intrasternale Applikation von Folsäure einen günstigen Effekt auf die Thrombopoese hervorgerufen.

Auch thrombopenische Purpura durch Goldpräparate ist schwer beeinflußbar; hier wurde verschiedentlich zu Versuchen mit BAL geraten (T h o m p s o n und Mitarbeiter u. a.); auch ACTH soll erfolgreich gewesen sein (A b e r und Mitarbeiter, V i r k k u n e n). S a n t l e r berichtet über einen günstigen Erfolg der ACTH-Therapie bei Salvarsanthrombopenie.

Die Beeinflussung der durch Knochenmarkschäden hervorgerufenen Thrombopenie hat verhältnismäßig wenig wirklich erfolgversprechende Möglichkeiten, so daß die A C T H- u n d C o r t i s o n t h e r a p i e eine Bereicherung des therapeutischen Handels darstellt.

Bei den a k u t e n m e d i k a m e n t ö s e n T h r o m - b o p e n i e n ist die wirksamste Therapie das frühzeitige Erkennen der schädigenden Noxe. Ist die Einwirkung nur kurz dauernd, so steigen die Thrombozyten bereits nach wenigen Tagen an. Kommt es in Unkenntnis der schädigenden Noxe zu chronischen Schäden, so wird auch der Knochenmarksapparat tangiert und eine Aplasie der Megakaryopoese ist die Folge.

Voraussetzung jeder Behandlung ist das sofortige und d a u e r n d e Absetzen der Noxe. Die Sensibilisierung kann im Einzelfall nach A c k r o y d und unseren eigenen Erfahrungen bis zu 10 Jahren zurückliegend nachgewiesen werden, sie wird durch Cortison oder ACTH abgeschwächt, aber nie völlig zum Verschwinden gebracht (eigene Erfahrungen).

Im a k u t e n t h r o m b o p e n i s c h e n Stadium ist nach kurz dauernder Einwirkung der Noxe der Thrombozytenanstieg schon nach 24 Stunden bis einigen Tagen zu erwarten. Bluttransfusionen, hochdosierte Ascorbinate fördern die Remission. In den letzten Jahren sind überraschende Erfolge mit der Hormontherapie (Cortison-ACTH) erzielt worden, über die hierzulande K e i b l und wir selbst berichtet haben. Nicht nur die Plättchenzahl normalisiert sich rascher, sondern auch die kapillarabdichtende Wirkung führt zum raschen Verschwinden der Purpuramanifestationen. Die Splenektomie stellt bei diesen Formen eine Kontraindikation dar (D a m e s h e k und S t e f a n i n i).

Von größerer Bedeutung ist die Hormontherapie bei c h r o n i s c h e r t h r o m b o p e n i s c h e r P u r p u r a, die in Unkenntnis der schädigenden Noxe durch eine schwere Störung der Megakaryopoese ausgelöst worden war. Wenn hier auch nur zum Teil passagere Erfolge erzielt werden, so kommt es dennoch zu einem wesentlichen Rückgang der Blutungsneigung.

Die Behandlung der akuten allergischen Thrombopenie stellt heute kein therapeutisches Problem mehr dar, vorausgesetzt, daß die Kenntnis der Noxe vor chronischen Schäden bewahrt. Es sollte Allgemeingut werden, in allen Fällen akut auftretender Thrombopenien, besonders im höheren Alter, immer an die Möglichkeit medikamentöser Schädigungen zu denken.

Literatur: Aber, Chandler und Hartfall: Brit. med. J., 1 (1954), S. 1. — Ackroyd, J. F.: Amer. J. med., 14 (1953), S. 605. — Berger: J. amer. med. Assoc., 148 (1952), S. 282. — Bigelow, F. S. und Desforges, J. R.: Amer. J. med. Sci., 224 (1952), S. 274. — Bolton und Joung: J. Clin. Pathol., 6 (1953), S. 320. — Cronkite, Jacobs, Brecher und Dillard: Amer. J. Röntg., 67 (1952), S. 796. Feldmann, Cohnen und Hirsch: J. amer. med. Assoc., 154 (1954), S. 1392. — Fellinger, K., Braunsteiner, H., Pakesch, F. und Reimer, E. E.: Wien. klin. Wschr., 32 (1951), S. 572. — Fewell, Engel und Zimmermann: J. amer. med. Assoc., 143 (1950), S. 891. — Geiger: J. amer. med. Assoc., 1219, 1952. — Gilman, A. und McLennan, M. T.: J. amer. med. Assoc., 132 (1946), S. 126. — Goodman, L. S., Wintrobe, M. M., Dameshek, W. und Goodman, M. J.: J. amer. med. Assoc., 132 (1946), S. 126. — Grandjean, L. C.: Act. Med. Scand., 131 (1948), S. 165. — Grünberger, V., Pakesch, F. und Rankl, W.: Wien. klin. Wschr., 63 (1951), S. 525. — Haddow, A. und Sexton, W.: Nature, 157 (1946), S. 500. — Hodgkinson, R.: Lancet, 285, 1954. — Keibl, E.: Wien. klin. Wschr., 24 (1953), S. 503. — Klima, R., Beyreder, J. und Herzog, E.: Wien. klin. Wschr., 66 (1954), S. 682. — Larson, R. K.: Blood, 8 (1953), S. 16. — Leibetseder: Wien. klin. Wschr., 431, 1952. — Mannheimer, E., Pakesch, F., Reimer, E. E. und Vetter, H.: Med. Klin., 42 (1952), S. 1397. — Miescher und Ritter: Int. Arch. Allergy Appl., 4 (1953), S. 253. — Moeschlin: Schweiz. med. Wschr., I (1949), S. 119. — Moeschlin, Meyer und Lichtmann: Schweiz. med. Wschr., 83 (1953), S. 990. — Nicet: Science, 115 (1952), S. 299. — Paterson, E., Haddow, A., Ap. Thomas, I. und Watkinson, J. M.: Lancet, 250 (1946), S. 677. — Pearson, Peck und Livingston: Bull. J. Hopkins Hosp., 91 (1952), S. 341. — Philips, F. S. und Thiersch, J. B.: J. Pharmacol. Exper. Therap., 100 (1950), S. 398. — Pribilla, W. und Stollberg, G.: Münch. med. Wschr., 41 (1954), S. 1198. — Reimer, E. E.: Fellinger:

Fortschritte I. Urban & Schwarzenberg. 1950. — D e r s e l b e : Fellinger: Klin. Fortschritte II. 1955. — D e r s e l b e : Wien. klin. Wschr., 40, 1948. Sitzungsbericht d. Ges. d. Aerzte. — D e r - s e l b e : Wien. klin. Wschr., 79, 1955. Sitzungsbericht d. Ges. d. Aerzte. — R o t h : Tuberkulosearzt, 4 (1950), S. 437. — S a n t - l e r , R.: Münch. med. Wschr., 38 (1953), S. 1034. — S c h o e n - b a c h , E. B., C o l s k y , J. und G r e n s p a n , E. M.: Cancer, 5 (1952), S. 1201. — S t e f a n i n i und D a m e s h e k : The he- morrhagic Disorders, Grune u. Stratton N. Y. und London, 1955. — S u c h o w s k y : Aerztl. Wschr., 751, 1952. — T h o m p s o n , S i n c l a i r und D u t h i e : Brit. med. J., 1 (1954), S. 899. — V i r k k u n e n , M.: A. M. A. Arch. Int. Med., 90 (1952), S. 580. — V o g l , R.: Wien. klin. Wschr., 2 (1935), S. 908. — W a g - n e r , K.: Wien. klin. Wschr., 50 (1954), S. 1002. — W i e s e : Der Tuberkulosearzt, 7 (1953), S. 597. — Z a m o n i : Progr. med. Napoli, 10 (1954), S. 583.

Zum Problem der medikamentös bedingten Leukopenie

Von

H. Dittrich

Wien

Die Beschäftigung mit Problemen der Verminderung der Leukozytenzahl als Folge einer medikamentösen Schädigung zeigt sehr schnell, daß es vor Beginn jeder weiteren Erörterung notwendig ist, den Begriff der Leukopenie einer allgemeinen Definition zuzuführen. Diese Feststellung mag im ersten Augenblick wohl banal, wenn nicht sogar überflüssig erscheinen, aber ein eingehenderes Studium zeigt, wie sehr es berechtigt ist, die Frage aufzuwerfen, was wir eigentlich unter einer normalen bzw. verminderten Leukozytenzahl zu verstehen haben.

Aeltere und selbst neuere Lehrbücher führen bekanntlich meist Normalzahlen von 6000 bis 8000 Leukozyten im Kubikmillimeter an. Zwar wird manchmal noch hinzugefügt, daß die Zahlen in den letzten ein bis zwei Jahrzehnten etwas abgesunken seien, aber eine genaue Erörterung unterbleibt meistens. Wir stehen an der Abteilung meines Chefs wohl auf dem Standpunkt einer ausgesprochen klinischen Betrachtungsweise der Medizin, wie sie immer ein Vorzug der Wiener Schule gewesen ist, und messen daher reinen Zahlenbegriffen keine allzu übertriebene Bedeutung bei. Trotzdem erschien es uns notwendig und lohnend, dem Verhalten der normalen Leukozytenzahlen unsere Aufmerksamkeit zu widmen, bevor an die Besprechung pathologischer Zustände geschritten werden kann.

Sie sehen hier eine Verteilungskurve, wie wir sie an Hand von 2139 Personen feststellen konnten. Das Material wurde im Laufe von mehreren Jahren gesammelt und umfaßt durchwegs Menschen, die teils in unser Krankenhaus, teils in unsere Ambulanz zu allgemeinen Untersuchungen kamen und bei denen kein ernsterer pathologischer Prozeß gefunden werden konnte. Sie sehen, daß die Zahl jener Menschen, deren Leukozytenzahl weit unter den früheren Normen liegt, verhältnismäßig sehr groß ist. Man wird sich also sehr davor hüten müssen, selbst Zahlen zwischen 2000 und 3000, auch dann, wenn sie wiederholt gezählt werden konnten, auf Anhieb als pathologisch zu bezeichnen. Das Ausmaß dieser Veränderungen kommt erst dann richtig zur Geltung, wenn man die Angaben in älteren Arbeiten zum Vergleich heranzieht. So finden sich z. B. in der Kasuistik, die Friedemann und Ekeles bei ihren Arbeiten zur Röntgentherapie der Agranulozytose bringen, Fälle, bei denen schwere Nekrosen bei Leukozytenzahlen in diesem Bereich auftreten. Ein Ereignis, das wir unter diesen Bedingungen heute kaum mehr beobachten.

Der rein methodischen Schwierigkeiten der Leukozytenzählungen sind wir uns dabei selbstverständlich bewußt, es würde jedoch zu weit führen, wollten wir an dieser Stelle all die damit zusammenhängenden Fragen erörtern. Sicherlich ist es aber abwegig, wenn in einer der einschlägigen, allerdings nicht von hämatologischer Seite erfolgten Publikationen erklärt wird, man könnte aus der Leukozytenzählung wohl auf die psychische Situation des Untersuchers, nicht aber auf die tatsächlich vorhandene Zahl der weißen Blutkörperchen schließen. Denken wir diese mathematisch-statistischen Erörterungen bis zur letzten Konsequenz zu Ende, dann können wir unserer Meinung nach nur zu dem Ergebnis kommen, daß wir die Zählung der Leukozyten in der jetzigen Form genauso gut auch völlig aufgeben können. Es haftet diesen theoretischen Erörterungen immer wieder der Fehler an, daß außer acht gelassen wird, daß der Kliniker sich kaum jemals auf einen einzelnen Befund stützen wird, daß die einzelnen Zählungen sich also gegenseitig kontrollieren, und daß außerdem manchmal schon durch die Untersuchung am Krankenbett eine Beurteilung der Wahrscheinlichkeit eines Befundes möglich ist.

Daß es einzelne Medikamente gibt, deren Gebrauch zu einer Verminderung der Zahl der weißen Blutkörperchen führt, ist schon sehr lange bekannt, und das Studium der Literatur zeigt, daß es kaum eine Substanz gibt, bei deren Verabreichung nicht irgendwann einmal ein solches Ereignis in bedrohlicher Form beobachtet werden konnte. Die zunehmende Kenntnis der bei diesem Vorgang zu beobachtenden Knochenmarksveränderungen brachte es mit sich, daß bis vor wenigen Jahren diese Probleme in erster Linie unter dem Blickwinkel der Neubildung der Leukozyten betrachtet wurden. Man glaubte, daß das Medikament primär zu einer Schädigung des Knochenmarkes führt und damit sekundär, durch den mangelnden Nachschub, zu einer Agranulozytose bzw. Leukopenie in der Peripherie.

Eine bedeutende Wandlung dieser Anschauungen ergab sich durch die Einführung immunohämatologischer Arbeitsmethoden. Wohl hatten gerade die Arzneimittelschädigungen des Knochenmarkes mit ihrem häufig akuten, schockartigen Bild schon früher die Annahme nahegelegt, daß diesen Vorgängen Antigen-Antikörperreaktionen zugrunde liegen, und zahlreiche tierexperimentelle Arbeiten unterstützen die Auffassung. Aber erst mit dem endgültigen Nachweis von Leukozyten-Agglutininen, wie er Moeschlin und Wagner mit ihrem vielzitierten Fall einer Pyramidonagranulozytose gelang, setzte eigentlich die breite Bearbeitung dieses Gebietes ein. Eine wesentliche methodische Schwierigkeit ergab sich lediglich daraus, daß es sich häufig um inkomplette Antikörper zu handeln scheint, so daß der Nachweis einer direkt sichtbaren Agglutination in diesen Fällen nicht gelingt. Aber auch hier sind bereits Fortschritte erzielt worden, und es scheint, daß neben dem Finch-Test und anderen Methoden die Antihumanglobulinablenkungsreaktion nach Steffen Gutes zu leisten imstande ist. Die insbesondere von Petrides schon früher vertretene Ansicht, die Knochenmarksschädigung auf medikamentöser Grundlage sei der Ausdruck eines Arthusschen Phänomens an diesem Organ, darf somit als weitgehend erwiesen betrachtet werden. Es teilt sich also das Problem der Verminderung der Leukozytenzahl in der Peripherie einerseits in die Bedeutung der Neubildung, anderseits aber auch in den Einfluß des Abbaues in der Peripherie. Die im Labor festgestellte Zahl ist somit ein Ausdruck des wechselweisen Verhaltens dieser beiden Komponenten und nicht mehr der Knochenmarksfunktion allein.

So bedeutend auch diese immunbiologische Betrachtungsweise der Regulation des weißen Blutbildes ist, darf gerade bei der derzeitigen Entwicklungsrichtung der Medizin die unmittelbare Schädigung des Knochenmarkes durch die zahlreichen zytostatischen und zytotoxischen

Substanzen nicht vernachlässigt werden. Wenn wir die
jetzt gebräuchlichen Präparate mit jenen aus der Nach-
kriegszeit, als diese Therapie auch bei uns einsetzte, vergleichen, ist der Fortschritt unverkennbar. Ob es allerdings jemals gelingen wird, Substanzen zu finden, die
wirklich nur an einer scharf umgrenzten Art von Zellen
angreifen und die anderen unbeeinflußt lassen, erscheint
biologisch immerhin zweifelhaft.

Wir haben somit zwei große, voneinander grundsätzlich verschiedene Gruppen medikamentöser Schädigungen
der Leukozyten zu unterscheiden: die eine, bei der es sich
um Antigen-Antikörperreaktionen handelt, und die andere,
bei der ein Einfluß gegeben ist, der unmittelbar die Le-
benstätigkeit der Zelle einschränkt.

Die Betrachtung wäre aber unvollständig, würden wir
nicht noch ein weiteres Kapitel hinzufügen, dessen Bedeutung allerdings erst allmählich an Umfang zuzunehmen beginnt. Die Hämatologie war ursprünglich eine morphologische Wissenschaft, und so wurde lange Zeit die funktionelle Leistung insbesondere der Leukozyten relativ wenig
beachtet. Als jedoch S a n d k ü h l e r vor einigen Jahren
den ersten Fall einer sogenannten „funktionellen Agranulozytose" beschrieb, ergaben sich sehr wesentliche Aspekte.
Es handelte sich damals um eine Patientin, die bei normaler Leukozytenzahl und normaler Zusammensetzung des
peripheren Blutbildes die klinischen Zeichen einer Agranulozytose bot. Damit war der klinische Beweis dafür er-
bracht, daß die Zahl der Leukozyten allein nicht entscheidend sein muß. Sie müssen außerdem auch fähig sein, ihre
Aufgabe im Körper zu erfüllen. Schon S a n d k ü h l e r und
seine Mitarbeiter fanden an Hand von Phagozytosever-
suchen, daß Zytostatika, wie Urethan und N-Lost, imstande sind, die Leukozyten unabhängig von ihrer Zahl
zu schädigen, indem diese Medikamente ihre Phagozytose-
fähigkeit herabsetzen. An Hand unserer eigenen bisherigen
Untersuchungen können wir dieses Ergebnis bestätigen und
darüber hinaus feststellen, daß auch andere, bisher als mehr
oder minder indifferent betrachtete Substanzen, u. a. Antibiotika den gleichen Effekt haben können. Wieweit hier
allerdings immunologische Zusammenhänge, etwa zu den
Opsoninen, bestehen, können wir bisher noch nicht beantworten. Soviel läßt sich aber schon sagen, daß hier ein
sehr wesentliches Arbeitsgebiet vor uns liegt, dessen Bedeutung in den nächsten Jahren in zunehmendem Maße
sich bemerkbar machen dürfte. Vielleicht ergeben sich aus

diesem funktionellen Verhalten der Leukozyten Anhaltspunkte zum Verständnis der Tatsache, daß bei manchen
Patienten hochgradige Leukopenien festgestellt werden können, ohne daß klinische Zeichen einer Agranulozytose
vorhanden wären, während andere mit höheren Zahlen das
voll ausgeprägte Bild dieses Zustandes aufweisen.

Zusammenfassung: Wir haben uns bemüht,
Ihnen in großen Zügen die derzeit geltenden Auffassungen
zum Problem der medikamentösen Schädigung der Leukozyten kurz darzustellen. Die dazu notwendigen Vorstudien
über die normalen Leukozytenzahlen ergaben, daß im
Durchschnitt die Anzahl der weißen Blutkörperchen un-
zweifelhaft abgesunken ist. Die Schädigung auf medika-
mentösem Wege kann auf zwei Arten erfolgen: entweder
als Antigen-Antikörperreaktion oder als unmittelbare Beeinflussung des Knochenmarkes. Dieser zahlenmäßigen Beeinträchtigung steht eine Minderung der funktionellen Leistung der Leukozyten gegenüber. Es ist anzunehmen, daß
diese Betrachtungsweise in Zukunft sehr an Bedeutung gewinnen wird.

Die Gefahren der Therapie
mit Ovarialhormonen

Von

E. Kofler und A. H. Palmrich

Wien

In den letzten Jahren wurde mehrfach auf die miß-
bräuchliche Anwendung von Ovarialhormonen hingewiesen
(Buschbeck, Elert, Fassbender, Husslein,
Kneer, Tscherne, Wenner u. a.). Es ist in dieser
Hinsicht wohl etwas besser geworden, besonders was die
Behandlung von Frauen in der Menopause anbelangt. Die
umfangreiche und zum Teil verwirrende Literatur bringt
es jedoch mit sich, daß immer wieder — man möchte fast
sagen typische — Fehler begangen werden. Wir wollen gleich
vorwegnehmen, daß die Schädigungsmöglichkeiten durch
Ovarialhormone eigentlich mehr indirekter Natur sind, obwohl es auch direkte Schädigungen gibt: z. B. infolge der
Bremswirkung auf die Hypophyse nach Gaben von großen
Hormondosen bei bestimmten, meist endokrinen Erkrankungen, oder die allerdings noch fragliche Wachstumsförde-
rung eines schon vorhandenen, aber noch okkulten Korpus-
karzinoms, das Auftreten allergischer Reaktionen auf Hor-
monmedikation (Rivoire, Do Amaral Fereira) sowie eventuelle Fruchtschädigung bei Schwangeren (Tön-
dury, Bickenbach). Die Wirkung von Hormonen auf
die Uterusschleimhaut kann oft sehr heftige, lang dauernde
Blutungen bedingen.

Indirekte Schädigungen möchten wir diejenigen
nennen, die durch Unterdosierung bzw. Verabreichung des
Hormons zu unrichtigem Zeitpunkt entstehen. Sie können
manchmal zu sehr ernsten Folgen führen, z. B. wenn eine
Metrorrhagie durch falsche Behandlung nicht gestoppt wer-

den kann und die Frau schließlich in schwer anämischem Zustand einer Uterusexstirpation unterzogen wird.

In der Folge sollen diese Schädigungen kurz näher besprochen werden.

A. Follikelhormon

1. Ueberdosierung, falsche Indikations-stellung bzw. Verabreichung zur unrichtigen Zeit:

Eine Ueberdosierung kann schon durch sehr kleine Dosen erreicht werden, besonders — was dem Uneingeweihten paradox erscheint — bei niedrigem Follikelhormonspiegel. So kann es bei alten Frauen schon nach kleinen Follikelhormondosen zu einer Blutung kommen. Allerdings muß man auch bedenken, daß diese Frauen häufig relativ hohe Dosen erhalten, z. B. in Salbenform, da in 1 cm Retalonsalbe 0·5 mg Follikelhormon verabreicht wird. Die Oestrogensalbenbehandlung, die wohl vorwiegend bei Pruritus zur Anwendung kommt, hat außerdem nicht das gehalten, was man sich von ihr versprach.

Zur Frage der sogenannten Abbruchblutung wäre zu sagen, daß es bis heute zwar noch unbekannt ist, wieso es zur Blutung kommt. Es dürfte aber feststehen, daß bei Absinken des Follikelhormon- oder Gelbkörperhormonspiegels durch einen Abbau des Epithels — sei es das der Sekretionsphase, einer protrahierten Proliferationsphase oder einer glandulär-zystischen Hyperplasie — auch die Gefäße irgendwie tangiert werden und es u. a. dadurch zur Blutung kommt. Auf diese Weise kann man fast jede Blutung als eine Follikelhormon- bzw. Gelbkörperhormonabbruchblutung auffassen (Zondek); abgesehen natürlich von den Fällen mit gut- und bösartigen Tumoren des Genitaltraktes. In einzelnen Fällen kann es besonders bei alten Frauen auch nach Verabreichung männlicher Hormone zu einer Blutung kommen.

Es kam in den letzten Jahren mehrfach vor, daß alte Frauen in gewissen Zeitabständen mehrmals mit Blutungen in der Menopause an die Klinik kamen, nachdem sie immer wieder, und zwar aus den verschiedensten Gründen, auswärts mit Follikelhormonpräparaten behandelt worden waren. Wir mußten selbstverständlich jedes Mal eine Kürettage vornehmen. Denn man kann sich auch nach vorhergegangener Hormonbehandlung nicht damit zufrieden geben, daß die aufgetretene Blutung sowieso nur auf das verabreichte Follikelhormon zurückzuführen sei, und dabei ein zufällig auch vorhandenes Korpuskarzinom übersehen. Wir sagen „zufällig auch vorhandenes Korpuskarzinom", denn wir glauben mit der Mehrzahl der Autoren (Emge, Kaufmann und Müller, Kofler, Larson u. a.) nicht daran, daß ein Korpuskarzinom durch lang dauernde Follikelhormonbehandlung entstehen kann. Es ist allerdings bisher noch nicht sicher auszuschließen, ob nicht ein Korpuskarzinom, das sonst sehr langsam heranwachsen würde, durch die Follikelhormonbehandlung einen Wachstumsreiz erfährt (Albertini). Auch das ist aber sicher für die Mehrzahl der Fälle nicht anzunehmen, liegt jedoch in vereinzelten Fällen im Bereich der Möglichkeit (s. Kofler und Palmrich).

Auch im Präklimakterium kann es im Anschluß an eine Follikelhormonbehandlung infolge Ausbildung einer glandulär-zystischen Hyperplasie zu heftigen anhaltenden Blutungen kommen. Darauf wurde mehrfach u. a. von Tscherne und Husslein hingewiesen.

Die hormonale Bremswirkung auf die Hypophyse kann öfter unangenehme Folgen haben: es sei zuerst der einfachste Fall beim sogenannten Tietzeschen Effekt erwähnt, der ja meist erwünscht ist, um bei Polymenorrhoe das Intervall zu verlängern. Hier gibt man am 4. bis 6. Zyklustag je 20 mg öliges Follikelhormon, dadurch wird in einem hohen Prozentsatz die kommende Menstruation etwas hinausgeschoben (Grünberger). Bei Unkenntnis dieses Effektes können dadurch Fehler in der Diagnosestellung entstehen und eine falsche Weiterbehandlung mit Hormonen und Kürettage die Folge sein.

Bei hypophysären oder diencephalen Störungen kann der Bremseffekt durch Follikelhormon äußerst unangenehme Folgen haben, die oft sehr schwer oder auch gar nicht wieder ausgeglichen werden können. Hier kann es, wie u. a. die Fälle von Husslein, Tscherne, Wenner und eigene Beobachtungen zeigen, zu schwersten, manchmal irreversiblen Schädigungen im endokrinen System kommen. Denn man führt ohne genauere Kenntnis der hormonalen Lage ins endokrine System blind einen Stoß, über dessen Wirkungsweise wir heute noch sehr wenig wissen. Bei allen, besonders aber bei zentralbedingten Zyklusstörungen bzw. Amenorrhoen ist vor Beginn jeder Behandlung unbedingt eine genaue hormonale und auch sonstige Durchuntersuchung an einer Klinik nötig.

2. Unterdosierung bzw. zu kurz dauernde Anwendung:

Der deutlichste Fall ist wohl der des fehlerhaften Stoppens einer Blutung z. B. bei protrahierter Proliferation oder glandulär-zystischer Hyperplasie. Es liegen ständig 2 bis 3 Patienten dieser Art an unserer Klinik. Sie wurden gewöhnlich wegen heftiger Metrorrhagie mit Mischspritzen von Gelbkörperhormon, eventuell in Kombination mit Androgenen, manchmal mit einem Zusatz von Follikelhormon — aber eben in zu geringer Dosierung — ohne Effekt behandelt. Um zu einem Erfolg zu kommen, sind hier unbedingt hohe Dosen nötig. Durch folgenden Therapievorschlag kann eine fehlerhafte Therapie mit nachfolgenden Schädigungen am ehesten vermieden werden:

Die schnellste und sicherste Therapie, über die F r o e w i s und U l m demnächst ausführlicher berichten werden, ist das Abstoppen mit Follikelhormon, nicht aber der Umwandlungsversuch der hyperplastischen Schleimhaut während der Blutung; diese gelingt nur mit ganz hohen Dosen von Gelbkörperhormon und auch damit nicht immer (V ö g e, O b e r). So konnten wir in 20 histologisch gesicherten Fällen mit Kristallampullen von 125 mg Corpus luteum-Hormon keine Transformation erzielen. Man gibt daher besser täglich 20 mg Follikelhormon bis zum Sistieren der Blutung (eventuell unter Zusatz von einem Secalepräparat und von Clauden). In der Mehrzahl der Fälle steht die Blutung nach 3—5 Tagen; dann muß jedoch der Follikelhormonspiegel durch kleine, am besten ansteigende Dosen von Oestrogenen aufrechterhalten werden. Hierauf muß man die Schleimhaut durch hohe Dosen von Gelbkörperhormon umwandeln, wobei je 50 mg Corpus luteum-Hormon durch 4—5 Tage oder Kristallampullen in Dosen von 200—250 mg zu empfehlen sind.

Diese Behandlung hat u. a. den psychologischen Vorteil, daß die Patientin nach Stoppen der Blutung ein annähernd normales Zyklusintervall hat. Sicherlich ist es bei solchen schweren Metrorrhagien besser zu kürettieren; allerdings kommt es nach der Kürettage in fast 40% zum Rezidiv. Statt nun neuerlich zu kürettieren, ist es günstiger, die Blutung auf die beschriebene Weise zu stoppen. Man wird allerdings nicht nur im Zyklus nach der Stoppung, sondern auch in den folgenden Zyklen zur Vermeidung einer neuerlichen Abbruchblutung wieder mit kleinen ansteigenden Follikelhormondosen und anschließender Corpus luteum-Hormon-Verabreichung in der angegebenen Weise behandeln. Bei Kenntnis des geschilderten Abbruchmechanismus sind alle die unangenehmen, oft rezidivierenden, schwächeren oder stärkeren Metrorrhagien vermeidbar. Dieses kleine Schema hat sich bei uns relativ gut bewährt, soll aber durchaus nicht als Dogma aufgefaßt werden.

Man kann auch, wie z. B. Tscherne, Hermann und Ahumada betont haben, diese Blutungen mit hohen Dosen Corpus luteum-Hormon und zusätzlich gegebenen männlichem Hormon zum Stehen bringen. Die Erfahrungen der letzten Jahre haben aber gezeigt, daß man dafür sehr hohe Hormondosen benötigt. So konnte z. B. Vöge erst mit 500 mg Corpus luteum-Hormon bei Fällen von glandulär-zystischer Hyperplasie eine völlige Transformation und Stoppung der Blutung erzielen.

Auch bei Kastratinnen konnten Ober und Vöge erst mit Dosen von 200 bis 300 mg Gelbkörperhormon eine Transformation erreichen.

B. Corpus luteum-Hormon

Hier ist das Wesentliche im Vorhergehenden schon gesagt worden, nämlich, daß hauptsächlich die Gefahr besteht, daß zu niedrig dosiert oder auch das Hormon zu einem unrichtigen Zeitpunkt gegeben wird. Dies gilt, wie schon oben erwähnt, vor allem für die Transformation, z. B. bei der glandulär-zystischen Hyperplasie, und nach den letzten Untersuchungen von Kaufmann und Zander besonders für die prophylaktische Behandlung des Abortus imminens.

Eine direkte Schädigung durch Corpus luteum-Hormon dürfte äußerst selten vorkommen, obwohl solche Fälle, wenn auch nur vereinzelt, beobachtet wurden. So hat v. Massenbach einen Fall von lang dauernder Amenorrhoe mit Schleimhautatrophie nach 2monatiger ständiger Progesteronbehandlung nach falscher Diagnosestellung — unter Annahme einer Gravidität — beschrieben.

C. Androgenes Hormon

Auf dieses soll hier nicht eingegangen werden, da bis heute noch nicht feststeht, ob es im Ovar in entsprechender Menge gebildet wird.

Zusammenfassend wäre zu sagen, daß Follikelhormon und Corpus luteum-Hormon wohl meist keine direkten Schädigungen hervorrufen, daß aber Ueberdosierung, Unterdosierung bzw. falsche Indikationsstellung mitunter ernstere Folgen haben können und eventuell sogar zu dauernden Schädigungen führen. Gerade bei der Therapie mit Ovarialhormonen ist daher größte Vorsicht geboten und sie gehört eigentlich in die Hände des entsprechenden Fachmannes. Denn nur n a c h hormonaler Durchuntersuchung und Klärung der Diagnose ist eine Hormonbehandlung indiziert, da man sonst nicht nur ohne Erfolg behandeln wird, sondern öfter auch ernstere Folgen und manchmal lang dauernde Schädigungen in Kauf nehmen muß.

L i t e r a t u r : A h u m a d a, J. C.: Geburtsh. u. Frauenhk., 14, 12 (1954), S. 1088. — v. A l b e r t i n i, A.: Zit. nach Tscherne. — B i c k e n b a c h, W.: Dtsch. med. Wschr., 80, 22 (1955), S. 873. — B r e i t n e r, J.: Arch. Gynäk., 185 (1954), S. 258—298. — B u s c h b e c k, H.: Dtsch. med. Wschr., 75, 42 (1950), S. 1397. — D e c o u r t, J.: Presse méd., 62, 80 (1954), S. 1061. — D o A m a r a l F e r e i r a, Maria: Arch. Obstetr. (Rio de Janeiro), 58 (1953), S. 185—191. — E l e r t, R.: Wien. med. Wschr., 1946, S. 66. — E m g e, L. A.: Obstetr. Gynec., 1 (1953), S. 511. — F a s s b e n d e r, H. G.: Dtsch. med. Wschr., 78 (1953), S. 803. — G r ü n b e r g e r, V.: (Im Druck.) — H e r m a n n, W. L.: Arch. Gynäk., 185, 1 (1954), S. 122. — H u s s l e i n, H.: Wien. med. Wschr., 100 (1950), S. 134. — J o n e s, H. O. und B r e w e r, J. I.: Amer. J. Obstetr. Gynec., 42 (1941), S. 207. — K a u f m a n n, C. und M ü l l e r, H. A.: Dtsch. med. Wschr., 75 (1950), S. 1409. — K o f l e r, E.: Zbl. Gynäk., 76 (1954), S. 2242. — K o f l e r, E. und P a l m r i c h, A. H.: Med. Klin., 50 (1955), S. 317. — D i e s e l - b e n : Wien. klin. Wschr., 67 (1955), S. 176. — K n e e r, M.: Die Sexualhormone. Stuttgart. 1951. — D e r s e l b e : Arzt und Patient, 63, 7 (1950), S. 27. — L a r s o n, J. A.: Obstetr. Gynec., 3 (1954), S. 551. — L e c l e r c q, M.: Revue méd. de Liège, 9, 3 (1954), S. 81. — v. M a s s e n b a c h, W.: Dtsch. med. Wschr., 1941, S. 513. — O b e r, K. G.: Geburtsh. u. Frauenhk., 11, 11 (1951), S. 1033. — R i v o i r e, R.: Sem. Hop., 30, 41 (1954), S. 2623. — S e l y e, H.: Textbook of Endocrinology. Acta Endocrinologica Inc. Montreal, 1949, S. 380. — T i e t z e, K.: Arch. Gynäk., 161 (1936), S. 284. — T s c h e r n e, E.: Sexualhormontherapie. Wien: W. Maudrich. 1949. — D e r s e l b e : Wien. med. Wschr., 100 (1950), S. 781. — V ö g e: Geburtsh. u. Frauenhk., 12, 5 (1952), S. 472. — W e n n e r, R.: Grundriß d. gynäk. Endocrinologie. Basel: Benno Schwabe. 1952. — W i e d, G. L.: Amer. J. Obstetr. a. Gyn., 70 (1955), S. 51—60. — Z a n d e r: Disc. 50. Tagung der Nordwest- deutschen Gesellschaft für Gynäkologie. Hamburg, 21. Mai 1955. — Z o n d e k, B.: Wien. klin. Wschr., 49 (1936), S. 455. — D e r s e l b e : Amer. J. Obstetr., 68 (1954), S. 310.

Ueber akute und chronische Insulinschäden bei der Zuckerkrankheit

Von

B. Jensen

Wien

Die Insulinmedikation bei der Behandlung des Diabetes mellitus ist gekennzeichnet durch die Notwendigkeit einer parenteralen Applikation des Hormons, wobei die Injektion meist durch den Patienten selbst oder einen Verwandten, also durch medizinische Laien, ausgeführt werden muß. Diese Tatsache erfordert vom Patienten ein größeres Maß an Aufmerksamkeit, vom Arzt erhöhte Verantwortung in der Unterweisung des Patienten.

Insulinschäden können akut in Erscheinung treten oder zu länger anhaltenden Symptomenkomplexen führen. Sie können lokalisiert bleiben oder in Form von Allgemein-reaktionen den Gesamtorganismus einbeziehen.

Von akut auftretenden allgemeinen Folgeerscheinungen ist der hypoglykämische Schock von größter Bedeutung. Hervorgerufen wird dieser durch die Applikation einer zu großen Insulindosis oder durch ungenügende Kohlehydrat-zufuhr zur Abdeckung des verabfolgten Hormons. Der abnorme Blutzuckerabfall führt zu einem Absinken des Gewebszuckers, wobei, infolge gegenregulatorischer Adrenalin-ausschüttung, vegetativ-nervöse Symptome, wie Heißhunger, Müdigkeit, Zittern, Schweißausbruch und Herzklopfen auftreten. Dazu gesellen sich meist zentralnervöse Erscheinungen, die ihrerseits als Schwindel, Sprachstörungen, Erregungszustände, epileptiforme Krämpfe, Schlafsucht und schließlich als Bewußtlosigkeit imponieren.

Entscheidend für das Auftreten dieser Symptome ist weniger der absolut niedrige Blutzuckerwert, sondern meist die Schnelligkeit des Blutzuckerabfalles. Als Antwort auf die Hormonzufuhr kann es, bei rapider Wirkung des Insulins auf einen stark erhöhten Blutzucker, schon bei normalen, ja sogar die Norm überschreitenden Werten zu den klinischen Erscheinungen der Hypoglykämie kommen. Anderseits können bei langsamerer und protrahierter Insulinwirkung, wie dies bei Verzögerungsinsulinen der Fall ist, abnorm niedrige Werte (bis zu 30 mg%) erscheinungsfrei ertragen werden.

Bei kachektischen, hungernden oder durch längere Zeit kohlehydratarm ernährten Personen kann bereits eine kleine Insulindosis einen schweren Schock auslösen.

Von den Folgen des hypoglykämischen Schocks ist vor allem das Herz und das Zentralnervensystem betroffen. Die Zunahme des Minutenvolumens und die erhöhte Strömungsgeschwindigkeit erfordern eine Steigerung der Herzleistung, wobei zusätzlich das Absinken des diastolischen Druckes zu einer Verminderung der koronaren Blutversorgung führt. Während der gesunde Herzmuskel wohl elektrokardiographische, jedoch keine klinische Funktionsstörung zeigt, ist der geschädigte Herzmuskel durch dieses Phänomen beträchtlich gefährdet, so daß es zu einem stenokardischen Anfall oder einem Koronarinfarkt kommen kann. Da das Zentralnervensystem nur geringe Glykogenreserven besitzt, stellen sich infolge des Blutzuckerabfalles oft frühzeitig Störungen im Stoffwechsel der Nervenzellen ein, so daß diese neben anderen tiefgreifenden Schäden offenbar auch die Fähigkeit verlieren, den notwendigen Sauerstoff aus dem Blut aufzunehmen. Hemiparesen, epileptiforme Krämpfe und Demenz, ja sogar akute Todesfälle können die Folge dieses schweren Eingriffes in die Lebensvorgänge der Ganglienzellen sein.

Durch die protrahierte Wirkung der Verzögerungsinsuline ist nach deren Anwendung der hypoglykämische Schock häufig verschleiert, er kann längere Zeit, besonders wenn er nokturn auftritt, unerkannt bleiben und er ist nicht selten die Ursache ungeklärter Kopfschmerzen, Zerstreutheit und Unaufmerksamkeit.

Die Prognose des hypoglykämischen Zustandes hängt zum Teil von dem raschen und zielbewußten Einsetzen der Therapie ab, die in der intravenösen oder oralen Gabe von Zucker besteht, wobei die hyperglykämisierende Wirkung von Adrenalin unterstützend verwertet werden kann. Nach Verzögerungsinsulinen kann es, nach einem luziden Intervall, zu einem neuerlichen Blutzuckersturz mit Bewußtlosigkeit kommen. Bestehen differentialdiagnostische Zweifel in der Beurteilung, ob es sich um eine Hypoglykämie oder ein Coma diabeticum handelt, empfiehlt es sich, zu katheterisieren. Ist der Harn aglykosurisch, kann eine Hypoglykämie angenommen werden, ist Zucker nachweisbar, ist eine solche nicht auszuschließen, da die Glykosurie noch aus einer hyperglykämischen Phase stammen kann. Im Zweifelsfall ist daher die Gabe von Zucker unbedingt angezeigt. Ein diabetisches Koma wird durch diese geringen Dextrosemengen kaum verschlechtert, eine Hypoglykämie kann sich jedoch durch weitere Gaben von Insulin vertiefen und letal enden. Größtmögliche Stabilität der Stoffwechsellage verhindert das Auftreten von Hypoglykämien, weshalb eine möglichst genaue Einstellung erstrebenswert ist.

Lokalreaktionen als Folge der Insulinmedikation sind vor allem durch chemische Noxen (Desinfektionsmittel) oder durch mechanische Traumatisation (Injektionstechnik) bedingt. Wiederholte Injektionen an der gleichen Körperstelle können zu derben Infiltraten führen, die unter Umständen eine ungleichmäßige Resorption des Insulins zur Folge haben.

Generalisierte Hauterscheinungen sind sehr selten und äußern sich in Form urtikarieller Effloreszenzen. Diese sind nicht als allergische Reaktion gegen das Insulin selbst aufzufassen, sondern gegen die bei der Erzeugung des technischen Insulinpräparates etwa übergehenden Spuren von tierischem (Pankreas-) Eiweiß. Das reine Insulin selbst, das sei eigens festgestellt, ist für eine Allgemein- oder Lokalreaktion nicht verantwortlich zu machen. Schwere oder gar lebensbedrohliche Erscheinungen als Folge eines anaphylaktischen Geschehens wurden von uns in den letzten Jahren an über 6000 Diabetikern niemals beobachtet. Exakte Injektionstechnik, unter Umständen Wechsel des Insulinpräparates, führt in allen Fällen zum Verschwinden der Hautreaktionen. Die Anwendung eines mehrfach umkristallisierten, also von irritierenden Stoffen gereinigten Insulins, wie dies bei schweren Allergien empfohlen wird, hatten wir niemals nötig.

Eine besondere Form einer lokalen Hauterscheinung ist die Insulinlipodystrophie, deren Genese unbekannt ist. Befallen sind vorwiegend Patienten weiblichen Geschlechts und Knaben vor der Pubertät, weshalb dieses Phänomen mit hormonellen Faktoren in Verbindung gebracht wird. Lipodystrophien können nach jeder Art von Insulin auftreten. Es können auch Körperstellen, an denen niemals injiziert wurde, betroffen sein. Dabei kommt es zu einem

Schwund des Unterhautfettgewebes, eventuell zu lipomartigen Geschwülsten.

Häufiger Wechsel der Injektionsstellen, Reduktion der Insulindosis und vor allem der Injektionsfrequenz scheint heute noch die sicherste Methode, das Auftreten dieser harmlosen, aber entstellenden Folgeerscheinungen zu verhindern. Bei nicht allzu großem Insulinbedarf haben wir in letzter Zeit versucht, mit stark verzögernd wirkenden Insulinen, etwa wie das Ultralente-Insulin, mit einer einzigen Injektion in 48 Stunden auszukommen. Der Erfolg der von einzelnen Autoren zur Behandlung der Insulinlipodystrophie empfohlenen Gabe von männlichem Sexualhormon ist zweifelhaft.

Durch die hydrophische Tendenz des Insulins kommt es, namentlich bei der Anwendung größerer Insulindosen, insbesondere bei solchen Kranken, die durch vorhergehende große Wasser- und Salzverluste stark dekompensiert waren, zu erheblichen Ödembildungen, die jedoch nach wenigen Tagen schwinden.

Der wechselnde Zuckergehalt der Linse des Auges kann zu Refraktionsanomalien, insbesondere im Rahmen der Rekompensation der gestörten Stoffwechsellage führen, doch sind diese Erscheinungen passager. Vor Verwechslung dieses Phänomens mit ernsteren ophthalmologischen Komplikationen schützt die, ohnehin bei jedem Diabetiker notwendige, Augenuntersuchung. Eine Verschlechterung bereits bestehender ophthalmologischer Komplikationen wurde von uns, unter geregelter Insulintherapie, niemals beobachtet.

Angesichts der in den letzten Jahren beobachteten Zunahme der Hepatitis infectiosa ist an die Möglichkeit einer Übertragung des Virus dieser Lebererkrankung zu denken, wobei vor allem in Ambulatorien und Krankenhäusern behandelte Patienten gefährdet erscheinen. An unserer Abteilung durchgeführte Untersuchungen an einem großen Krankenmaterial haben allerdings gezeigt, daß die Inokulationshepatitis bei Diabetikern nicht häufiger vorzukommen scheint als bei Stoffwechselgesunden.

Aus dem Gesagten ergibt sich, daß nahezu alle insulinbedingten Schäden durch entsprechende Vorsichtsmaßnahmen vermieden oder in ihrer Wirkung gelindert werden können. Dies unterstreicht die Notwendigkeit einer exakten, auf die jeweilige Kohlehydratmenge angepaßten Insulinmedikation und genaue Unterweisung in bezug auf Diät, Insulinmenge, Sterilisation und Injektionstechnik.

Medikamentöse Hautschädigungen

Von

Prof. Dr. **A. Matras**

Wien

Hauterscheinungen medikamentösen Ursprunges sind sowohl in morphologisch-klinischer als auch kausalgenetischer Beziehung äußerst verschieden. Diese Vielfalt ist von einer Reihe von Faktoren abhängig, so an erster Stelle von der chemischen Konstitution und pharmakologischen Wirkungsweise des Medikamentes, ferner von der Art der Einwirkung, ob dieselbe äußerlich etwa durch Salben, Pflaster, Tinkturen usw. oder innerlich durch orale und parenterale Einverleibung erfolgt. Des weiteren ist für die Wirkung eines Medikamentes von maßgeblicher Bedeutung der jeweilige Zustand des Organismus sowohl im Hinblick auf den Organbefund im allgemeinen als auch auf den Hautzustand im besonderen, schließlich auch der Umstand, ob dieser Organismus zum ersten- oder zum wiederholten Male mit dem betreffenden Medikament in Berührung gekommen ist. Von diesem genetischen Gesichtspunkte aus beobachtet, kommt speziell den auf allergische oder toxische Weise entstandenen A r z n e i a u s s c h l ä g e n besondere Bedeutung zu. So verschieden ihre auslösenden Noxen sein können, ebenso verschieden sind auch ihre Erscheinungsformen. Die wiederholte Einwirkung der gleichen Arznei führt nach Ausbildung einer spezifischen Sensibilisierung mitunter zu dem morphologisch-klinisch und funktionell interessanten Zustandsbilde des sogenannten „fixen medikamentösen Exanthems", wofür vor allem die Pyrazolonderivate ein geläufiges Beispiel geben.

Aus der Vielfalt der Arzneiausschläge sollen nur einige wenige mit den neuzeitlichen Behandlungsmethoden zusammenhängende Arten herausgegriffen werden. Seit der

Einführung der Antibiotika in die Therapie erweckt die Kenntnis der damit verbundenen Nebenwirkungen und Schädigungen insbesondere des Hautorgans unser größtes Interesse. Es ist hier nicht möglich und zweckdienlich, auf die zahlreichen dieses Thema betreffenden Veröffentlichungen näher einzugehen, es ist mir vielmehr daran gelegen, die praktisch bedeutsamen Ergebnisse zur Pathogenese, Klinik und Therapie bzw. Prophylaxe der gegenständlichen Schäden mitzuteilen. Verweisen möchte ich nur auf die Monographie von A. Marchionini und H. Götz: „Penicillinbehandlungen der Hautkrankheiten (1950) sowie auf die Monographie von J. Zinzius: „Ueber Nebenerscheinungen bei der Penicillin- und Streptomycinbehandlung" (1951).

Bei der parenteralen Einverleibung von Penicillin wurden die Unverträglichkeitserscheinungen zum Teil auf Verunreinigungen des Präparates als auch auf das Vehikel insbesondere beim Depotpenicillin in Oel und Bienenwachs zurückgeführt, doch ergeben sich zufolge des Antigencharakters zahlreiche Reaktionen, wie sie uns in ähnlicher Form bei der Verabreichung von Serum oder Salvarsan und verschiedenen anderen Medikamenten bekannt sind. Diese Reaktionen, deren kritische Beurteilung auf mannigfache Schwierigkeiten stößt, spielen sich vielfach auf der Haut ab und können hier als makulopapulöse und urtikarielle Exantheme, ebenso auch als angioneuritische Oedeme, Pruritus, Dermatitis und Ekzeme verschiedener Art auftreten. Nach Aussetzen der Medikation klingen die Veränderungen in der Regel bald wieder ab. Abgesehen davon, gibt es allergische Erscheinungen seitens der Schleimhäute, wie Konjunktivitis, Rhinitis, Bronchialasthma u. a., andernfalls sind Reaktionen in Form von Allgemeinsymptomen, wie Fieber, Müdigkeit, Gelenkschwellungen usw., bei parenteraler und andersartiger Applikation, wie bei Inhalationen, und bei externer Anwendung bekannt und beschrieben.

Zahlreiche Autoren führen allergische Reaktionserscheinungen auf Penicillin, vor allem auf eine Sensibilisierung durch bestehende oder abgelaufene Dermatomykosen zurück; die Penicillinempfindlichkeit wird dabei als Ausdruck einer Gruppensensibilisierung angesehen. In einem Teil dieser Fälle handelt es sich um eine ausgesprochene Idiosynkrasie mit Auftreten von Reaktionserscheinungen, bisweilen schon wenige Stunden nach der erstmaligen Anwendung. Prädisponierend wirken allergische

Krankheitszustände jeglicher Art, auch ist die erhöhte Reaktionsbereitschaft hautkranker Menschen immer betont worden. Bekannt ist, daß unter Penicillin latente Hautpilzerkrankungen aufflackern und dann zur Eruption generalisierter ekzematoider Hauterscheinungen führen können, die man im Sinne der Entstehungsweise eines Mykids zu erklären trachtet. Ebenso aber kann der Ausbruch der Ueberempfindlichkeitszeichen durch eine vorausgegangene Penicillinverabfolgung und die damit verursachte Sensibilisierung bedingt sein. Ob das Penicillin intrakutan, parenteral, durch Salben oder durch Aerosolinhalationen einverleibt wurde, ist für die Entwicklung eines allergischen Reaktionsmechanismus nicht entscheidend.

Durch einen dauernden Kontakt mit Penicillin, wie dies vielfach bei Aerzten und Pflegepersonen der Fall ist, sind immer wiederkehrende Dermatitiden und Ekzeme zu beobachten; unter heftigem Juckreiz im Gesicht, am Nacken und Stamm und Genitale entwickeln sich dabei meist Oedeme an den Lidern, ferner Erytheme sowie exsudativ-entzündliche und desquamative Dermatitiden am Körper. Ueberaus eindrucksvoll ist der von H o l - l e r, K u m e r, K o l l e r t und K ö p f beschriebene Fall einer 56jährigen Oberschwester, die durch ihren Aufenthalt im Penicillin-Aerosol-Inhalationsraum sensibilisiert, eine spastische Bronchitis akquirierte, nach Penicillininhalationen ein Asthma bronchiale und eine Kontaktdermatitis bekam und bei intrakutaner Austestung in einen höchst bedrohlichen anaphylaktischen Schockzustand geriet.

Besonderer Erwähnung bedürfen die häufig auftretenden Entzündungen bei l o k a l e r A n w e n d u n g v o n P e n i c i l l i n p r ä p a r a t e n in Form einer Salbe, Puder, Mixtur, Spray usw. Bei einem Teil derselben ist das Auftreten lokaler Reizerscheinungen nicht immer auf das Penicillin, sondern bisweilen auf andere medikamentöse Beimengungen, wie Sulfonamide, oder auch auf das Vehikel (Salbengrundlage usw.) ursächlich zu beziehen. Die lokale Penicillinanwendung in der Dermatologie ist heute fast allgemein fallen gelassen worden, um nicht durch eine epidermale Sensibilisierung eine spätere, dringend notwendige Penicillinbehandlung zu gefährden. Bezüglich Sensibilisierungserscheinungen bei oraler Penicillinapplikation liegen keine eindeutigen Angaben vor. Die Anstellung der verschiedenen Hautteste wird den Nachweis einer bestehenden Penicillinempfindlichkeit in der Regel ohne Schwierigkeiten ermöglichen. Am verläßlichsten wird von den Autoren die intrakutane Testung mit 2000 i. E. in 0'1 ccm mit Auswertung nach 48 Stunden angesehen.

In analoger Weise wie beim Penicillin sind auch bei mit S t r e p t o m y c i n behandelten Patienten Ueberempfindlichkeitserscheinungen beobachtet worden; gegenüber den zumeist allergischen Penicillinreaktionen sind die Nebenerscheinungen bei der Streptomycinbehandlung vorwiegend technischer Natur. Als erstes lernte man die toxische Wirkung auf die Vestibularis- und Cochlearisfunktion kennen, welche sich mit Schwindelgefühl, Nystagmus, Gehstörungen und Taubheit äußert. Nebenerscheinungen anderer Art sind Uebelkeit, Erbrechen, Fieber, Kreislauf- und Atemstörungen, ferner die Stomatitis und Dermatitis. J. Z i n z i u s hat in übersichtlicher Form die Nebenwirkungen bei der Penicillin- und Streptomycinbehandlung auf Grund der Sichtung des Schrifttums zusammengestellt. Während beim Penicillin je nach der Applikation verschiedenartige Komplikationen beschrieben sind, wird beim Streptomycin von den Autoren außer den Vestibularisschäden übereinstimmend das Auftreten entzündlicher Haut-Schleimhauterscheinungen berichtet. G. M a r k nimmt hinsichtlich der Nebenwirkungen des Streptomycins den Standpunkt ein, daß es sich um allergische Reaktionen handelt; als solche betrachtet er auch die bei 90% seines Krankengutes beobachtete Bluteosinophilie. H o s c h e k und H e t t l e r haben bei Streptomycindermatitis positive Intrakutanteste sowohl mit Streptomycin als auch mit Penicillin und Trichophytin erhalten. Nach M. C r a p s besitzen etwa 5% aller Personen eine Empfindlichkeit für Dihydrostreptomycin, selbst wenn sie vorher keinen Kontakt mit dem Medikament hatten. B. S ö d e r h o l m bestätigt die Sensibilisierung exponierter Personen auf hämatogenem und perkutanem Wege und empfiehlt den Versuch einer spezifischen Desensibilisierung. Unter dem reichhaltigen Krankengut der Tuberkuloseabteilung des Krankenhauses Lainz (Vorstand: Dozent Dr. A. S a t t l e r) konnten wir in vielen mit Streptomycin behandelten Fällen wiederholt Exantheme von makulösem, papulösem und urtikariellem Charakter, Erytheme und mehr oder weniger ausgebreitete Purpuraformen beobachten, die einesteils nach Absetzen des Streptomycins prompt schwanden, andernteils jedoch bei gleichzeitiger Anwendung von Antihistaminpräparaten, in manchen Fällen auch von Kalzium eine anstandslose Fortführung der Streptomycintherapie gestatteten.

Unser besonderes Interesse wendete sich den Hautschädigungen zu, welche wir bei A e r z t e n u n d S c h w e s t e r n d e r T u b e r k u l o s e a b t e i l u n g e n beobachten konnten. In allen Beobachtungen handelte es sich um weibliche Personen, womit ein Hinweis auf eine erhöhte Hautempfindlichkeit als Grundlage für die gesteigerte Reaktionsbereitschaft immerhin berechtigt erscheint. Von den in unsere Untersuchung einbezogenen Aerztinnen ist zu berichten, daß sie jedesmal nach einem Nachtdienst, in welchem sie jeweils 80 bis 120 Streptomycininjektionen vorzunehmen hatten, ein heftiges Brennen der Augen, verbunden mit akuten konjunktivalen Reizerscheinungen, ferner ein lebhaftes hellrotes Erythem und leichtes Oedem der Gesichtshaut aufwiesen. Für den allergischen Reaktionsmechanismus charakteristisch muß die Tatsache gelten, daß schon beim Oeffnen der Streptomycinampulle und Herstellung der Lösung jedesmal ein Niesreiz und Schnupfen sich einstellte. Während das morphologische Blutbild keine Auffälligkeiten zeigte, ergab die Durchführung der Hautproben ein positives Resultat.

Noch eindrucksvoller als bei den Aerztinnen ergaben die bei einigen Pflegeschwestern angestellten Untersuchungen aufschlußreiche Befunde. Ich habe darüber bereits seinerzeit in der Sitzung der Gesellschaft der Aerzte Wiens vom 8. Dezember 1950 und in der Zeitschrift für Haut- und Geschlechtskrankheiten, Band XIV, 1953, berichtet. Durch den ständigen Kontakt mit Streptomycin entwickelten sich in stereotyper Weise Dermatitiden erythematöser und papulöser Natur, ferner Reizerscheinungen der Schleimhäute in Form einer Rhinitis und Konjunktivitis, verbunden mit subjektiven Allgemeinsymptomen, wie Müdigkeit, Kopfschmerzen, Brechreiz, Erbrechen usw. Nach Aussetzen des Dienstes promptes Schwinden der entzündlichen Veränderungen unter indifferenter lokaler Behandlung. Durch Pyribenzaminschutz war ein verzögertes bzw. abgeschwächtes Auftreten, ja sogar gänzliches Kupieren der Symptome, möglich. Die ausgeführten Hautproben ergaben sowohl bei epidermaler wie intrakutaner Applikation positive Lokalreaktionen und im Sinne der Kontaktdermatitis auch ein promptes Aufflackern der Krankheitsherde und Reaktionsstellen. Den erwähnten Umständen nach handelt es sich um einen allergischen Reaktionsmechanismus, wie wir ihn bei einer Reihe anderer pharmakologisch wirksamer Substanzen kennen. Eine Bestätigung für die allergische Natur der Erscheinungen ist auch die Tatsache der auftretenden Sensibilisierung bei den exponierten Personen, die im allgemeinen mehr gefährdet erscheinen, als die mit Streptomycin behandelten Patienten. Auf Grund dieser Sensibilität wird bei wiederholtem Kontakt mit dem Mittel, sei es beruflich oder bei funktionellen Hautprüfungen epidermal bzw. intrakutan eine lokale und auch Herd- sowie Allgemeinreaktion zur Auslösung gebracht. Die nach parenteraler Verabreichung von Streptomycin auftretenden Nebenwirkungen gleichen

Natur einhergehen können. Zur Klärung der Genese bedienen wir uns zum Teil des Versuches einer Reproduktion in Form einer oralen oder parenteralen oder auch externen Einverleibung des Medikamentes. Besondere Beachtung schenken wir stets den funktionellen Hautprüfungen, vor allem der epidermalen und kutanen Testung, in gewissen Fällen lassen die Allergieübertragungsversuche sowie die in stetem Ausbau begriffenen Komplementbindungsreaktionen wertvolle Schlüsse zu. Trotz allen diesen Methoden gelingt uns der ätiologische Nachweis bisweilen nur in beschränktem Ausmaße.

Unsere Therapie im Falle einer aufgetretenen Sensibilisierung durch Antibiotika und Sulfonamide besteht fürs erste in der Absetzung der lokalen und zumindest vorübergehend auch der parenteralen Applikation. Ein Wechsel des Präparates sollte unter allen Umständen vorgenommen werden. In der symptomatischen Behandlung der allergischen Manifestationen hat sich die Verabreichung von Antihistaminen, je nach der Schwere des Falles entweder oral, subkutan oder intravenös, am besten bewährt. Daneben wird eine dem Falle angepaßte symptomatische Lokal- und Allgemeinbehandlung durchgeführt. Versuche einer Desensibilisierung werden mit oralen sowie auch mit intrakutanen und intramuskulären Gaben gemacht. Als Prophylaxe ergibt sich zwangsläufig die strikte Vermeidung aller der Sensibilisierung des Organismus Vorschub leistenden externen und oralen Applikationen der Antibiotika bei gewissenhafter Indikationsstellung für die parenterale Therapie sowie exakte Durchführung einer solchen mit entsprechend massiven, aber nicht „verzettelten" Dosen. Im vorstehenden wurde die Forderung erhoben, die für die parenterale Verabreichung vorbehaltenen Antibiotika von der äußeren antiseptischen Anwendung gänzlich auszuschließen. Dieser Forderung kann um so eher entsprochen werden, da als Ersatz einige bereits vielseitig verwendete, antibakteriell gut wirksame Präparate vorhanden sind, wie das Thyrotricin und Neomycin oder die Kombination von Neomycin und Bacitracin in Form des Nebacetin (H. Lundbeck & Co., Kopenhagen), bzw. das gleichartige österreichische Kombinationspräparat Baneocin (Biochemie, Kundl). Letzteres wurde an unserer Abteilung speziell als Puder bei der Behandlung frischer Verbrennungsfälle mit Erfolg verwendet.

In unserem Streben, medikamentöse Schädigungen auszuschalten, achten wir insbesondere auf die Verwendung einwandfreier Präparate, eine rigorose Auswahl der Fälle und exakte Dosierung. Gegebenenfalls aufgetretene Ueberempfindlichkeitserscheinungen trachten wir durch eine kombinierte symptomatische und kausale Therapie, unter Umständen auch durch den Versuch einer Desensibilisierung zu beseitigen. Nach wie vor hat der alte Grundsatz seine volle Gültigkeit: „Primum non nocere!"

Formalrechtliches
zum ärztlichen Kunstfehler

Von

Leopold Breitenecker

Wien

Mit dem Fortschreiten des Versicherungswesens mehren sich die Fälle, in denen Kranke wegen tatsächlicher oder vermeintlicher Schädigung durch ärztliche Behandlung den Arzt strafrechtlich und zivilgerichtlich belangen.

Bei Schadenersatzklagen kann sich der Arzt durch eine entsprechend hohe Haftpflichtversicherung gegen materielle Nachteile schützen, anders ist es jedoch im Strafverfahren, auf das er keinen Einfluß nehmen kann.

Sie lesen fast täglich in den Zeitungen von solchen Verfahren gegen Aerzte wegen Kunstfehlern, sogar vor kurzem wegen Leichenschändung, obwohl nur eine Drüsentransplantation zu Heilzwecken stattgefunden hat. Je nach der Qualität der Zeitung erscheinen solche angebliche Kunstfehler oft in riesigen Schlagzeilen. Es wird dadurch nicht nur der betreffende Arzt trotz Freispruches, sondern der ganze Stand in seinem Ansehen auf das schwerste geschädigt und das Vertrauen in die medizinische Wissenschaft bei leichtgläubigen Laien auf das heftigste erschüttert.

Daß es solche Anklagen gegen Aerzte schon immer gegeben hat, zeigt ein Vorschlag der steiermärkischen Aerztekammer vor mehr als 50 Jahren an die damals geschäftsführende Aerztekammer von Oberösterreich auf dem VII. Oesterreichischen Aerztekammertag in Czernowitz, 1902, den Antrag zu stellen, an das k. k. Justizministerium eine Petition einzubringen, daß

1. vor einem Urteil gegen einen Arzt wegen eines Kunstfehlers ein Fakultätsgutachten eingeholt werden möge, und

2. daß noch vor einer öffentlichen Verhandlung ein oder zwei auf dem betreffenden Gebiete der Heilkunde besonders erfahrene Sachverständige einvernommen werden mögen, um zu verhindern, daß eine „leichtfertige" Anklage überhaupt zur Verhandlung komme, da selbst im Falle eines Freispruches wegen Schuldlosigkeit nicht nur das Ansehen des Arztes, sondern das des ganzen Standes auf das äußerste gefährdet wird.

Dieser Bitte hat das k. k. Justizministerium dahin Rechnung getragen, daß es mit 10. September 1903 einen Erlaß, Nr. 20.292, an die Oberstaatsanwaltschaften hinausgab, in dem diese angewiesen wurden, die unterstehenden Staatsanwaltschaften dahin zu belehren, daß es sich in der Regel empfehlen wird, die Einholung eines Fakultätsgutachtens zu veranlassen, sofern nicht den begutachtenden Gerichtsärzten eine anerkannte Autorität auf dem betreffenden Gebiete der Heilkunde zukommt und der Fall nach der Sachlage zu keinem Zweifel Anlaß gibt. Weiter, daß es sich empfiehlt, schon im Vorverfahren die Frage des Verschuldens vollkommen klarzustellen, um nicht den beschuldigten Arzt im Falle eines durch Freispruch endenden Hauptverfahrens in seinem Ansehen schwer zu schädigen und den ärztlichen Stand einer ungerechtfertigten Kritik in der öffentlichen Meinung auszusetzen. Es wurden dann noch strafprozessuale Richtlinien gegeben.

Dieser, für die Aerzteschaft so bedeutsame Erlaß des k. k. Justizministeriums gilt zwar heute noch, doch ist er vollkommen in Vergessenheit geraten, sonst hätte es nicht zu den zahlreichen Aerzteprozessen kommen können, die zwar mit Freispruch wegen Kunstfehler endeten, das Vertrauen der Bevölkerung in die medizinische Wissenschaft und ärztliche Leistung, wenn auch nur vorübergehend, so doch erschütterten. Diesen Erlaß bei Aerzten und vor allem Rechtskundigen wieder in Erinnerung zu rufen, war der Zweck meiner Ausführungen.

(Erscheint ausführlich in der Oesterreichischen Richterzeitung, Heft 11, 1955.)

Kapillarsystem und Penicillin, Blutgerinnung und Sulfonamid

Von

H. U. Buchholz, Oberarzt

Frauenklinik des Oldenburgischen Landeskrankenhauses
in Sanderbusch i. O.

Im Rahmen der Besprechung der Schädigung durch Medikamente, ihrer Verhütung und Behandlung, ist es von Bedeutung, darauf hinzuweisen, daß nach kombinierter extra- und intraperitonealer Penicillin- und Sulfonamid-Therapie eine Nebenwirkung auf das Blut- und Gefäßsystem auftritt, die besonders in der operativen Gynäkologie und Geburtshilfe eine Rolle spielt.

An unserer Klinik hat sich der Schwerpunkt der Penicillin- und Sulfonamid-Medikation im Rahmen der Peritonitisprophylaxe und -therapie, in der Geburtshilfe und Gynäkologie auf die Seite der parenteralen und zusätzlich intraperitonealen kombinierten Penicillin-Sulfonamid-Anwendung verschoben. Mittels dieser Penicillin-Sulfonamid-Medikation konnte eine Herabsetzung der Mortalität bei diffuser eitriger Peritonitis von 62% auf 2'3% erreicht werden.

Neben diesen hervorragenden therapeutischen Erfolgen der kombinierten parenteralen und intraperitonealen kombinierten Sulfonamid-Penicillin-Behandlung wurde post operationem eine erhöhte Blutungsbereitschaft beobachtet, die zu intraperitonealen Hämatomen, Hämatomen im Wundgebiet der Bauchdecke, Cervixstumpf- und Scheidenstumpfblutungen sowie zu ausgedehnten Suggelationen und Sufusionen im Bereich der Einstichstellen nach intravenösen Infusionen führte. In 63% der Fälle konnten experimentell diese Nebenerscheinungen in bezug auf „Blut und Gefäße" festgestellt werden. Klinisch traten sie nur vereinzelt in Erscheinung. Sie wurden der pharmakodynamischen

Wirkung der antibiotischen und chemotherapeutischen Substanzen in Abhängigkeit von dem individual pathologischen Faktor zur Last gelegt.

Um den Beweis für diese These antreten zu können, untersuchten wir zunächst, inwieweit die Laparotomie mit ihren Folgeerscheinungen auf den Organismus imstande ist, das Blut- und Gefäßsystem zu beeinflussen. Wir studierten zu diesem Zweck den Verlauf der Kapillarresistenz und der Gerinnungszeit in der prä- und postoperativen Phase.

Unter dem Einfluß des Penicillins ändert sich das Bild grundlegend. Es wurden in diesem Fall zum Zweck der Untersuchung 500.000 OE. Penicillin intraperitoneal instilliert. Der Reaktionsablauf der KPR. zeigt unter diesem Einfluß deutlich eine Schwankung nach der Seite der KPR.-Verminderung. Diese KPR.-Verminderung ist bereits 6 bis 10 Stunden nach Instillation von Penicillin festzustellen und normalisiert sich innerhalb der nächsten 2 bis 4 Tage. Die Blutgerinnung bleibt unter der Penicillinmedikation unbeeinflußt. Dieser Effekt des Penicillins auf die Kapillaren tritt noch wesentlich deutlicher bei zusätzlicher prä- und postoperativer extraperitonealer Applikation des Antibiotikums in Erscheinung.

Bei alleiniger Verabfolgung von Sulfonamid bleibt die KPR. unverändert, aber die BGZ. zeigt deutlich das umgekehrte Bild des im ersten Diapositiv gezeigten Verlaufs der Blutgerinnung unter normalen Verhältnissen. Unter dem Einfluß des Chemotherapeutikums resultiert eine deutliche Hemmung der Blutgerinnung, sowohl im Beginn als auch in der Beendigung der Gerinnung.

In der Darstellung ergibt sich das Gesamtbild der pharmakodynamischen Wirkung von Penicillin und Sulfonamid auf das Kapillar- und Blutgerinnungssystem. An Hand von 50 untersuchten Fällen kann endgültig als Folge der Penicillin- und Sulfonamid-Medikation eine Verminderung der KPR. durch das Penicillin und eine Hemmung der BGZ. durch das Sulfonamid festgestellt werden. Beide Faktoren führen zu der klinischen Erscheinung der erhöhten Blutungsneigung.

Diese eindrucksvollen Nebenerscheinungen, besonders bei der zusätzlichen kombinierten intraperitonealen Penicillin- und Sulfonamid-Therapie sollen keineswegs zu einer Einengung des Indikationsbereiches führen. Die möglichst umfassende Kenntnis der Wirkweise der Antibiotika und Chemotherapeutika nicht nur auf die Erreger, sondern auch in der Wechselwirkung zwischen Erreger und Makroorganismus, ergibt die therapeutische Breite und die Möglichkeit, die unerwünschten Nebenerscheinungen zu kupieren. Die pharmakologische Wirkung von Marbadal und Penicillin auf Blut und Gefäße mit der Folgeerscheinung der parenchymatösen und kapillaren Blutungsbereitschaft erfordern prophylaktisch und therapeutisch bei Laparotomien, die unter dem antibiotischen und chemotherapeutischen Schutz stehen, die Verabfolgung von Medikamenten, die aktiv in die einzelnen Phasen dieser Schädigungen eingreifen, ohne den Infektionsschutz zu schmälern. Die zahlreichen Angaben über Vitaminmangelerscheinungen nach Zufuhr hoher Penicillin- und Sulfonamid-Dosen legten den Gedanken nahe, die Störung des Blut- und Gefäßsystems ebenfalls als Folge eines Vitamindefizits anzusprechen und festzustellen, welche Vitamine und Vitaminkomplexe gleiche Störungen normalisieren. Das geeignete Mittel ist das Styptobion. Styptobion ist ein Vitaminkomplex und besteht aus Vitamin C und Vitamin K und Rutin. Die Wirkung dieser einzelnen Faktoren auf das Blut- und Gefäßsystem sind ausreichend bekannt.

In diesem Zusammenhang interessieren weitere Medikamente, die von uns im Rahmen der Frage nach gefäßabdichtenden und blutstillenden Mitteln untersucht wurden. Aus der Reihe der Blutersatzmittel, die besonders nach schweren Operationen in Frage kommen, steht an erster Stelle das Subsidal. Subsidal besteht aus Tutofusin als kleinmolekulare Flüssigkeit mit Zusatz von Rutin. Bei der Anwendung des Subsidals spielt der gefäßabdichtende Charakter des Rutin die wesentliche Rolle.

Bei Durchsicht unseres zahlreichen Materials können wir abschließend sagen, daß besonders Frauen, die an akuten Prozessen erkrankt sind, oder aber Frauen, die sich im Prämenstrum befinden, durch die von Penicillin und Sulfonamiden ausgelösten Gefäß- und Blutgerinnungssystemschäden gefährdet sind. In beiden Fällen besteht schon als Ausgangslage eine verminderte Kapillarresistenz und eine mehr oder weniger starke Hemmung der Blutgerinnung. Auf diese patho-physiologische Ausgangslage wird zusätzlich die schädigende Noxe des Penicillins und Sulfonamids aufgepfropft.

Zur Frage der Aetiologie
der akuten postoperativen Enterocolitis

Von

F. Helmer

Wien

Das in letzter Zeit gehäufte Auftreten der akuten postoperativen Enterocolitis wird im deutschen und anglo-amerikanischen Schrifttum vielfach auf die modernen Antibiotika zurückgeführt. Viele Autoren (B e r n h a r t, M e i e r, R i e c k e r t, W a k e f i e l d und S o m m e r s, F a i r l i e und K e n d a l l, R e i n e r und S c h l e s i n g e r, T e r p l a n, P a i n e und S h e f f e r) vertreten die Ansicht, daß die Antibiotika, insbesondere die Tetracycline und Chloramphenicol, die alleinige Ursache dieser Komplikation seien. Die Antibiotika führen bei peroraler Gabe (weniger bei parenteraler Gabe) in wenigen Tagen zu einer starken Verminderung bzw. Eliminierung der normalen Darmflora. Daneben kommt es zum Auftreten von resistenten Keimen (Superinfektion). Einerseits handelt es sich dabei um resistente Staphylokokken, anderseits um Proteus, Pseudomonas und Candida albicans. Nach weiterer Antibiotikagabe kommt es, nach Streptomycin früher, nach Aureo- und Terramycin später, zu Wiederauftreten von Coli, die jetzt aber resistent oder abgewandelt (Paracoli) sind (P o t h, P e z o l d). Resistente Staphylokokken sollen nun nach W a k e f i e l d - S o m m e r s, W e i n s t e i n, B e r n h a r t, M e i e r, F a i r - l i e - K e n d a l l, T e r p l a n u. a. die Ursache dieser letal endenden Komplikation sein. Nach R i e c k e r t, R e i n e r - S c h l e s i n g e r ist aber die andere Gruppe von resistenten Keimen (Proteus und Pseudomonas) als Ursache anzusehen. Diese Autoren fanden auch niemals intra vitam Staphylokokken im Stuhl. G o l d s c h m i e d t und M ü l le d e r maßen seinerzeit dem Bakterium faecalis alcaligenes eine ursächliche Rolle zu.

Wir hatten nun in den letzten 5½ Jahren die Gelegenheit, 38 Fälle von schwerer akuter postoperativer Enterocolitis zu beobachten. Das pathologisch-anatomische Bild ist klar und besteht einerseits in einer pseudomembranösen, anderseits hämorrhagisch-nekrotisierenden Enterocolitis (H a r t m a n n , R e i n e r und S c h l e s i n g e r , J a c o b y). Das klinische Bild ist durch zwei Verlaufsformen gekennzeichnet: Erstens die häufigere Form mit abdominalen, zunächst meteoristischen, paralytischen Beschwerden, mit den bald einsetzenden schweren stinkenden, häufig blutigen Durchfällen, verbunden mit einem schwersten Kollaps. Die zweite, seltenere Form ist charakterisiert durch einen schweren unbeeinflußbaren Kollaps, verbunden meist mit paralytischen Erscheinungen. Diese Form verläuft so akut und führt so rasch zum Tod, daß es nicht mehr zum Auftreten von Durchfällen kommt. Der Beginn dieser Komplikation bei beiden Formen fällt meist in die erste postoperative Woche.

Zur Frage der Aetiologie dieser schweren Komplikation ist folgende Feststellung wichtig: Von den 38 an unserer Klinik beobachteten Fällen bekamen 11 überhaupt keine Antibiotika, während 22 mit Penicillin und Streptomycin und nur 5 mit Terramycin postoperativ behandelt wurden. Die postoperative Enterocolitis war klinisch in allen Fällen gleichverlaufend und bei den Verstorbenen pathologisch-anatomisch nicht verschieden. Wenn auch die Antibiotika wahrscheinlich bei nichtoperierten Fällen mit lang dauernder Therapie die Ursache von Enterocolitiden sind, so können wir uns nicht der Meinung anschließen, daß die Antibiotika die alleinige Ursache dieser Erkrankung seien, besonders weil diese schon seit langer Zeit bekannt ist (F i n n e y 1893, C a r l e und F a n t i n o 1898, E i s e l s b e r g 1899, A n s c h ü t z 1905 u. a.). In unseren Fällen konnten auch niemals intra vitam Staphylokokken nachgewiesen werden.

Wenn man den klinischen Verlauf der postoperativen Enterocolitis bedenkt, besonders den akuten Beginn derselben, so muß man hinsichtlich der Aetiologie irgendwie an ein schockartiges Geschehen und nicht an eine Infektion denken. Vergleicht man die pathologisch-anatomischen Ergebnisse der Anaphylaxieversuche W e i c h h a r d t s und S c h i t t e n h e l m s und die E p p i n g e r s nach experimentellem Allylformiat-Schock mit den hier vorliegenden

Tabelle 1

	Antibiotika	Keine Antibiotika
Anzahl der Patienten	27	11
Davon lebend	7	4
Sind gestorben	20	7

Tab. 2. Uebersicht über die verabreichten Antibiotika

	Anzahl der Patienten	Davon leben	Sind gestorben
Penicillin	23+3	6+2	17+1
Ausschließl. Penicillin...	2	—	2
Streptomycin	21+2	6+1	15+1
Ausschließl. Streptomycin	1	—	1
Aureomycin	1+1	0+1	1
Terramycin	5+1	1+1	4
Achromycin	4	—	4
Erythromycin	0+2	0+1	0+1

Die hochgestellten Zahlen betreffen Behandlungsfälle mit antibiotischer Therapie nach Auftreten der postoperativen Enterocolitis bzw. nach Abklingen derselben.

Befunden und zieht Parallelen mit dem klinischen Verlauf, so wird man in dieser Annahme noch bestärkt. So erklären Penner und Bernheim und Pettet-Baggenstoß und Mitarbeiter diese Komplikation als Schock, insbesondere auf Grund des histologischen Bildes der Veränderungen in der Mucosa und Submucosa des veränderten Darmabschnittes. Erst sekundär spielen die Veränderungen in der Darmflora eine Rolle. Wenn man nun die Exsudation in die Mucosa und Submucosa und die erhöhte Kapillardurchlässigkeit bedenkt, so wird man wieder an die Histaminwirkung erinnert. Bei Histaminfreisetzung kommt es zur Kapillarwandschädigung und zu erhöhter Exsudation ins Gewebe. Dieselben Erscheinungen gibt es bekanntlich auch beim allergischen Schock. Die moderne Narkose mit Muskelrelaxantien (Curare und curareähnlich wirkende Mittel) kann nun durch ihre Nebenwirkungen (Erhöhung der Kapillarpermeabilität infolge Histaminfreisetzung) zusätzliche Schädigungen bringen. Diese Histaminausschüttung steht im indirekten Verhältnis zur Narkosetiefe (Irmer und Koss). Kootz konnte mit Curare durch eine vermehrte Ausscheidung von intravenös gegebener 10%iger Fluoreszinlösung in der vorderen Augenkammer von Kaninchen eine erhöhte Kapillarpermeabilität nachweisen. Unter Curare gelang es ihm, auch durch Kontrasteinläufe beim Kaninchen Darmkrämpfe zu erzeugen. K o o t z erklärt beide Erscheinungen als Histaminwirkung und beide konnten durch gleichzeitige Antistingabe verhindert werden. C o l e gelang es, auch durch Curare ein der postoperativen Enterocolitis ähnliches Krankheitsbild zu erzeugen. Als Quelle einer anderen möglichen allergischen Reaktion muß auch an die Bluttransfusionen gedacht werden. Es ist ja bekannt, daß Allergene durch Transfusionen übertragbar sind.

Wir konnten einen Fall einer heftigen urtikariellen Reaktion nach Gabe einer Blutkonserve beobachten: Der Spender hatte einige Stunden vor der Blutabnahme reichlich Fisch gegessen und die Empfängerin war allergisch gegen Fisch.

Aber nicht nur diese Möglichkeit einer Reaktion ist zu bedenken, sondern möglicherweise auch solche Reaktionen, die durch Transfusionen verschiedener Blutgruppen und Blutfaktoren ausgelöst werden, auch wenn sie untereinander verträglich sind. 6 von unseren 38 Patienten bekamen keine Bluttransfusion. Von diesen überlebten 5. Von den 32 anderen erhielten 22 gruppen- und Rh-gleiches Blut. Von diesen leben 6 und 16 sind gestorben. Von den 10 Patienten, die verschiedene Blutsorten erhielten, lebt keiner mehr (siehe Tab. 3). Die Zahlen sind zwar klein, aber man muß doch daraus schließen, daß es wichtig ist, zur Verhütung einer eventuell auftretenden postoperativen Enterocolitis, wenn möglich, gruppen- und Rh-gleiches Blut zu verwenden.

T a b e l l e 3

	Anzahl der Patienten	Davon leben	Sind gestorben
Bluttransfusionen	32	6	26
Davon gruppen- und Rh-gleich	22	6	16
Davon gruppen- und Rh-verschieden	10	0	10
Keine Transfusionen	6	5	1

Ferner kann auch den verschiedenen Antibioticis ein gewisser ätiologischer Zusammenhang mit der Enterocolitis nicht abgesprochen werden, jedoch nicht in Form einer Umstimmung der Darmflora, sondern in ihrer allergisierenden Wirkung. In diesem Zusammenhang möchte ich nur an die Ueberempfindlichkeit vieler Personen, z. B. gegen Penicillin, erinnern.

Durch die Arbeiten E p p i n g e r s über den postoperativen Schock angeregt, habe ich in der Annahme, daß die postoperative Enterocolitis durch eine allergische Reaktion ausgelöst sein könnte, diese mit Antistin und Percorten behandelt. Tatsächlich gelang es so, von 38 Patienten 11 am Leben zu erhalten. Die Antihistaminika haben alle die Eigenschaft, die Kapillarpermeabilität herabzusetzen, somit gefäßdichtend zu wirken. Anderseits hemmen sie die Kontraktion der Darmmuskulatur. Gerade diese beiden Hauptwirkungen sind therapeutisch wichtig und erwünscht. Zur Bekämpfung des Schockzustandes wird Percorten wasserlöslich bis zu 150 mg p. d., Noradrenalin in höchster Dosierung sowie Aminosol, Periston oder ähnliches gegeben.

Ferner muß man bedenken, daß es sich immer um Patienten in einem schlechten Allgemeinzustand handelt, der durch eine lang dauernde oder schwere Krankheit bedingt ist. Die vorangegangenen Operationen sind meistens große Eingriffe. So kommen wir zu dem Schluß, daß es sich bei der postoperativen Enterocolitis um ein komplexes Geschehen handelt, bedingt durch verschiedene Komponenten: Schock, Nebenwirkungen der modernen Therapie (Narkose, Bluttransfusionen, allergische Wirkungen der Antibiotika), die Größe des Eingriffes und schlechter Allgemeinzustand. Die moderne Therapie und die erst dadurch möglich gewordene Ausweitung der Chirurgie und die Vermehrung der großchirurgischen Eingriffe sind wohl die Ursache der Vermehrung des Auftretens der postoperativen Enterocolitis in den letzten Jahren. Ein allergisches Geschehen ist bei dem Verlauf und ex juvantibus aus dem guten Ansprechen auf die angeführte Therapie anzunehmen.

Z u s a m m e n f a s s u n g: Die Aetiologie der postoperativen Enterocolitis ist komplex. Die Ursachen liegen sowohl in der Ausweitung der Chirurgie an sich als auch in den Nebenwirkungen der modernen Therapie (allergisierende Wirkung der Antibiotika, Bluttransfusionen, Muskelrelaxantien usw.) und im postoperativen Schock, besonders bei Patienten im herabgesetzten Allgemeinzustand. Es ist nicht anzunehmen, daß eine dieser Komponenten allein die Ursache ist. Die ersteren der angeführten Ursachen haben zu einem vermehrten Auftreten der postoperativen Enterocolitis in den letzten Jahren geführt. Als Therapie hat sich die auf

Grund der oben angeführten Ueberlegungen eingeführte Behandlungsweise mit Antistin und Percorten in hoher Dosierung sowie Noradrenalin und Aminosol bzw. Periston und ähnliches bestens bewährt.

Literatur: Anschütz: Mitt. Grenzgeb. Med. u. Chir., 15 (1905). — Bernhart: Schweiz. med. Wschr., 82 (1952), H. 52. — Carle und Fantino: Langenbecks Arch., 56 (1898). — Cole: Anaesthesiology, 7 (1946), S. 190. — Eiselsberg: Arch. klin. Chir., 59 (1899). — Eppinger: Die seröse Entzündung. Wien: Springer-Verlag. — Fairlie und Kendall: J. Amer. med. Assoc., 153 (1953), H. 90. — Finney: Bull. John Hopkins Hosp., 4 (1893), S. 53. — Goldschmidt und Mülleder: Mitt. Grenzgeb. Med. u. Chir., 32 (1920); 35 (1922). — Hartmann: Acta neurovegetativa, 1 (1950). — Helmer: Wien. klin. Wschr., 66 (1954), H. 7. — Irmer und Koss: Grundlinien der endotrachealen Narkose. München: J. A. Barth. 1951. — Jacoby: Langenbecks Arch. u. Dtsch. Z. Chir., 81 (1951), H. 23. — Kootz: Anaesthesist, 1, 1 (1953). — Meier: Schweiz. med. Wschr., 82 (1952), H. 52. — Penner und Bernheim: Arch. Path., 27 (1939). — Pottot, Baggenstoss, Deasing und Judd: Surg. Gyn. a. Obstetr., 98 (1954), H. 29. — Pezold: Therapiewoche, 4 (1954), S. 329. — Poth: J. Amer. med. Assoc., 153 (1953), S. 1516. — Reiner und Schlesinger: Arch. Path., 54 (1952), H. 39.— Rieckert: Dtsch. med. Wschr., 80 (1955), H. 22. — Schittenhelm und Weichhardt: Münch. med. Wschr., 34 (1910). — Terplan, Paine, Sheffer und Lansky: Gastroenterology, 24 (1953), S. 476. — Weinstein: Zit. nach Bernhart.

Genetische Spätschäden
nach Behandlung mit zytostatischen Stoffen

Von

Herbert Lüers

Berlin

Mit 1 Abbildung

Das spezielle Anliegen des heutigen Kongreßtages sind die Schädigungen durch Medikamente. Bei diesem Thema liegt zur Zeit das Hauptaugenmerk auf Schäden, die sich auf den Patienten selbst beziehen. Ich möchte auf eine Gefährdung aufmerksam machen, die sich auf die Nachkommenschaft behandelter Individuen erstreckt: die genetischen Spätschäden nach Behandlung mit Chemotherapeuticis.

Vor kurzem wurde der Genfer Atomkongreß abgeschlossen. Auf dieser Tagung fand eine Sitzung statt, die sich mit den Gefahren der radioaktiven Strahlung für künftige Generationen befaßte. Das Ergebnis lautet kurz zusammengefaßt, daß in dem gegenwärtigen Anfangsstadium der praktischen Anwendung atomarer Energie menschheitsbedrohende Gefahren nicht vorliegen, daß aber für die Zukunft weitreichende Schutzmaßnahmen vorgesehen werden müssen, wenn es nicht in generationenweiter Sicht zu einer genetischen Katastrophe kommen soll.

Während wir von den Strahlen seit fast 30 Jahren wissen, daß sie in den Keimzellen Erbänderungen auslösen können, ist der gleiche Befund mit chemischen Stoffen eine Erkenntnis erst des letzten Jahrzehnts. Die Zahl der auf ihre mutagene Wirkung untersuchten chemischen Verbindungen ist noch gering. Unter diesen befinden sich aber auch solche, die in der Medizin seit mehreren Jahren therapeutisch verwendet werden. Es sind die Zytostatika, die besonders in der Tumortherapie eine Rolle zu spielen beginnen, und deren Hauptindikationsgebiet zur Zeit die Leukosen sind. Die Genetiker, darunter auch wir, haben begonnen, diese Stoffe zu untersuchen.

Es haben sich Urethan, Stickstofflost und seine Derivate, wie das TEM, als starke Mutagene erwiesen. Die Raten der durch diese Stoffe ausgelösten Mutationen entsprechen bei einem Vergleich mit der genetischen Röntgenstrahlenwirkung Keimzellenbestrahlungen bis zu 6000 r und mehr, d. h. bis ein Fünftel aller Keimzellen kann erblich geschädigt sein. Dieses Ergebnis wurde von verschiedenen Autoren an dem gebräuchlichsten genetischen Experimentalobjekt, der Tauflicge D r o s o p h i l a, gewonnen. Infolge der ungewöhnlich günstigen zytologischen Verhältnisse dieses Objektes — es hat nur 4 Chromosomenpaare, die zudem in den Drüsenzellen als Riesenchromosomen feinste Strukturveränderungen erkennen lassen — braucht sich die Analyse der durch mutagene Stoffe ausgelösten Erbänderungen nicht auf die Methode der Kreuzung zu beschränken, sondern sie kann auch die zytologischen Befunde an den Chromosomen einbeziehen. Wir wissen heute, daß durch Mutagene verschiedene Mutationstypen ausgelöst werden: solche, die an den Chromosomen keine sichtbaren Strukturveränderungen auslösen (Punktmutationen) und solche, die sich in mehr oder weniger groben chromosomalen Aberrationen äußern. Abb. 1 zeigt zwei verschieden schwere erbliche Veränderungen der Chromosomenstruktur in heterozygotem Zustand, erzeugt durch Behandlung mit einem Zytostatikum nach Untersuchungen unseres Mitarbeiters B. E. W o l f. In homozygotem Zustand bedingen beide den Tod ihrer Träger auf einem frühen Entwicklungsstadium.

Der erwähnte Befund, daß ein Fünftel aller Keimzellen geschädigt sein kann, stützt sich aber nur auf einem Ausschnitt aller durch diese Stoffe induzierten Mutationen. Aus methodischen Gründen beschränken sich die meisten Untersuchungen auf die Feststellung der Mutationen in einem einzigen Chromosom, dem Geschlechtschromosom, und auch hier nur auf eine bestimmte, gut erfaßbare Gruppe, nämlich auf diejenigen Mutationen, die eine rezessive letale Wirkung auf ihre Träger ausüben. Es treten aber auch in den anderen Chromosomen Mutationen auf, und außer den massiv schädlich wirkenden Erbänderungen entsteht noch eine Fülle weiterer, weniger destruktiver Mutationen. Man kann die Gesamtrate abschätzen und kommt zu dem Ergebnis, daß durch Behandlung mit mu-

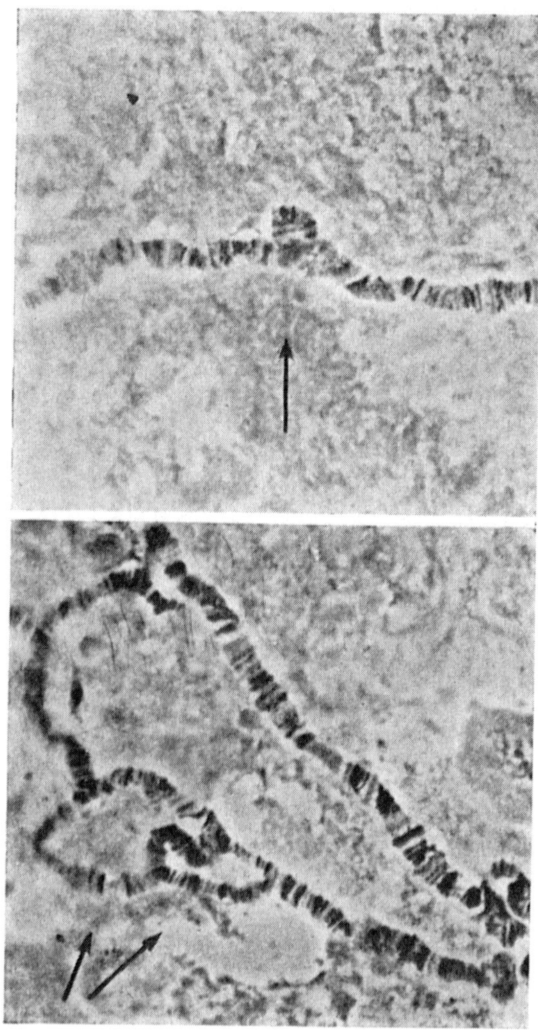

Abb. 1. Inversionsschleifen mit rezessiv letaler Wirkung im
X-Chromosom von D r o s o p h i l a m e l a n o g a s t e r, entstanden nach Behandlung mit einem zytostatischen Tumorthera-
peutikum

tagenen Stoffen in etwa jeder Geschlechtszelle eine Mutation induziert werden kann.

Damit ist zugleich die Frage beantwortet, ob bei einer Therapie mit solchen Stoffen das genetische Gefahrenmoment eine beachtenswerte Größenordnung erreicht. Zu einer anderen Frage, wieweit solche tierexperimentellen Ergebnisse als verbindlich auch für den Menschen anzusprechen sind, kann auf die weitreichende biologische Allgemeingültigkeit hingewiesen werden, die für die Reaktionen des Erbgutes auf mutagene Einflüsse gilt. Auch Pflanzen und Bakterien sprechen gleichermaßen auf die bekannten mutagenen Agentien an. Obwohl der Nachweis für den Menschen noch fehlt — es gibt dafür mehrere verständliche Gründe —, wird man mit einer gleichen Reaktion auch der menschlichen Keimzellen rechnen müssen.

Die Frage, welcher Art nun die zu erwartenden Erbschädigungen beim Menschen nach Behandlung eines Elters mit solchen mutagenen Therapeuticis sein werden, ist heute an Hand tierexperimentellen Vergleichsmaterials leicht zu beantworten. Die schwerste Beeinträchtigung ist das Fehlen funktionsfähiger Keimzellen. Ebenfalls in dauernder oder temporärer Sterilität äußert sich eine wichtige Gruppe von Erbschäden, die dominanten Letalfaktoren, die den Keim auf mehr oder weniger frühen Entwicklungsstadien absterben lassen. Damit wird sich auch die Zahl der Aborte erhöhen. Eine weitere Gruppe sind die dominanten sichtbaren Mutationen, die sich als Mißbildungen und Entwicklungsstörungen aller Art bereits in der ersten Nachkommengeneration manifestieren, ohne den Tod des belasteten Individuums zu verursachen. Eine sehr große und besonders heimtückische Gruppe sind die rezessiven Mutationen, die sich erst dann manifestieren, wenn nach generationenlanger Fortpflanzung eine genügende Durchsetzung der menschlichen Population erreicht ist und die Wahrscheinlichkeit für das Zusammentreffen zweier Partner mit der gleichen erblichen Belastung groß genug geworden ist. Hier wie in der vorigen Gruppe sind mindestens alle jene pathologischen Veränderungen zu erwarten, wie sie uns als dominante und rezessive Erbleiden aus der menschlichen Erbpathologie bekannt sind.

Die therapeutische Anwendung solcher Stoffe wird dann auf keine Bedenken stoßen, wenn die Patienten das fortpflanzungsfähige Alter überschritten haben oder wenn die Diagnose ohnehin infaust ist. Bei allen anderen Patienten sollte zur Verhütung der Propagation neuer krankhafter Erbanlagen von einer Fortpflanzung abgeraten werden, solange die Behandlung andauert, selbst wenn es sich nur um Erhaltungsdosen handelt. Wir wissen aber, daß nicht nur die reifen Keimzellen, sondern auch ihre frühen Entwicklungsstadien der mutagenen Wirkung unterliegen, daß die Wirkung also für längere Zeit nach dem Behandlungsende anhält. So muß, um die Gefahr einer solchen Nachwirkung herabzusetzen, für männliche Patienten eine Karenz von mindestens weiteren 30 Tagen nach der letzten Behandlung angeraten werden. Bei weiblichen Patienten mit ihrer begrenzten Eizahl und der langsameren Eireifung ist die Situation naturgemäß weit ungünstiger. Jedoch liegt ein gewisser Ausgleich darin, daß Graviditäten, z. B. bei lymphatischer Leukämie, anscheinend kaum vorkommen.

Bedenklich ist, daß die Anwendung mutagener Chemotherapeutika nicht auf bestimmte Tumoren beschränkt ist, sondern daß auch andere, weniger bedrohliche Krankheitszustände einbezogen sind. So wird z. B. bei dem prämenstruellen Syndrom u a. Urethan verordnet. Dieser Stoff ist auch als leichtes Schlafmittel für Kinder noch in der Ausgabe 1955 des Deutschen Aerztekalenders empfohlen. Die zytostatische Wirkung auf die Keimdrüsen des jugendlichen Organismus ist aber genetisch besonders gefährlich. Phenol, ein ebenfalls starkes Mutagen, wird neuerdings äußerlich als Kosmetikum gegen Sommersprossen angewandt. Da aber interne Nebenwirkungen beobachtet werden, liegt der Verdacht nahe, daß die Substanz auch an die Keimzellen gelangen kann. Stickstofflost hat nicht nur Eingang in der Behandlung rheumatischer Polyarthritiden gefunden, sondern wird auch von manchen Klinikern bei der Therapie des Asthma bronchiale empfohlen.

Sind nun alle als zytostatisch erkannten Stoffe zugleich starke Mutagene? Wenn dem so wäre, so bestünde keine Aussicht auf die Entwicklung spezifisch wirkender Verbindungen, welche die Keimzellen verschonen. Ich sagte schon, daß die Zahl der auch genetisch untersuchten Zytostatika noch sehr gering ist. Die Tab. 1 bringt eine Gegenüberstellung von je zwei Tumortherapeuticis mit starker mutagener Wirkung und mit völlig negativem Befund.

Es gibt also nicht nur mutagene, sondern auch nichtmutagene Zytostatika. Aminopterin und Sanamycin erweisen sich nach unseren Untersuchungen als Medikamente, die von genetischer Perspektive als unbedenklich erscheinen. Dieser Befund erweckt die Hoffnung, daß aus der phar-

Tabelle 1

Raten geschlechtsgebundener rezessiv letaler Mutationen bei D r o s o -
p h i l a nach Behandlung mit verschiedenen zytostatischen Chemotherapeuticis

Therapeutikum	Mutationsraten
Triäthylenmelamin	bis 17·2%
Zytostatikum I	bis 11·6%
Aminopterin	0·23%
Sanamycin	0·16%
Kontrolle, unbehandelt	0·13%
Röntgen, 1000 r	3·0 %

mazeutischen Entwicklung weitere Substanzen dieser Art
dem Kliniker in die Hand gegeben werden können.

Noch brauchen die hier aufgezeigten Gefahren, ebenso
wie zur Zeit bei der praktischen Anwendung atomarer
Energie, nicht überschätzt zu werden, wenn man den Erb-
anlagenbestand der gesamten menschlichen Population im
Auge hat und nicht den Einzelfall. Aber es ist gut, auch auf
dem Gebiete der Chemotherapie schon jetzt an die Zukunft zu denken.

Ueber pathogene Wirkungen von Metallen und Kunststoffen in der Mundhöhle

Von

Dozent Dr. **Hans Langer**

Wien

Die in den Mund eingeführten Prothesen verschiedener Art und Ausdehnung sollen alle jene Organfunktionen wiederherstellen, die durch den teilweisen oder vollständigen Zahnverlust gestört oder sogar aufgehoben worden waren. Der Zahnersatz, sei er eine einfache Metallfüllung zur Rekonstruktion eines einzelnen Zahnes, sei er eine die Schleimhaut deckende Platte mit einem großen künstlichen Zahnbogen, kann in das bestimmte biologische Milieu eines Mundes hineingestellt, unter Umständen in demselben eine Reihe von schädlichen Wirkungen auslösen. Diese Erscheinungen an der Schleimhaut richtig zu erkennen und zu bewerten, ist nicht nur für den Stomatologen, sondern auch für alle übrigen Aerzte wichtig. In einer Reihe von Arbeiten, welche in den letzten Jahren am Wiener zahnärztlichen Institut durchgeführt worden waren, konnten in der Frage der Beziehungen der zahnärztlichen Prothese zu den von ihr beanspruchten oder benachbarten Geweben einige neue Erkenntnisse gewonnen werden, über die kurz berichtet werden soll.

Die Umbauvorgänge an der Schleimhaut und am Knochen, die durch einen umfangreichen Zahnersatz hervorgerufen werden, halten sich mit Hilfe der neueren prothetischen Behandlungsmethoden in den Grenzen einer einfachen Adaption. Diese Grenzen werden jedoch bei einer relativ gesteigerten Beanspruchung, die nicht nur durch die Quantität des Reizes selbst, sondern auch durch die individuelle Reaktionslage des Patienten bedingt ist, überschritten. In der Folge stellen sich funktionelle Entzündungen mit überstürzten Abbauvorgängen, das akute und chronische Druckgeschwür, entzündliche Gewebshyperplasien, chronische Reizgeschwülste, in überaus seltenen Fällen sogar maligne Wucherungen ein. Diese Gewebsveränderungen, welche durch unphysiologische, unter Umständen aber auch die Anpassungsmöglichkeiten überschreitende Schub- und Druckbeanspruchungen hervorrufen werden, sind seit längerer Zeit bekannt.

Eine Fülle von neuen Problemen trat zu dem Zeitpunkt auf, als eine Reihe körperfremder Stoffe als Prothesenmaterial mit der Mundschleimhaut in einen innigen und lang dauernden Kontakt gebracht wurden. Wieder können wir von Reizwirkungen sprechen, die jedoch bei diesen Fällen auf chemisch-toxische, elektrochemische und allergisierende Einflüsse zurückgeführt werden können. Die klinischen Beobachtungen bei Trägern solcher Ersatzstücke, Exzisionen aus belasteten Schleimhautabschnitten, Tierversuche, Testungen mit den beschuldigten Materialien und schließlich physikalisch-chemische Untersuchungen beweisen, daß manche der verwendeten Stoffe gewisse pathogene Wirkungen hervorrufen können.

Diese zeigen sich in einer verstärkten Verhornung des Epithels, in Reizentzündungen im subepithelialen Bindegewebe, in schweren Gingivitiden im Bereich der restierenden Zähne, in ausgedehnten Ulzerationen der Mundschleimhaut und in verschiedenen Störungen der Speichelsekretion. Subjektiv werden ein lästiger Metallgeschmack, die Sensationen eines ständigen Stromschlusses und eine gesteigerte Sensibilität der Mund- und Rachenschleimhäute angegeben, die sich bis zu den ganz schweren Formen der Glosso- und Stomatodynien steigern kann. In diesem Zusammenhang sei auf das bekannte Beispiel der Leukoplakia elektrolytica nach Ullmann hingewiesen oder ein von Friedrich und Wühl beschriebener Fall angeführt, der unter dem Bilde einer Schleimhauttuberkulose verlief, aber als elektrolytisch bedingt festgestellt werden konnte. An die von Spreng beschriebenen Exantheme der äußeren Haut und an die Oedeme im Nasenrachenraum, die durch Metalle hervorgerufen worden waren, sei an dieser Stelle gleichfalls erinnert. Thielemann konnte Fälle beobachten, die neurale Störungen, z. B. ein Fibrillieren im Fazialisbereich aufwiesen und durch das Lösen eines Metallkontaktes zu heilen waren. Die von W. Möller (in „Therapie der Herderkrankungen", Carl Hanser-Verlag, München 1954) beobachteten Fälle, bei denen Magen-Darmbeschwerden nach der Beseitigung verschiedener Metalle verschwanden, sollen gleichfalls in diesem Zusammenhang angeführt werden.

Histologische Untersuchungen, die an exzidierten Stükken der Mundschleimhaut, z. B. nach verschieden langer Einwirkung von Kunststoffplatten bei dem gleichen Patienten vorgenommen worden waren, erlauben folgende Schlüsse: In der ersten Tragzeit erleidet das Gewebe immer gewisse Schädigungen, deren Ausmaß von individuellen Faktoren abhängt. In der deckenden Schicht ist der Keratinisationsvorgang mehr oder weniger gestört, die tieferen Epithelverbände sind oft aufgelockert und neigen zu Tiefenwucherungen. Diese obligatorischen Anfangsreaktionen können unter einer entsprechenden Behandlung abheilen oder es schließt sich ein akut entzündliches Stadium an. Weniger die degenerativen Vorgänge, als vielmehr die proliferativen Reaktionen des Epithels und die ausgeprägte Tiefenwucherung von Epithelzapfen geben dem Feingewebsbild das Gepräge. In der Tunica propria und in der Submucosa sind dann lokalisierte und generalisierte Entzündungsvorgänge nachzuweisen. An diesen Prozessen sind auch die Drüsen mitbeteiligt, sie gehen aber bald zugrunde und werden durch Fett- bzw. Granulationsgewebe ersetzt, wodurch die Schleimhaut schließlich ihres natürlichen Schutzes beraubt wird.

Bleiben die Reizmomente bestehen, kommt es zur chronisch entzündeten, stark geröteten Mundschleimhaut. Dieser Zustand, der leider oft nicht richtig gewertet wird, führt erstens zu einer enormen Keimvermehrung in der Mundhöhle und weiter zu einem exzessiven Abbau des Knochens, einer Situation, die dem Prothetiker große therapeutische Schwierigkeiten bereitet, dem Patienten schließlich die letzte Möglichkeit nimmt, überhaupt einen Zahnersatz zu tragen. Dieser ungesunde Zustand bleibt oft viele Jahre lang bestehen und wird durch erneute Reize von seiten einer nur mangelhaft angepaßten oder einer aus nicht entsprechendem Material hergestellten Prothese noch verstärkt. Die Realität und die Bedeutung des parodontalen Fokus wurde in der letzten Zeit vielfach angezweifelt, da der radikalen Sanierung oft ein therapeutischer Effekt versagt bleibt: Wie dem auch sei: Es ist sicher kein richtiges Vorgehen, ein angenommen fokal bedingtes Leiden durch

Extraktionen potentieller Herde beeinflussen zu wollen, durch einen Zahnersatz aber wieder einen chronischen Entzündungsherd an der Schleimhaut zu schaffen.

Wenn über den Weg regressiver Vorgänge diese Erscheinungen endlich abheilen, ergibt das klinische Bild und der histologische Schnitt eine stark atrophe, verhornte Epithelschichte und ein sklerosiertes Bindegewebe ohne irgend eine Drüse. Ein ausreichend funktionierender Zahnersatz ist bei diesem Schleimhautbefund kaum mehr zu erwarten.

Die Gründe für diese heute überaus häufig nachweisbaren Entzündungserscheinungen sind in mehreren Faktoren zu suchen. Die Schleimhaut selbst ist bei einer Reihe von Allgemeinerkrankungen (Diabetes, Anämien), aber auch im Klimakterium einer zusätzlichen Behandlung durch Prothesen nicht gewachsen. Aber auch Fehler in der Konstruktion des Zahnersatzes sind für eine übermäßige, mechanische Belastung verantwortlich zu machen. Unterhalb eines Plattenersatzes kommt es oft zu einer Wärmestauung, und dadurch kann gleichfalls das Gewebe geschädigt werden. Nach unseren Erfahrungen ist eine Überempfindlichkeit gegen reine Metalle, Legierungen, Kunststoffe und deren Zusätze als eine mögliche, aber nicht als eine häufige Ursache der vorerwähnten lokalen und allgemeinen Störungen anzusehen. Zur Verifizierung eines allergischen Verhaltens verwenden wir besondere Provokationsplatten.

In den letzten Jahren mußten wir erkennen, daß die Auffassung von der Mundbeständigkeit vieler, früher bedenkenlos verwendeter Stoffe revidiert werden müßte. Denn auch Edelmetallegierungen können unter bestimmten Bedingungen im Munde aufgelöst werden, das gleiche gilt von den als Edelstahl bezeichneten Metallen mit den Bestandteilen Chrom, Kobalt, Molybdän, Nickel und Eisen. Es können alle bisher als mundbeständig angesprochenen Legierungen durch ihre Verarbeitung im Guß- und Lötverfahren so abgeändert werden, daß sie im Mund wie unedle Legierungen wirken. Dadurch sind erstens Intoxikationen mit den unedlen Bestandteilen der Legierung (Kupfer, Zink, Eisen) möglich. Weiter ist an diesen korridierten Flächen immer eine Konzentration der Mundsaprophyten möglich, wozu noch die fötide Zersetzung von Nahrungsresten in den porösen Metallteilen kommt.

Weiter ist bekannt, daß verschiedene Metalle zusammen mit dem Speichel und der Gewebsflüssigkeit elektrische

Elemente bilden können. Sowohl die Metallionen, welche durch Elektrolyse frei werden, als auch die galvanischen Ströme selbst können gewebsschädigend wirken. In diesem Zusammenhang sind die Untersuchungen von K l i e w e und N e i d l anzuführen, die ergaben, daß durch elektrische Schwachströme das Bakterienwachstum erheblich vermehrt wird; G i l l i s e n und C a r l s o n konnten zeigen, daß die Schimmelpilze unter der Einwirkung von Strömen eine wesentlich höhere Produktion von Eigenstoffen aufweisen. Diese Keimaktivierung kann als indirekte Schädigung des Organismus durch Metalle angesehen werden. Um die hier umrissenen Fragen zu klären, arbeiten wir zusammen mit Bakteriologen und Metallurgen.

Während lokale und allgemeine Schädigungen durch Metalle nach unserer Beobachtung relativ selten auftraten, sind Reizerscheinungen durch Kunststoffe besonders in der letzten Zeit gehäuft zu beobachten. Die Methakrylate sind nur mit gewissen Einschränkungen als neutral gegen die Körpergewebe zu bezeichnen. Das Monomer wird beim Polymerisationsprozeß oft nicht vollkommen abgebunden und kann in der Tragzeit in die Mundhöhle abgegeben werden. Das Verhalten der monomeren Verbindungen konnte in Tierversuchen, aber auch an der Mundschleimhaut des Menschen beobachtet werden. Die toxische Wirkung auf die zelligen Elemente vollzieht sich mit einer solchen Schnelligkeit und Intensität, daß jede Abwehrreaktion unterbleibt. Im histologischen Schnitt hat das Gewebe sein Gefüge verloren, ist gequollen und ausgedehnte Thrombosierungen zeigen sich an den Gefäßen. Neben dieser einwandfrei sichergestellten toxischen Wirkung des Restmonomers müssen wir bei der Verwendung der Methakrylate auch damit rechnen, daß bei dem Polymerisationsprozeß die beigefügten Stabilisatoren und Aktivatoren, nämlich Hydrochinon und Benzoeperoxyd, nicht vollkommen aufgebraucht werden und ihre Reste ebenfalls Reizwirkungen hervorrufen können. Mit Hilfe bestimmter Prüfungen sind wir jetzt imstande, den Porositätsgrad unserer Platten und damit wahrscheinlich den Gehalt an Einschlüssen festzustellen. Spektroskopische Untersuchungen lassen uns die schuldigen Agentien differenzieren.

Metalle und Kunststoffe, die heute in ausgedehnter und fast bedenkenloser Weise im Mund verwendet werden, können neben den bekannten mechanischen auch stofflich bedingte pathogene Wirkungen lokal und vielleicht auch allgemein hervorrufen. Diese Erkrankungen überhaupt zu vermeiden, nötigenfalls zu erkennen und zu heilen, liegt in unserer Hand. Systematische Untersuchungen an der Schleimhaut, Prüfungen der Werkstoffe bzw. ihrer Verarbeitungsmöglichkeiten und schließlich Potentialmessungen in der Mundhöhle werden uns in diesen Fragen zu weiteren Erkenntnissen führen.

Gefahren der intraarteriellen Sauerstofftherapie und ihre Verhütung

Von

F. Judmaier

Innsbruck

In mannigfacher Form, sowohl hinsichtlich der Indikation als auch der Applikationsform fand O_2 in der Medizin Verwendung, wurde begrüßt und abgelehnt, wurde seine Anwendung für harmlos und für gefahrvoll erklärt.

Der Gedanke, Sauerstoffgas intraarteriell zur Behandlung peripherer Durchblutungsstörungen zu verwenden, geht auf einen Zufallsbefund L e m a i r e s zurück. An der Klinik B r e i t n e r wurde diese Therapie ausgearbeitet und genormt, ihre Wirkung studiert und die Methode allgemein gangbar gemacht durch die Konstruktion einer entsprechenden Apparatur, auf die auch das von den Dräger-Werken hergestellte Insufflationsgerät zurückgeht. Weiter wurde die intraarterielle Therapie durch die O_2 - G e w e b s - t h e r a p i e ergänzt und die A r t e r i o p n e u m' o g r a - p h i e als neues diagnostisches Verfahren angegeben.

Trotz vieler Bedenken gegen die „künstliche Setzung einer Gasembolie" hat sich die Methode durchgesetzt und kann heute auch bei aller Skepsis, eine entsprechende Handhabung vorausgesetzt, als gefahrlos bezeichnet werden. Wir haben seit dem Jahre 1949 über 5000 intraarterielle Einblasungen ausgeführt und nur 3 ernstere Zwischenfälle gesehen. Aber auch die fallen in die Entwicklungszeit der Methode. Ich werde darauf noch zurückkommen.

Was geht nun bei der intraarteriellen O_2-Insufflation physikalisch vor sich? Die Beantwortung dieser Frage ist zur Beurteilung der Gefährlichkeit wichtig, deshalb haben wir sie im Tierversuch makro- und mikroskopisch zu erkennen versucht.

Das eingeblasene Gas drängt zunächst die Blutsäule etwas zurück, so daß Gasblasen, je nach dem Druck verschieden weit, herzwärts wandern. Mit den folgenden Pulswellen werden sie dann wieder in die Peripherie mitgerissen. In den g r o ß e n Gefäßen unterliegen die Blasen den Schweregesetzen und versuchen den höchsten Punkt einzunehmen. Somit ist die jeweilige Haltung des Körpers für die Lage der Gasblasen und vor allem für ihr Eindringen in Nebenäste von ausschlaggebender Bedeutung. In den k l e i n e n Gefäßen füllen die Blasen das Lumen aus, sie unterliegen nicht mehr den Schweregesetzen, sondern einerseits der Kraft der Pulswelle und anderseits dem Widerstand der Gefäßwand. So verformen sie sich, an Teilungsstellen verharren sie pendelnd, rutschen schließlich in einen Ast ab und geben damit die unterbrochene Zirkulation wieder frei oder teilen sich.

Zur Klärung der Frage aber, ob die Gasbläschen auch die Kapillaren passieren und damit in den venösen Kreislauf gelangen, reicht das Tierexperiment nicht mehr aus. Auch mathematische Berechnungen, wie sie z. B. H e r t z und H e r t z anstellten, geben nur eine mutmaßliche Antwort. So war dies bis heute nicht geklärt. Die intraarterielle O_2-Therapie brachte die endgültige Beantwortung: Bei kapillarmikroskopischen Untersuchungen an den Zehen des Menschen während der Insufflation konnten wir eindeutig erkennen, daß Gasblasen die Kapillaren des g r o ß e n Kreislaufes passieren.

Unsere Beobachtungen zeigten uns, daß für die Gefährlichkeit der O_2-Therapie entscheidend sind: einmal die Druckverhältnisse während der Einblasung, dann die Haltung des Körpers und schließlich die Gasmenge, die in das venöse System übertritt. Somit bedrohen zwei Gefahren den Kranken:

1. Die Rückstauung des Gases bis in die Aorta und ihre Aeste mit den dadurch möglichen gasembolischen Erscheinungen von seiten des Darmes, des Rückenmarkes und des Gehirns.

2. Die Einblasung in die Vene bzw. der massive Gasübertritt in das venöse System mit den dadurch möglichen kardialen und pulmonalen Erscheinungen.

Ad 1: Eine mäßige Rückstauung des Gases tritt immer ein. Ihr Ausmaß ist abhängig vom Druck, unter dem eingeblasen wird. Klinisch tritt diese Rückstauung erst in Erscheinung, wenn das Gas in die A. hypogastrica und ihre

Aeste eindringt. Ein imperativer Stuhl- und Harndrang ist die Folge. Diese Erscheinungen sind harmlos und gehen rasch vorüber.

Wird das Gas weiter rückgestaut, so kann es in die Aa. lumbales bzw. spinales eindringen und die Rückenmarksfunktion beeinträchtigen. Dies lehrte uns einer der beobachteten Zwischenfälle. Bei diesem Kranken trat 15 Minuten nach der Einblasung ein inkomplettes Querschnittssyndrom auf. Diese Erscheinungen bildeten sich wohl zurück, doch dauerte es 4 Wochen, bis der Kranke vollständig beschwerdefrei war, beschwerdefrei aber auch in bezug auf seine Durchblutungsstörung.

Wird das Gas noch höher rückgestaut, so kann es in die A. meseraica inf. gelangen und ein Krankheitsbild ähnlich einer Meseraicathrombose auslösen. Dies zeigte uns der zweite Zwischenfall. Dieser Kranke kam einige Tage nach der Einblasung ad exitum. Zu dieser Zeit waren die Darmerscheinungen allerdings schon abgeklungen. Die Obduktion deckte eine schwerste Aortitis luetica bei Schwielenherz und Herzaneurysmus auf. Der Darm zeigte zu dieser Zeit eine deutliche Rötung. Der vorher erhobene interne Befund war nicht so schwerwiegend, er wäre eine Gegenindikation für jegliche Maßnahme gewesen.

Daß es aber auch zu einer Rückstauung des Gases entgegen dem aortalen Blutstrom bis zum Aortenbogen kommen kann, wobei dann die Gasblasen vom Blutstrom der A. vertebralis bzw. carotis in das Gehirn mitgerissen werden können, lehrte uns der dritte beobachtete Zwischenfall. Dieser Kranke stand unmittelbar nach der Insufflation auf. Einige Minuten später, beim Anlegen der Kleider, kam es plötzlich zu einem apoplektischen Zustandsbild, wobei vor allem auch das Sehzentrum betroffen war. Die Erscheinungen bildeten sich wohl zurück, doch verblieb eine Minderung der Sehfähigkeit.

So verstehen wir auch, daß die O_2-Einblasung in die Gefäße der oberen Extremität wesentlich gefährlicher ist als an der unteren, da eine Rückstauung des Gases bis zu den das Gehirn versorgenden Gefäßen leichter möglich ist. Deshalb lehnen wir sie für die obere Extremität grundsätzlich ab.

Ad 2: Die Insufflation des Gases in die Vene muß natürlich und kann auch unter allen Umständen vermieden werden. Es ist allerdings zu beachten, daß die Vene im Bereich der Leistenbeuge nicht nur rein medial von der

Arterie liegt, sondern auch etwas hinter derselben. Damit ist, auch bei richtigem Sitz der Kanüle in der Arterie, die Einblasung in die Vene bei einem unbeabsichtigten Tieferdrücken der Nadel möglich.

Daß es natürlich beim arterio-venösen Aneurysma und beim Aneurysma cirsoides zu einem massiven Gasübertritt in das venöse System kommen kann, ist verständlich, weswegen hier die O_2-Therapie nicht angezeigt ist. Nicht unerwähnt lassen möchte ich das seltene Krankheitsbild von abnorm angelegten arterio-venösen Anastomosen. Einen derartigen Fall haben wir beobachtet. Auch hier ist die O_2-Therapie zu unterlassen.

Nun zur Verhütung derartiger Komplikationen: Grundsätzlich soll die O_2-Therapie nur von geübter Hand mit einer entsprechenden Apparatur vorgenommen werden und niemals behelfsmäßig. Weiter erleichtert uns eine Reihe von Maßnahmen die gefahrlose Einblasung.

Die Rückstauung des Gases kann man vermeiden, indem man den Insufflationsdruck nur mäßig höher wählt als den diastolischen Blutdruck. Nie soll er den systolischen Druck überschreiten, die Einblasung soll eben noch in Gang gehalten werden. Nimmt man gleichzeitig eine dünne Kanüle wie für subkutane Injektionen, so ist auch die Geschwindigkeit der Einblasung entsprechend gedrosselt. Nun strömt das Gas rhythmisch, nur während der Diastole in das Gefäß ein, was an einem pulssynchronen Zischen und entsprechenden Schwankungen des Mengenmessers zu erkennen ist.

Der Gefahr, daß das Gas beim Aufrichten des Körpers entsprechend den Schweregesetzen herzwärts wandert, begegnen wir durch eine horizontale Lagerung für 10 Minuten. Gleichzeitig auskultieren wir das Gefäß. Man hört in ihm während und nach der Einblasung ein pulssynchrones Rauschen. Dieses Geräusch verschwindet relativ rasch und in der Peripherie wird subkutanes Gasknistern nachweisbar. Jetzt kann sich der Kranke ohne Bedenken aufrichten. Sicher ist das nach 10 Minuten eingetreten.

Die Punktion der Arterie ist an Pulsation und Farbe des Blutes gut zu erkennen. Als weitere Sicherung haben wir früher Acetylcholin vor dem O_2 injiziert. Wegen der großen Schmerzen sind wir davon abgegangen und injizieren heute ein Gemisch von Kalzium-Venostasin-Hydergin oder Ronicol. Die dabei auftretende Rötung und das Wärmegefühl zeigen die sichere Lage der Kanüle in der Arterie an.

Auch bei kritischster Betrachtung kann man heute — so glauben wir —, allerdings bei genauer Beachtung des Besprochenen, die intraarterielle O_2-Therapie als ungefährlich bezeichnen. In den letzten Jahren führen wir diese Behandlung sogar vorwiegend ambulant durch und haben keinen schwereren Zwischenfall mehr beobachtet.

Bedeutet die Schwangerschaft, die den Termin überschreitet, eine erhöhte Gefahr für das Kind?

Von

S. Kolonja

Klagenfurt

Wir wollen uns (da es die Kürze der Zeit nicht gestattet, in diesem Rahmen ausführlicher zu werden) gleich dem Kernpunkt des Problems zuwenden und an dieser Stelle nur festhalten, daß es bislang keine befriedigende Lösung der Frage gibt, warum in manchen Fällen die Schwangerschaft länger als die normale Zeit andauert.

Biologisch gesehen, können wir dann von einer Uebertragung sprechen, wenn ein Kind seine volle Reife erlangt hat, also ausgetragen ist, und der Geburtseintritt aus irgend einem Grunde nicht erfolgt. Infolge der unterschiedlichen intrauterinen Entwicklungsgeschwindigkeit der Kinder ist jedoch dieser Zeitpunkt der Reifeerlangung und damit des Einsetzens einer Uebertragungsgefahr einer beträchtlichen Streuung unterworfen, ein Umstand, der sich in der großen Variabilität der Schwangerschaftsdauer klar manifestiert. Der Reifegrad des Kindes braucht also mit der kalendermäßigen Tragzeit keineswegs parallel zu verlaufen, so daß ein der Zeit nach übertragenes Kind nicht unbedingt auch überreif und ein überreifes Kind nicht übertragen sein muß.

Es erscheint deshalb angebracht, den Begriff „Uebertragung" lediglich als Reifegrad zu verwenden. Im übrigen muß streng unterschieden werden zwischen der echten Uebertragung im Sinne kindlicher Ueberreife und der durchaus physiologischen „Spätgeburt", wo eine durch endogene Faktoren hervorgerufene verzögerte Fruchtentwicklung für den längeren intrauterinen Aufenthalt des Föten verantwortlich ist. Diese Differenzierung ist uns allerdings nur

theoretisch möglich, in praxi scheitert sie an der Unzulänglichkeit der Diagnostik. Tatsächlich verfügen wir über kein
Kriterium, weder klinisch-röntgenologisch noch hormonal,
welches uns schon in utero die einwandfreie Diagnose
der Kindesübertragung gestatten würde. Wenn wir heute
einen Typus des übertragenen Kindes kennen, so verdanken wir dies in erster Linie R u n g e. Die von ihm angegebenen Veränderungen, wie fehlende Vernix caseosa,
trockene Haut, Epidermisabhebungen an Händen und Füßen,
Waschfrauenhände, beginnende Mazerationserscheinungen in
den Hautfalten und am Skrotum, sind als kindliche Zeichen
der Uebertragung bzw. der Ueberreife allgemein anerkannt.
Leider sind aber auch diese erst post partum feststellbar
und daher nur für die nachträgliche Verifikation einer Uebertragung von Bedeutung.

Das Versagen der Diagnostik führt zu einer Konzentration der Bemühungen auf eine möglichst präzise Berech-
nung der Schwangerschaftsdauer.

Da der Konzeptionstermin selten bekannt ist und Basaltemperaturmessungen nur in den wenigsten Fällen durchgeführt werden, erfolgt die Errechnung des mutmaßlichen
Niederkunftstermines in der überwiegenden Mehrzahl der
Fälle nach dem Termin der letzten Regel. Dieser Art der
Tragzeiterrechnung kommt jedoch von vornherein nur
ein problematischer Wert zu, da die Tragzeitverlänge-
rung in einem beträchtlichen Prozentsatz der Fälle durch
falsche Terminangaben der Mütter bzw. Zyklusvarianten,
nur v o r g e t ä u s c h t ist. Doch abgesehen davon, kann
der Versuch, die Uebertragungsdiagnose auf einer Berech-
nung der Schwangerschaftsdauer aufzubauen, allein schon
deshalb nicht zum gewünschten Erfolg führen, weil die Uebertragung ja nicht an eine kalendermäßig bestimmte Tragzeit-
dauer gebunden ist, bzw. nicht jede Terminüberschreitung
kurzerhand als echte Uebertragung eingeschätzt werden darf.
Die Zahl der Fälle, wo die Terminüberschreitung tatsächlich durch eine echte Uebertragung verursacht wird, ist
außerordentlich gering. Sie wird von H. A. M ü l l e r mit
zirka 10% aller Fälle mit verlängerter Tragzeit angegeben,
was mit unseren eigenen Ergebnissen recht genau überein-
stimmt. Von insgesamt 560 Uebertragungen von 10 und
mehr Tagen über den Termin, wo ausnahmslos der spontane
Geburtseintritt abgewartet worden war, wiesen nur 58 Fälle
die Rungeschen Zeichen der Ueberreife auf. Doch selbst bei
diesen Kindern war keine Schädigung feststellbar. Die äußerlich sichtbaren Zeichen verschwanden innerhalb weniger Tage

und die weitere Entwicklung dieser Säuglinge unterschied sich in nichts von der der termingerecht geborenen.

Wir möchten unsere Auffassung bezüglich der Frage, ob bei der Schwangerschaft, die den Termin überschreitet, eine erhöhte Gefahr für das Kind vorliege, am besten so formulieren, daß wir sagen: Das Kind, das nach dem Termin zur Welt kommt, ist nicht mehr und nicht weniger gefährdet als das termingerecht geborene. Das zuvor Gesagte wird uns sofort noch verständlicher, wenn wir jene Faktoren, die im allgemeinen als ausschlaggebend für den angeblich erhöhten Fruchttod bei Uebertragungen angesehen werden, auf ihre zeitliche Faßbarkeit untersuchen. Diese sind

1. eine Uebergröße des Kindes,

2. eine verringerte Widerstandskraft des Fötus gegenüber den normalen geburtsmechanischen Einwirkungen infolge Ablaufens seiner intrauterinen Zeit,

3. Alterungsprozesse der Plazenta und

4. eine infolge Wehenschwäche protrahiert verlaufende Geburt.

Ad 1. Nun existiert aber das „Problem" des großen Kindes — wenn man es überhaupt als ein solches bezeichnen will — zu jeder Zeit, d. h. überdurchschnittlich große Kinder werden von den Müttern sowohl vor, am und eben auch n a c h dem Termin zur Welt gebracht.

Ad 2. W i e und w o r a u s will man die angeblich verringerte Widerstandskraft der übertragenen Kinder gegenüber den geburtsmechanischen Einwirkungen bewiesen haben? Sub partu oder post partum als Folge des Geburtstraumas absterbende Kinder finden wir nicht nur nach, sondern auch vor und am Termin.

Zweifelsohne kann — um auf Punkt 3 einzugehen — ein intrauterines Absterben der Kinder gelegentlich durch eine ungenügende Funktion oder Degenerationserscheinungen der Plazenta verursacht werden, doch tritt diese Möglichkeit in jedem Stadium der Schwangerschaft gleich häufig auf. So konnten wir die als Alterungserscheinungen der Plazenta gewerteten Infarkte prozentual ebenso häufig auch in den Plazenten von vor und am Termin geborenen Kindern nachweisen. Stirbt ein Fötus intrauterin ohne ersichtlichen Grund v o r dem Termin ab, so wird man die Todesursache als ungeklärt bezeichnen, stirbt das Kind aber auch nur e i n e n Tag n a c h dem Termin ab, so wird der Tod unweigerlich auf die Uebertragung im Sinne plazentarer Insuffizienz zurückgeführt.

Zu Punkt 4 muß gesagt werden, daß es unter Wehenschwäche leidende Geburten ja zu jedem Zeitpunkt gibt. In unserem immerhin nicht unbeträchtlichen Beobachtungsgut von insgesamt 8500 Geburten konnten wir bei Ueberschreitung des Geburtstermines keineswegs eine prozentuale Häufung der protrahiert verlaufenden Geburten feststellen.

Wir sehen also, daß diese als die besonderen Gefährdungsmomente des übertragenen Kindes erachteten Faktoren, die im einzelnen oder insgesamt schließlich die Triebfeder zum Eingreifen bilden, für die Schwangerschaft, die den Termin überschreitet, keineswegs pathognomonisch sind.

Wir leiten deshalb die nach verlängerter Tragzeit erfolgende Geburt genau so wie die Termingeburt, d. h. wir warten unbedingt den spontanen Geburtseintritt ab und verzichten auf jegliche Einleitungsmaßnahmen, da 1. der Prozentsatz der echten Uebertragungen gegenüber der großen Zahl von Verdachtsfällen, wo die Geburtseinleitung auf alle Fälle unnotwendig wäre, außerordentlich gering ist und sich zudem auch bei den mit den Rungeschen Zeichen behafteten Kindern keine Schädigung feststellen läßt; 2. der Zeitpunkt, von dem an das kindliche Leben erhöht gefährdet sein soll, gar nicht faßbar ist, und 3. weil sich alle bisherigen Einleitungsmethoden als insuffizient und gefährlich erwiesen haben. Nicht umsonst schließlich gelangen S o l t h und M ü l l e r zu der Feststellung, daß man durch die Geburtseinleitung in 90% aller Fälle nur Schaden anrichte, um in den restlichen 10% zwar nicht meßbar zu schädigen, jedoch auch nicht mit Sicherheit zu nützen.

Der Erfolg hat uns auch recht gegeben: In unserem zunächst an der I. Wiener Universitäts-Frauenklinik, später auch àm Landeskrankenhaus Klagenfurt unter 8500 Geburten beobachteten Gesamtmaterial von insgesamt 560 nicht eingeleiteten Uebertragungen von 10 und mehr Tagen, hatten wir keinen einzigen kindlichen Todesfall zu beklagen, der nur auf das Konto Uebertragung zu setzen gewesen wäre. Jeder Kindestod war einwandfrei auf andere Ursachen zurückzuführen. Die kindliche Gesamtsterblichkeit und Operationsfrequenz dieser Fälle waren gegenüber dem normalen Durchschnitt bei Termingeburten keineswegs erhöht. Hingegen schnitt eine Vergleichsgruppe, wo bei den sogenannten Uebertragungen die Geburt teils medikamentös, teils mechanisch eingeleitet worden war, in jeder Beziehung wesentlich schlechter ab. Kindliche Gesamtsterblichkeit und Operationsfrequenz waren hier sogar um ein

Vielfaches erhöht. Außerdem mußten wir feststellen, daß die Geburtseinleitung eine Verlängerung der Geburtsdauer, eine Vermehrung der Störungen in der Nachgeburtsperiode sowie eine deutliche Verschlechterung des Wochenbettes für die Mutter nach sich zog.

In den letzten Jahren sprechen sich immer mehr Geburtshelfer, und zwar auch solche, die an und für sich eine erhöhte Mortalität der übertragenen Kinder festzustellen glauben, gleich uns gegen die Geburtseinleitung aus, weil sie an Hand ihrer Ergebnisse einfach erkennen, mußten, daß es nicht möglich war, das in der Uebertragung erblickte Gefahrenmoment durch die Einleitung auch nur teilweise herabzusetzen.

Doch auch mit unserer Auffassung, daß eine überdurchschnittliche Gefährdung der Kinder bei der Uebertragung gar nicht vorliege, sind wir keineswegs allein. Im modernen Schrifttum sind es vor allem angelsächsische Autoren, die einer Ueberschätzung des Uebertragungsproblems energisch entgegentreten.

„Die Schwangerschaft, die den Termin überschreitet, birgt keine erhöhte Gefahr für Mutter und Kind", betonen G o l d und D a i c h m a n. „Diese Fälle sollen nicht anders behandelt werden als Schwangerschaften von normaler Dauer." K a m p e r m a n bezeichnet das Uebertragungsproblem mehr als eine „fixe Idee" der Geburtshelfer denn ein tatsächliches Vorkommnis.

L a t t o stellt gleich zu Beginn seiner Arbeit über die verlängerte Schwangerschaft fest, daß er im Titel absichtlich den Ausdruck „Uebertragung" vermieden habe, da durch ihn unwillkürlich zum Ausdruck komme, dieser Zustand wäre pathologisch.

„Der Begriff Uebertragung sollte revidiert werden", fordert S t e w a r t auf Grund seiner an Hand von Basaltemperaturmessungen erzielten Untersuchungsergebnisse. „Es gibt kein Uebertragungsproblem", sagt C a l k i n s in Uebereinstimmung mit H o l m e s, der sich noch schärfer ausdrückt: Seiner Ansicht nach sei die Uebertragung eine Erdichtung der Phantasie und das Schrifttum voll von unzutreffenden Beiträgen über das Thema. Er selbst habe nie einen authentischen Fall gesehen.

Wir leugnen die Existenz der Kindesübertragung nicht rundweg, akzeptieren sie allerdings nur im Sinne kindlicher Ueberreife. Doch stellt sie unseres Erachtens in den wenigen Fällen, wo sie auch tatsächlich vorliegt, kein ernsthaftes Problem dar. Wir lehnen aus den bereits dargelegten

Gründen bei den verlängerten Schwangerschaften jegliche geburtseinleitende Maßnahmen strikte ab. Die besten Ergebnisse sind nur zu erzielen, wenn man einen so rein physiologischen Vorgang wie Schwangerschaft und Geburt auch absolut physiologisch ablaufen läßt, indem man so wenig wie möglich in das naturgegebene Geschehen eingreift.

Literatur kann beim Verfasser angefordert werden.

3. September 1955

Pathologische Physiologie der Schwerhörigkeit

Von

H. Bornschein

Wien

Das Fundament der pathologischen Physiologie irgend-
eines Organsystems ist bekanntlich die normale Physiologie
und damit die Kenntnis des normalen Ablaufes der Lebensvorgänge in ihrem vielfältigen Zusammenspiel. Eine eigentliche Physiologie des Ohres im Sinne einer experimentell
wohlbegründeten Wissenschaft gibt es erst seit wenigen
Jahren und so kann es kaum wundernehmen, daß eine
systematische pathologische Physiologie der Schwerhörigkeit bis jetzt noch nicht existiert. So wird auch in den
modernsten Lehrbüchern der Pathophysiologie das Ohr mit
keinem Wort erwähnt. Dennoch darf die Bedeutung der
Pathophysiologie auf diesem Gebiet nicht unterschätzt werden. Experimentell-pathologische Untersuchungen waren es
nämlich, denen ein beträchtlicher Teil des derzeitigen Wissens über die normale Physiologie des Ohres zu danken ist,
wenn auch der größere Teil der modernen Erkenntnisse auf
exakten physikalisch-mathematischen Analysen beruht.
Scheint schon die Erarbeitung der normalen Physiologie
auf dem Umweg über die pathologische Physiologie ein
wenig paradox, so ist ihr Verhältnis zur Klinik noch merk-
würdiger: Eine der erfolgreichsten therapeutischen Maßnahmen gegen die Schwerhörigkeit, die Fensterungsoperation, wurde nicht nur ohne, sondern geradezu gegen alle
theoretischen Voraussetzungen geschaffen. Der unbestreit-
bare Erfolg dieses Eingriffes zwang die Theoretiker zu

Umbauten an ihrem einsturzgefährdeten Lehrgebäude, das teilweise auf dem trügerischen Sand der Spekulation erbaut war. Von den neuen festen Fundamenten der Ohrphysiologie scheinen nun manche bereits soweit fertiggestellt, daß man es wagen kann, wenn schon nicht die feste Brücke einer systematischen Pathophysiologie, so doch einzelne schwankende Stege zur Klinik zu schlagen, um jene Kluft zu überwinden, die auch auf diesem Gebiet Grundlagenforscher und Kliniker trennt.

Bevor auf die bisherigen Ergebnisse der pathophysiologischen Untersuchungen eingegangen werden kann, müssen die zur Verfügung stehenden Forschungsmethoden kurz beschrieben werden. In den meisten Fällen, insbesondere bei der Untersuchung experimentell erzeugter Schädigungen, muß der Tierversuch herangezogen werden. Nun ist die Funktionsprüfung von Sinnesorganen mit gewissen grundsätzlichen Schwierigkeiten verbunden. Endeffekt jedes wirksamen Reizes ist eine Empfindung, die schon beim Menschen nicht meßbar ist und die als solche beim Tier überhaupt nicht direkt erfaßt werden kann. Ihr Nachweis erfolgt hier entweder durch Koppelung mit motorischen Reaktionen (Dressur) oder durch Registrierung der mit der Erregung auftretenden bioelektrischen Erscheinungen (Aktionspotentiale). Die elektrophysiologischen Methoden haben den Vorteil, daß die einzelnen Abschnitte, die die Erregung der Reihe nach durchläuft, mit Hilfe von Mikroelektroden getrennt geprüft werden können. Allerdings wird die Entschlüsselung der Signale, die das betreffende System durchlaufen, mit zunehmender Entfernung vom peripheren Sinnesapparat immer schwieriger. Am einfachsten liegen die Verhältnisse bei den Biopotentialen, die von den Haarzellen des Cortischen Organs erzeugt werden (Wever-Bray-Effekt). Die Größe dieser sogenannten cochlearen Mikrophonpotentiale hängt sowohl von der physikalischen Intensität als auch von der physiologischen Wirksamkeit des an der Sinneszelle angreifenden Reizes ab. Das Verhalten der Potentiale entspricht daher der Summe aller derjenigen Prozesse, die der fortgeleiteten nervösen Erregung vorausgehen. Die cochlearen Mikrophonpotentiale stellen das praktisch brauchbarste Kriterium dar, wenn die Leistung des peripheren Rezeptorapparates im Tierversuch gemessen werden soll. Die Technik ihrer Registrierung ist bereits soweit entwickelt, daß es sich um eine ausgesprochene Routinemethode handelt. Die Ableitung erfolgt mit Mikroelektroden direkt von der operativ freigelegten Schnecke. Registriert man die Amplitude der Mikrophonpotentiale mit einem Gleitton als Reiz (Ton mit allmählich ansteigender Frequenz), so erhält man eine objektive Hörkurve. In entsprechender Weise kann man natürlich mit Tönen von steigender Lautstärke die Intensitätsabhängigkeit der Erregung direkt registrieren bzw. mit konstanten Reizen die unmittelbare Wirkung von Eingriffen studieren. Die verschiedenen Anwendungsmöglichkeiten dieser Methode werden an Hand der späteren Beispiele demonstriert werden. Da es sich bei den verschiedenen Formen der Schwerhörigkeit meistens um Affektionen außerhalb des nervösen Apparates handelt, soll hier auf die zentrale Organisation der die Horbahn durchlaufenden Signale und auf die Frage der sogenannten Nervenschwerhörigkeit nicht näher eingegangen werden, um so mehr, als es sich hier bereits um Probleme der allgemeinen Neurophysiologie und -pathologie handelt. Erwähnt sei nur, daß auch im kortikalen Niveau eine Differenzierung der durch verschiedene Töne ausgelösten Aktionspotentiale möglich ist, wobei die Koordinaten des tonotopen Systems durch die beiden Sinnesqualitäten Tonhöhe und Lautheit gebildet werden (T u n t u r i).

Bei den Störungen innerhalb des eigentlichen Sinnesorgans werden bekanntlich zwei Formen unterschieden, nämlich die sogenannte Leitungsschwerhörigkeit und die Perzeptionsschwerhörigkeit. Während im ersteren Fall lediglich die auf die Sinneszellen einwirkende Reizenergie vermindert ist, betrifft die Störung im zweiten Fall den Transformationsprozeß, d. h. die im Sinnesepithel stattfindende Umwandlung des physikalischen Reizes in die physiologische Erregung. Während beispielsweise beim Auge bilderzeugender Apparat (optische Medien) und lichtperzipierender Apparat (Netzhaut) klar voneinander getrennt sind, ist die Trennung der analogen Strukturen des Ohres (schalleitender bzw. schallperzipierender Apparat) wesentlich schwieriger. Da es sich beim Schall um mechanische Energie handelt, ist die Überleitung des Reizes auf die Haarzellen von den mechanischen Eigenschaften sowohl des Mittel- als auch des Innenohres abhängig. Diese Überlegung zeigt bereits, daß die beiden Grundformen der Schwerhörigkeit (Leitungsbzw. Perzeptionsschwerhörigkeit) keineswegs unter allen Umständen mit den klinisch üblichen Begriffen der Mittelohr- bzw. Innenohrschwerhörigkeit identifiziert werden dürfen. Eine gedankenlose Gleichsetzung der Begriffe kann leicht zu gefährlichen Mißverständnissen führen, wie ein späteres Beispiel zeigen wird.

Leitungs- und Perzeptionsschwerhörigkeit können im Tierexperiment mittels der cochlearen Mikrophonpotentiale exakt differenziert werden. Trägt man in einem doppeltlogarithmischen Koordinatensystem die Amplitude der Potentiale gegen die Schallstärke des auslösenden Reizes auf, so erhält man eine Kurve von charakteristischem Verlauf. Im Bereich der schwachen und mittleren Lautstärken linear ansteigend biegt die Kurve bei den hohen Lautstärken um und sinkt nach Durchlaufen eines Maximums wieder ab. Erzeugt man nun eine Störung der Schalleitung, beispielsweise durch eine Trommelfellverletzung, so erfährt die Intensitätskurve eine reine Horizontalverschiebung in Richtung der höheren Lautstärken: Der Verlust ist durch eine entsprechende Erhöhung der Reizintensität auszugleichen. Wird hingegen der Transformationsprozeß Reiz—Erregung gestört, beispielsweise durch Sauerstoffmangel, so verschiebt sich die Intensitätskurve rein vertikal in Richtung der niedrigeren Potentialamplituden: Der Verlust ist nicht mehr voll kompensierbar, da auch die Maximalamplitude reduziert ist. Das Ausmaß der Kurvenverschiebung und damit des Hörverlustes kann direkt in Dezibel abgelesen werden. Besonders vorteilhaft ist diese Methode bei der Analyse gemischter Schwerhörigkeit, wie z. B. nach akustischer Traumatisierung des Ohres durch Knall- oder Lärmbelastung. In solchen Fällen erscheint die Intensitätskurve sowohl in horizontaler als auch in vertikaler Richtung verschoben. Das quantitativ meßbare Verhältnis der beiden Komponenten entspricht direkt dem Anteil der Leitungsbzw. Perzeptionsschwerhörigkeit am gesamten Hörverlust. Die auf diese Weise erzielte Trennung ist weitaus zuverlässiger als die übliche vergleichende Untersuchung von Luftleitung und Knochenleitung, da letztere keineswegs vom Mittelohrapparat unabhängig ist.

Das Verständnis der L e i t u n g s s c h w e r h ö r i gk e i t erfordert als Voraussetzung Klarheit über das Funktionsprinzip des Mittelohres. Beim Menschen und allen nicht im Wasser lebenden Tieren ist das umgebende schallführende Medium die Luft, während sich die Sinneszellen innerhalb der Innenohrflüssigkeiten (Endo- und Perilymphe) befinden. Bei direktem Übergang von Luft zu Wasser würde infolge des verschiedenen Schallwellenwiderstandes der beiden Medien 97% der Schallenergie durch Reflexion verloren gehen. Dieser Verlust wird durch Zwischenschaltung des Mittelohrapparates (Trommelfell und Gehörknöchelchenkette) vermieden, der als Schalldrucktransformator fungiert. Allerdings ist seine Wirksamkeit auf die Tonfrequenzen bis etwa 2000 Hz beschränkt, da die Eigenschwingungen des gekoppelten Systems bei etwa 1000 Hz liegen und die Schwingungsfähigkeit bei den höheren Frequenzen rasch absinkt. Die Übertragung der höheren Frequenzen erfolgt mit zunehmendem Energieverlust direkt, d. h. über die Knochenleitung, wobei die Eigenfrequenz des Felsenbeins eine gewisse Rolle spielt. Wird die Schwingungsfähigkeit des Mittelohrsystems in irgendeiner Weise gehemmt (physiologisch bei Kontraktion der Binnenohrmuskulatur, pathologisch bei entzündlichen Affektionen im Mittelohr), so beschränkt sich der Hörverlust verständlicherweise auf den unteren Frequenzbereich. Bei der charakteristischen Mittelohrschwerhörigkeit handelt es sich also um eine ausgesprochene Tieftonschwerhörigkeit. Ganz anders liegen hingegen die Verhältnisse, wenn praktisch der gesamte Mittelohrapparat entfernt wird, wie dies bei der sogenannten Radikaloperation der Fall ist: Der resultierende Hörverlust erstreckt sich nach einem solchen Eingriff gleichmäßig über den ganzen Hörbereich. Dieses zunächst etwas überraschende Verhalten wird verständlich, wenn man am radikaloperierten Ohr die Knochenleitung prüft (v. B e k e s y): Unter diesen Bedingungen ergibt sich eine ausgesprochene Hochtonschwerhörigkeit, die sich aus der Verringerung der mit der Perilymphe der Scala vestibuli normalerweise gekoppelten Massen (Gehörknöchelchenkette) erklärt. Demmach setzt sich also der gleichmäßige Hörverlust des radikaloperierten Ohres aus zwei Komponenten zusammen: einer durch Beseitigung des Transformatormechanismus erzeugten Tieftonschwerhörigkeit und einer durch Ausfall der Massenkopplung bedingten Hochtonschwerhörigkeit. Die beim Tier objektiv meßbare Hörverlustkurve läßt tatsächlich mitunter deutlich erkennen, daß sie durch Überlagerung zweier sich überschneidender Kurven bedingt ist. Das Beispiel demonstriert nicht nur die komplexe Natur der Leitungsschwerhörigkeit, sondern zeigt überdies, wie gefährlich eine getrennte Betrachtung der mechanischen Eigenschaften von Mittel- und Innenohr sein kann. Die angeschnittenen Fragen stehen mit der Problematik der gehörverbessernden Operationen in innigem Zusammenhang, worauf hier jedoch nicht näher eingegangen werden kann.

Für die nunmehr folgende Besprechung der P e r z e p t i o n s s c h w e r h ö r i g k e i t sind einige physiologische Erkenntnisse von entscheidender Bedeutung. Wie bereits erwähnt, handelt es sich bei dieser Form der Schwerhörigkeit um eine Störung des Transformationsprozesses, der den physikalischen Reiz in die physiologische Erregung umsetzt. Da die elektrische Energie, die von den Sinneszellen produziert wird, nach Messungen von v. B e k e s y größer ist als die mechanische Energie des Schallreizes, enthält der Transformationsprozeß einen Verstärkermechanismus, wobei chemisch gebundene Energie freigesetzt wird. Dieser Energiestoffwechsel ist an die Anwesenheit von Sauerstoff gebunden. Bei Sauerstoffmangel verschiedenster Ursache (primäre Anoxie, Durchblutungsstörungen im Innenohr usw.) schwinden daher die stoffwechselbedingten Mikrophonpotentiale der Haarzellen. Überschreitet die Dauer der Anoxie eine kritische Zeit von etwa 5 Minuten, so ist keine komplette Erholung mehr möglich. Diese sogenannte Wiederbelebenszeit und die Geschwindigkeit des Potentialschwundes bei plötzlicher Anoxie sind wie alle stoffwechselbedingten Funktionen in gesetzmäßiger Weise von der Körpertemperatur abhängig. Unterkühlung bewirkt bekanntlich durch Verlangsamung der Stoffwechselprozesse eine Einsparung von Sauerstoff und damit eine erhöhte Toleranz gegenüber Anoxie (Prinzip des künstlichen Winterschlafes). Hinsichtlich der Anoxiewirkung ist übrigens noch zu erwähnen, daß das primäre Neuron der Hörbahn bei Sauerstoffmangel seine Funktion früher einstellt als die Sinneszellen. Der tatsächliche Hörverlust bei einer lokalen Durchblutungsstörung im Innenohr ist daher größer, als dem Schwund der Mikrophonpotentiale entspricht. Ansonsten ist über den Stoffwechsel des Transformationsprozesses bisher wenig bekannt. Das glykolysehemmende Stoffwechselgift Jodazetat, das schon in kleinsten Dosen die Rezeptorzellen des Auges außer Funktion setzt, ist auf die Haarzellen offenbar ohne jede Wirkung. Eine funktionell und histologisch nachweisbare schädigende Wirkung auf die Haarzellen zeigen Chinin, Streptomycin und Neomycin, wobei jedoch die hierzu notwendigen hohen Dosen auch anderweitige Schädigungen verursachen können. Eine ausgesprochen selektive Schädigung der Haarzellen scheint hingegen das Wurmmittel Ascaridol (Oleum Chenopodii) zu bewirken. Eine Atrophie des Sinnesepithels kann nicht nur durch toxische Substanzen, sondern auch durch mechanische Überbeanspruchung erzeugt werden. Dies führt zu dem in mehrfacher Hinsicht bedeutungsvollen Problem des akustischen Traumas. Schalleinwirkungen von hoher Intensität, mögen sie nun einmalig und kurzdauernd (Mündungsknall) oder wiederholt und andauernd (Industrielärm) sein, bedingen eine

Schädigung der Haarzellen, die auch im Tierversuch erzeugt werden kann. Wenn sich der Hörverlust nur auf die hohen Töne beschränkt, wie dies häufig der Fall ist, so finden sich histologisch nachweisbare Schädigungen nur im basalen Schneckenbereich. Die Korrelation zwischen morphologischem und funktionellem Befund entspricht also vollkommen dem Prinzip der tonotopen Lokalisation in der Schnecke. Dieses bekanntlich schon von H e l m h o l t z zur Erklärung der Analysatorfunktion des Ohres postulierte Prinzip hat sich in den verschiedensten Untersuchungen mit partieller Schädigung der Schnecke immer wieder bestätigt und steht heute außer Zweifel. Darüber hinaus konnten in den letzten Jahren auch die physikalischen Grundlagen dieses Prinzips einwandfrei geklärt werden, wobei sich freilich die H e l m h o l t z sche Resonanzhypothese als unrichtig erwies. Die Klangzerlegung im Innenohr basiert im wesentlichen auf der Tatsache, daß sich die Biegungssteifigkeit der Basilarmembran von der Basis bis zur Spitze kontinuierlich ändert. Töne von hoher Frequenz bringen nur die basalen Anteile der Schnecke zum Schwingen; je tiefer die Tonfrequenz ist, desto weiter dringt die Schwingung gegen die Schneckenspitze vor. Exakten Direktmessungen (v. B e k e s y) und mathematischen Analysen (R a n k e) ist es zu danken, daß die tatsächliche Schwingungsform der Basilarmembran festgestellt und damit das Stadium der „Hörtheorien" endgültig überwunden werden konnte. Das vieldiskutierte Problem der hohen Trennschärfe, das jeder physikalischen Erklärung trotzte, hat sich nunmehr als rein neurophysiologische Frage entpuppt, wobei eine prinzipielle Analogie zum Auge besteht (durch Kontrastfunktionen erhöhtes Auflösungsvermögen). Zu erwähnen ist noch das Phänomen der Tonhöhenverstimmung: Nach einohriger Darbietung eines sehr lauten Tones erscheinen bei beidohrigem Tonhöhenvergleich die Töne am vorbelasteten Ohr subjektiv teils tiefer, teils höher als am unbelasteten Ohr. Die Erscheinung läßt sich aus der bekannten Schwingungsform der Basilarmembran und der Annahme einer Ermüdung bzw. Adaptation der am stärksten beanspruchten Sinneszellen ohne weiteres erklären. Eine entsprechende Tonhöhenverstimmung ist nach R a n k e auch an der Grenze des Schädigungsbereiches bei isolierter Hochton-Perzeptionsschwerhörigkeit nachzuweisen. Allerdings ist nicht jede Verstimmung im strengsten Sinne perzeptionsbedingt. So beruht beispielsweise die nach operativen Eingriffen am Innenohr (Fenestration) auftretende Diplakusis binauralis, bei welcher alle Töne am operierten Ohr subjektiv höher erscheinen als am gesunden Ohr, auf einer Aenderung mechanischer Faktoren und einer dadurch bedingten Verschiebung der Reizverteilung. Spezifisch für die Perzeptionsschwerhörigkeit ist hingegen eine eigenartige Aenderung der Lautheitsempfindung, die in der klinischen Literatur als Lautstärkeausgleich („recruitment phenomenon") bezeichnet wird. Diese Erscheinung äußert sich darin, daß die Lautheitsdifferenz zwischen krankem und gesundem Ohr mit zunehmender Schallstärke immer geringer wird, so daß bei hohen Lautstärken schließlich beidohrig gleiche Lautheit erreicht wird. Eine gesicherte Erklärung des Lautstärkeausgleiches steht noch aus, doch sei erwähnt, daß diese Erscheinung ebenso wie die Tonhöhenverstimmung auch an einem normalen „lautadaptierten" Ohr nachgewiesen werden kann.

Wie die vorausgegangene Uebersicht zeigt, ist die Uebereinstimmung zwischen klinischem bzw. pathologischem Befund und physiologischer Grundlage teilweise recht befriedigend. Allerdings zog bisher der Physiologe aus derartigen Betrachtungen den größeren Nutzen, da sie für ihn eine Bestätigung seines Lehrprinzips bedeuteten. Für den Kliniker ergab sich daraus höchstens ein besseres Verständnis des Krankheitsgeschehens, ohne daß aber die auf rein empirischer Basis betriebene Diagnostik und Therapie dadurch beeinflußt wurde. Daß aber die experimentell-pathologische Erforschung des Ohres nicht nur rein akademisches Interesse beanspruchen darf, sondern ausnahmsweise auch praktisch wichtige Folgerungen für die Therapie ermöglichen kann, sei an Hand des folgenden Beispiels demonstriert. Beim Morbus Ménière handelt es sich bekanntlich um eine Erkrankung des Innenohres, die symptomatologisch durch Anfälle von Gleichgewichtsstörungen und eine progressive Perzeptionsschwerhörigkeit gekennzeichnet ist. Die Therapie richtet sich in erster Linie gegen das erstgenannte Symptom, da die Anfälle den Patienten auf das schwerste belasten und nicht selten sogar berufsunfähig machen können. Versagt jede medikamentöse Therapie, so entschließt man sich meistens zu einer Ausschaltung des Vestibularapparates auf chirurgischem Wege (Elektrokoagulation der Bogengänge, Durchschneidung des 8. Hirnnerven usw.), wodurch in fast allen Fällen auch die Hörfunktion des betreffenden Ohres vernichtet wird. Nun war aus Tierversuchen bekannt, daß mit einem feinen Ultraschallbündel von hoher Intensität einzelne Teile der Schnecke irreversibel ausgeschaltet werden können, ohne daß die Funktion der übrigen Schneckenanteile bzw. des Vestibularapparates beeinträchtigt wird. Umgekehrt ergab sich nach isolierter Beschallung des Bogengangsystems ein Ausfall von Vestibularreaktionen bei voller Erhaltung der Hörfähigkeit. Auf Grund seiner tierexperimentellen Untersuchungen hat Krejci erstmalig versucht, bei einem Fall von Morbus Ménière die Vestibularfunktion durch Direktbeschallung der freigelegten Bogengänge mit einem intensiven Ultraschallbündel auszuschalten. Der Eingriff zeitigte vollen Erfolg, ohne die Hörfunktion zu verschlechtern. In der Zwischenzeit wurden zahlreiche Fälle von Morbus Ménière nach dieser Methode mit gutem Erfolg operiert, wie insbesondere die Veröffentlichungen von Arslan zeigen, der über das bisher größte Material von etwa 100 Fällen verfügt. Wenn auch die experimentell-pathologische Forschung in diesem Fall tatsächlich Früchte für die Praxis getragen hat, so handelt es sich doch zugestandenermaßen um eine Ausnahme. Es ist jedoch zu hoffen, daß es durch eine engere Zusammenarbeit von Theoretiker und Kliniker gelingen wird, die eingangs erwähnte Kluft so weit zu überbrücken, daß schließlich die Ausnahmen nicht mehr die Regel bestätigen.

Klinik und Therapie der Schwerhörigkeit

Von

F. Zöllner

Freiburg/Br.

Die letzten Jahre haben uns erhebliche Erfolge in der Behandlung der Schwerhörigkeit gebracht, die auch die Oeffentlichkeit aufhorchen ließen. Der Verlust des Gehörs trifft den Menschen besonders schwer, da er die seelische Verbindung mit der Umwelt aufs schwerste beeinträchtigt und ihn mehr isoliert als der Verlust des Augenlichtes. Kein Wunder daher, daß wir mit einer Unzahl von Briefen von seiten dieser Unglücklichen überhäuft werden, deren Erwartungen wir leider oft enttäuschen müssen, da wir nur einem ganz bestimmten Kreis von Patienten helfen können. Dort aber, wo wir wirklich das Gehör wieder auf eine sozial verwendbare Stufe anheben können, ist dieser therapeutische Effekt für den Kranken ein so ungeheures Erlebnis und eine solche Wohltat, daß diese Kranken unbedingt der richtigen Stelle zugeführt werden sollten. Daher ist es nötig, daß weite Kreise der Aerzteschaft die Prinzipien dieser Behandlung kennenlernen, und darum habe ich auch gerne der Aufforderung der Van Swieten-Gesellschaft Folge geleistet, um Ihnen einen kurzen Ueberblick über den Stand der therapeutischen Möglichkeiten auf diesem Gebiet zu geben.

Grundlegend muß zwischen zwei Arten der Schwerhörigkeit unterschieden werden, nämlich der Schallempfindungsschwerhörigkeit, die durch eine Schädigung der Sinneszellen oder der nervösen Leitungsbahnen entsteht, und zwischen einer Schalleitungsschwerhörigkeit, bei der der nervöse Apparat in Ordnung und nur die Schallzuleitung über das Mittelohr behindert ist. Kenntlich sind die letzteren Fälle relativ leicht daran, daß die Knochenleitung gut erhalten ist, während bei den ersteren Fällen das Gehör

bei Schallzuleitung über den Schädelknochen gleichsinnig
mit dem bei Zuführung auf dem Luftwege absinkt. Weitaus
mehr können wir den Kranken mit Schalleitungsschwerhörigkeit helfen, da wir heute in fast allen diesen Fällen die
gestörte Schallzuleitung operativ wieder verbessern können.
Sind dagegen das Sinnesorgan und der nervöse Apparat
gestört — dies dürfte grob geschätzt bei zwei Drittel der
Schwerhörigen der Fall sein —, dann sind unsere therapeutischen Mittel gering, aber doch nicht zu unterschätzen.
Ich will mit der Besprechung dieser Schallempfindungs-
schwerhörigkeiten beginnen:

Die physikalische und die physiologische Akustik hat
uns eine Fülle neuer Erkenntnisse und neuer Meßmethoden
geliefert, durch die uns ein tieferer Einblick in das pathologische Geschehen bei Innenohr- und Nervenerkrankungen
möglich ist.

Im großen Ueberblick lassen sich die vorwiegend
s y m m e t r i s c h e n   S c h ä d i g u n g e n   a u f   h e r e d i t ä r -
d e g e n e r a t i v e r   B a s i s, durch exogene und endogene
Toxine und durch Ueberbeanspruchung (Schallschädigung)
bedingt, von den vorwiegend a s y m m e t r i s c h e n   a u f
n e u r o - v e g e t a t i v e r   Basis unterscheiden. Für die
ersteren haben wir pharmakologisch leider noch zu wenig
Angriffspunkte, um die einmal entstandene oder während
unserer Beobachtung fortschreitende Schwerhörigkeit aufzuhalten oder zu bessern. Das Vitamin A scheint ähnlich wie
beim Auge auch für den Stoffwechsel der Sinneszellen des
Ohres von Bedeutung zu sein. R ü e d i hat besonders auf
diese Zusammenhänge hingewiesen und berichtet über
therapeutische Erfolge, doch scheinen sich diese in be-
scheidenen Grenzen zu bewegen. Unsere wichtigste Aufgabe
ist hier vorläufig die A u s s c h a l t u n g   v o n   S c h ä d -
l i c h k e i t e n, Vermeidung von schädlichen Arzneimitteln,
wie Dihydrostreptomycin und Chinin in zu hohen Dosen, die
Ausschaltung von Krankheitsherden, Schutz vor Lärm.
Letzteres ist ein Problem, das heute durch die zunehmende
Technisierung von immer größerer Bedeutung wird.

Zu den symmetrischen Schwerhörigkeiten gehört auch
die sogenannte A l t e r s s c h w e r h ö r i g k e i t. Sie ist
keineswegs eine physiologische Erscheinung, da es
Menschen gibt, die auch im hohen Alter ausgezeichnet
hören, während bei anderen wahrscheinlich auf hereditär-
degenerativer Basis schon relativ früh erhebliche Störungen
auftreten. Bei dieser Art Schwerhörigkeit sahen H o f e r
und K o c h Besserung durch Gaben von Sexualhormonen

sowohl gleichgeschlechtlicher als auch kombinierter. Aber auch hier scheinen die überraschenden Erfolge, die sie veröffentlichen, nur bei einer bestimmten Gruppe von Patienten einzutreten, die gleichzeitig über leichtere Schwindelerscheinungen klagen und bei denen die Ursache der Hörstörung weniger peripher in der Schnecke als durch eine zentrale Gefäßsklerose ausgelöst ist.

Die andere Gruppe der neurovegetativ ausgelösten Hörstörungen ist vorwiegend einseitig. Dies dürfte auf einem eigentümlichen Seitenrhythmus der Tonuslage dieses Systems im Hals und Kopfbereich beruhen, der sich auch unter physiologischen Umständen nachweisen läßt, wie B e i c k e r t entdeckte. So ist, wie der Name sagt, auch die Hemikranie einseitig.

Der Prototyp dieser Gruppe ist die Ménièresche Erkrankung. In klassischer Form tritt sie anfallsweise mit Schwindel, Ohrensausen und stufenweiser Hörverschlechterung auf. Die Anfälle sind durch Druckstörungen im Innenohr ausgelöst, wie die Untersuchungen von W i t t m a a c k , D i x und H a l l p i k e ergaben. Die Erkrankung ist also weitgehend dem Glaukom verwandt. In manchen Ländern, in denen dieses Leiden sehr häufig ist, wird reichlich Gebrauch von zerstörenden Eingriffen am Innenohr gemacht, um diese gequälten Patienten wieder arbeitsfähig zu machen. Besser ist es, nach konservativen Wegen zu suchen. Vielleicht ist hier die Methode von K r e j c i und A r s l a n erfolgversprechend, die mit gezielten feinsten Ultraschallstrahlen nur den vestibulären Teil des Innenohres ausschalten. Noch wichtiger wäre es, die Ursachen dieses Leidens zu erfassen, die in einer toxisch-allergischen, vielleicht auch mechanischen und manchmal emotionellen Erregung des Vegetativums zu suchen sein dürften. Hier stehen wir vor sehr wichtigen und aussichtsreichen Versuchen. Beim gesunden Menschen scheint die vegetative Versorgung des Innenohres ganz besonders gesichert zu sein. Obwohl der Abtransport der E n d o l y m p h e wahrscheinlich durch den Ductus endolymphaticus zur Dura erfolgt, bringt eine experimentelle Zerstörung dieses Weges keine Endolymphstauung. Obwohl die Gefäßversorgung des Innenohres über die Arteria vertebralis und Arteria auditiva interna sicher vegetativ gesteuert ist, gelingt es experimentell auch durch starke Reize, wie Blockade des Ganglion stellatum oder elektrische Erregung des Halssympathicus bei Tieren nicht in allen Fällen und selbst bei positivem Ergebnis nur in geringerem Ausmaß als in anderen Körperregionen, die Gefäße des Innenohres zu beeinflussen (S e y m o u r und T a p p i n, P a s s e, B e i c k e r t). Die Versorgung des Sinnesorganes ist also ganz besonders und vielseitig gesichert, so daß nur langdauernde oder gleichzeitig von verschiedenen Seiten einwirkende Schädigungen einen Zusammenbruch dieses Systems herbeiführen können. Diese Erkenntnis ermöglicht uns aber in einem nicht geringen Prozentsatz der Fälle bei rechtzeitigem Eingriff diesen Zusammenbruch aufzuhalten oder wieder rückgängig zu machen. Der Prozentsatz günstiger therapeutischer Erfolge ist geringer bei den Patienten mit typischen periodisch wiederkehrenden Ménièreschen Anfällen, als bei solchen mit plötzlicher Ertaubung oder rasch fortschreitender Schwerhörigkeit und gering ausgeprägtem Schwindel. In letzter Zeit wurde von verschiedenen Seiten über derartige Erfolge berichtet, wir selbst konnten auch mehrere Fälle beobachten, über die B e i c k e r t berichtete. Die Behandlung erfolgt durch Ausschaltung physischer oder toxischer Schädigungen, durch Korrektur mechanischer Reizung des Halssympathicus durch Halswirbelsäulenerkrankungen und durch Beeinflussung des Vegetativums mit Sympathicolytica und Stellatumblockaden. Als Beispiel zwei unserer Beobachtungen:

Eine Patientin, die beruflich sehr angestrengt tätig ist, bekam nach Aufregungen heftiges Ohrensausen rechts und Schwindel. Am ersten Tag der Beobachtung war das Gehör rechts noch normal, zwei Tage später aber war sie rechts taub, bei guter vestibulärer Erregbarkeit und geringem Schwindel. Unter Stellatumblockaden und Ronicol besserte sich das Gehör rasch und war nach drei Wochen wieder normal.

Ein anderer Patient hatte sich durch einen Unfall ein Bein gebrochen und ging im Gehgips herum. Am zehnten Tag dieser Anstrengung ertaubte plötzlich das linke, bisher völlig gesunde Ohr. Dieses Ereignis war für ihn besonders tragisch, da er rechts durch vorangegangene Ohreiterung fast völlig taub war. Die genaue Untersuchung deckte eine alte, dem Patienten völlig unbekannte Fraktur des unteren Teiles der Halswirbelsäule mit starker Deformierung auf. Er wurde ins Bett gelegt und in der Glisson-Schlinge extendiert. Schon nach wenigen Tagen besserte sich das Gehör und war nach zwei Wochen wieder normal.

Eigentümlich ist, daß Patienten mit ähnlichen Veränderungen angaben, schon im Augenblick der ersten Extension Erleichterung im Ohr zu verspüren. Bei dem hier beschriebenen Kranken war das Gehör unter heftigem Ohrensausen geschwunden. Im Zustand völliger Taubheit war auch das Sausen weg, bei Extension kehrte das Sausen zuerst wieder und dann erst das Gehör. Auch Rezidive bei erneuter Fehlbelastung der Wirbelsäule konnten wir beobachten. Der Zusammenhang zwischen mechanischem Druck auf den Sympathicus und Gehör ist nach anderer und unserer Beobachtung eindeutig bewiesen. Auch der Erfolg der therapeutischen Maßnahmen ist eindeutig, denn auch früher waren uns ähnliche tragische Fälle plötzlicher Ertaubung bekannt, doch konnten wir kaum jemals ein Wiederauftreten des Gehörs beobachten. Die Kenntnis dieser therapeutischen Möglichkeit ist daher wichtig, besonders auch deshalb, weil nur bei frühzeitigem Eingreifen mit einem Wiedererwecken des Gehörs zu rechnen ist.

Prozentual viel größer ist die Zahl der Mittelohrschwerhörigen, denen wir helfen können. Die ersten umstürzenden Operationen gelangen bei Otosklerose nach Vorversuchen von G. Holmgren und Sourdille den Amerikanern Lempert und Shambaugh. Die akustisch-mechanischen Verhältnisse bei dieser Erkrankung sind relativ gut zu übersehen. Die Wirkung der Schallleitungskette, die vom Trommelfell über Hammer, Amboß und Steigbügel die Schwingungen auf die obere Schneckentreppe überträgt, ist durch Vermauerung des Steigbügels infolge eines ganz eigentümlichen Knochenprozesses in der Fensternische unterbrochen. Da das ganze übrige Organ normal ist, hat man sich nach Aufklärung dieses Krankheitsprozesses schon frühzeitig — im vorigen Jahrhundert — bemüht, dieses vermauerte Fenster wieder zu öffnen oder durch ein neues zu ersetzen. Technische Unzulänglichkeit, Infektion des geöffneten Ohres und schließlich das Wiederzuwachsen der angelegten Knochenfistel vereitelten alle Erfolge. Erst die Schaffung einer subtilen Technik unter Vermeidung jeder Reizung des geöffneten Innenohres durch Blut oder Knochenpartikel und die sofortige Deckung der Knochenfistel mit einem feinen Hautläppchen ermöglichten die Schaffung dauernd funktionsfähiger Innenohrfisteln ohne Störung des Labyrinthes. Diese heute schon typische Operation ermöglicht uns bei genauer Prognose des zu erwartenden Hörgewinnes eine ausgezeichnete operative Hörbesserung bei ganz geringem Prozentsatz von Mißerfolgen.

Angeregt durch die Erfolge dieser Operation, die nach dem Krieg in Europa bekannt wurde, begannen eifrige Versuche, auch bei den anderen Formen von Mittelohrschwerhörigkeit, die durch entzündliche Narbenbildungen und vorangegangene Operationen verursacht sind, operativ das Gehör zu bessern. Die Schwierigkeiten, die sich diesen Versuchen entgegenstellten, waren groß. Während bei der Otosklerose immer mit der gleichen typischen Veränderung zu rechnen ist, sind die Störungen nach entzündlichen Prozessen ganz verschieden. Teile des Trommelfelles oder der Kette können fehlen, Verwachsungen die Kette fixieren oder die Schwingungsfähigkeit eines oder beider Fenster behindern. In vielen Fällen, wie nach Radikaloperation des Mittelohres, fehlt die ganze Schalleitungskette, Trommelfell, Hammer und Amboß sind weg und nur die beiden ver schiedentlich vernarbten Labyrinthfenster liegen frei. Es galt nicht nur einer subtilen Untersuchung dieser erkrankten Ohren, um den status quo festzustellen, sondern es mußte auch ein ganz neuer Weg gefunden werden, um die Schallzuleitung wieder zu verbessern. Dafür fehlten aber, wie sich bei den ersten Versuchen herausstellte, grundlegende Erkenntnisse über die Physiologie des Schalleitungsapparates, vor allem aber über die physikalischen Bedingungen bei Veränderungen dieses Apparates. Erst jetzt stellte sich heraus, daß der Erfolg bei der Otosklerose sozusagen ein Geschenk des Zufalls und trotz tausender erfolgreich operierter Fälle die Art der Schallzuleitung zum Innenohr nach diesem Eingriff unklar geblieben war.

Um das Folgende verständlich zu machen, muß auf die Physiologie der Schalleitung zurückgegriffen werden. Der Luftschall trifft durch den Gehörgang auf das Trommelfell, das den Schall über die Kette von drei Gehörknöchelchen auf eines der beiden Labyrinthfenster überträgt. Dieser gesamte Schalleitungsapparat schwingt in einem abgeschlossenen Luftraum, dem Mittelohr, der über die Ohrtrompete dem Druck der Außenluft angeglichen wird. Dieser Luftraum hat aber nicht nur die Aufgabe, die Schwingungen der Kette unbehindert zu ermöglichen, sondern schützt gleichzeitig das zweite Labyrinthfenster und ermöglicht seine Gegenschwingung. Die Erregung des Sinnesorganes in der Schnecke kommt nämlich dadurch zustande, daß die Flüssigkeit in den beiden Schneckentreppen, ähnlich wie in einem Manometerröhrchen, hin- und herschwingen kann. Die beiden Fenster befinden sich also immer in Gegenschwingung. Ist durch Radikaloperation der gesamte Schalleitungsapparat entfernt, so fällt nicht nur die schallverstärkende Wirkung des Schalleitungsapparates weg, vielmehr wird das Gehör noch weiter erheblich dadurch verschlechtert, daß der Schall gleichzeitig auf beide Fenster trifft und diese nun nicht mehr im Gegensinne schwingen können. Der Patient hört nur mehr lautes Sprechen unmittelbar am Ohr. Verschiedene physikalische Bedingungen, die zu einer Differenz des akustischen Widerstandes der beiden Fenster führen, können eine Besserung des Gehörs bewirken. Die günstigste Wirkung hat nach unseren bisherigen Erfahrungen die Vorschaltung einer Luftblase vor eines der Fenster. So ist auch bei der Otosklerose der günstige Hörerfolg wesentlich davon abhängig, daß das runde, von der Knochenerkrankung nicht ergriffene Fenster geschützt hinter dem erhaltenen Trommelfell liegt, während das neue Fenster direkt dem Schall zugängig ist. Diese Erkenntnis haben aber erst in späterer Zeit verschiedene Beobachtungen an Operierten gebracht. Die Aufgabe besteht also darin, bei Fehlen des Schalleitungsapparates eine Luftblase über dem runden Fenster aufzubauen. Die Lösung dieses Problems gelang Wullstein und Zöllner. Wir benützen heute frei verpflanzte Hautstücke des Patienten, die auf ein sorgfältig unter dem Mikroskop gestaltetes Wundbett im Mittelohr so aufgepflanzt werden, daß sich durch Erhaltung der Schleimhaut im Paukenkeller ein neuer Luftkanal hinter dem Transplantat bildet; also sozusagen ein neues kleines Trommelfell einsetzen. Von diesem Grundtyp der Operation sind inzwischen zahlreiche Modifikationen entstanden, die eine möglichst konservative Ausnützung der gegebenen Verhältnisse im einzelnen Fall gestatten. So können wir nach Wullstein Lücken im Trommelfell durch Aufpflanzen kleiner Hautläppchen wiederherstellen und damit in manchen Fällen ein normales Gehör erzielen. Man kann Verwachsungen um die Gehörknöchelchen lösen und diese wieder schwingungsfähig machen. Dies gilt insbesondere bei sogenannten Schleimhautsklerosen. Das sind verkalkte hyaline Bindegewebsmassen, die die Steigbügelnische oder den Kuppelraum vollständig ausfüllen und die Gehörknöchelchen wie in Gips einschließen können. Unterbrechungen der Schalleitungskette, am häufigsten in Form eines Defektes des langen Amboßschenkels, dessen Gefäßversorgung durch Entzündung leicht zerstört wird, lassen sich durch Verlagerung des Ambosses nach Zöllner oder, wie Wullstein angibt, durch Einpflanzung von kleinen Kunststoffstückchen wieder schließen. Die schwierigste Aufgabe ist dann gegeben, wenn die Gegend des runden Fensters, des Paukenkellers und der Ohrtrompete durch Zerstörung der Schleimhaut verödet ist.

In diesen Fällen ist es notwendig, nach Wiedereröffnung des Hohlraumes Schleimhaut zu implantieren. Ich verwende dazu Conjunctiva bulbi oder Schleimhaut des Vestibulum oris.

Alle diese Eingriffe sind ungemein schwierig und erfordern oft ein stundenlanges Operieren mit Hilfe des binokularen Mikroskops. Da häufig nicht nur die plastische Wiederherstellung günstiger Schalleitungsverhältnisse, sondern gleichzeitig auch die Sanierung des Ohres von chronischer Entzündung und von Cholesteatom nötig ist, heilen die Plastiken nicht immer. Nicht selten sind wir gezwungen, den Eingriff in zwei Akten auszuführen. Nicht nur der Arzt, sondern auch der Patient muß Geduld haben. Bei richtigem Vorgehen läßt sich aber auch bei mehrmaligen Eingriffen fast mit Sicherheit eine Schädigung des Ohres vermeiden und in den meisten Fällen ein erheblicher Hörgewinn erzielen, der dem Kranken wieder normalen Umgang mit der Umgebung ermöglicht. Wenn sich die Prognose auch nicht so klar stellen läßt wie bei Otosklerose, so können wir doch heute auf Grund unserer Erfahrungen und Statistiken, die von Wullstein, Unterberger und Zöllner gegeben wurden, aussagen, daß man ungefähr bei zwei Drittel der Patienten recht befriedigende Hörgewinne erzielt, wobei zu bemerken ist, daß auch bei dem restlichen Drittel — wenigstens bei einem großen Teil — durch spätere Eingriffe noch eine Hörverbesserung möglich ist.

Literatur: Arslan, M.: Minerva otorhinolaryng., 3 (1953), S. 1. — Beickert, P.: Arch. Ohren- usw. Hk., 157 (1951), S. 404; Arch. Ohren- usw. Hk., 163 (1953), S. 269; Arch. Ohren- usw. Hk. Kongreßbericht (1955). — Dix, M. R. und Hallpike, C. S.: Proc. roy. Soc. Med., 45 (1952), S. 341. — Hofer, G.: Persönliche Mitt. (im Druck). — Holmgren, G.: Acta otol., 15 (1931), S. 7. — Krejci, F.: Practica otorhino-laryng., 14 (1952), S. 18. — Lempert, J.: Arch. otol., 28 (1938), S. 42. — Passe, E. R. A.: Proc. roy. Soc. Sect. otol., 44 (1951), S. 760. — Rüedi, L.: Acta otol., 44 (1954), S. 502. — Derselbe: Schweiz. med. Wschr., 1954, S. 1411. — Seymour, J. C. und Tappin, J. W.: Acta otol., 43 (1953), S. 618. — Shambaugh, G. E.: Arch. otol., 36 (1942), S. 23. — Derselbe: Acta otol. Suppl. 79 (1949). — Sourdille, M.: Bull. N. Y. Academy of Medicine, 13 (1937), S. 673. — Unterberger, S.: Mschr. Ohrenhk., 89 (1955), S. 19. — Wittmaak, K.: Arch. Ohren- usw. Hk., 124 (1930), S. 177. — Wullstein, H.: Arch. Ohren- usw. Hk., 161 (1952), S. 423.

Anzeige u. Ausführung der Eingriffe an Ohr, Nase u. Hals (Uffen-orde u. Wullstein). Stuttgart: G. Thieme. 1952. — Z ö l l n e r, F.: Arch. Ohren- usw. Hk., 161 (1952), S. 414. Proceeding of the first int. congress of audiology, Leiden 1953. „Audiologie". Stuttgart: G. Thieme. 1954, S. 74 ff. — D e r s e l b e : Acta otol., 44 (1954), S. 370; Acta otol., 45 (1955), S. 168. — D e r s e l b e : Journ. of Laryngol., 69 (1955), S. 637.

Kritik der operativen Behandlung
des Ménière-Schwindels

Von

E. Schlander

Wien

Die chirurgische Therapie des Morbus Ménière, welche vorzugsweise bei schweren und schwersten Erkrankungsformen indiziert ist, kann je nach dem Ort des Eingriffes zwanglos in 3 Gruppen unterteilt werden, nämlich in:

1. Eingriffe am autonomen Nervensystem,
2. Eingriffe am somatischen Nervensystem und
3. Eingriffe am Labyrinth.

Als leichteste Form eines Eingriffes am autonomen Nervensystem ist die Blockade des Ganglion stellatum (H i b l e r, D w o r a c e k) oder die paravertebrale Infiltration des 2. bis 4. Thorakalganglions zu erwähnen. Abgesehen von der Unsicherheit des Erfolges, deren Grund noch erörtert wird, ist die Wirkungsdauer derartiger Ganglienblockaden naturgemäß nur vorübergehend und nicht geeignet, eine Dauerheilung des Morbus Ménière herbeizuführen. Auch eingreifendere Methoden, wie z. B. Exstirpation des Ganglion stellatum, Durchschneidung des Grenzstranges, Entfernung der oberen zervikalen oder thorakalen Ganglien oder Sympathektomie des sympathischen Geflechtes der A. carotis communis haben vielfach nur vorübergehenden Erfolg.

Die Ursache der wenig befriedigenden Ergebnisse derartiger Operationen liegt in den zum Teil sehr hypothetischen Operationsvoraussetzungen. Diese nehmen an, daß die vasomotorischen Dysfunktionen der Innenohrgefäße (K o - b r a k, M y g i n d, V e r n e t), welche als auslösende Ursache des Hydrops endolymphaticus und damit des Ménièreschen Anfalles angesehen werden, auf konstitutionell bedingte lokalisierte Dysfunktionen des autonomen Nervensystems zurückgehen (M o n t a n d o n, W i l l i a m s). Sollte dies zutreffen, so besteht noch immer das Problem der autonomen Nervenversorgung des Innenohres. Denn wir müssen be-kennen, daß wir über die vasomotorischen Regulationsmecha-nismen der Innenohrgefäße nur sehr lückenhafte Kennt-nisse besitzen, und es überdies noch keineswegs feststeht, ob Sympathicusreize im Kapillarbereich des Innenohres die gleichen Gefäßreaktionen hervorzurufen vermögen wie in anderen, der Beobachtung direkt zugänglichen Organ-bezirken (Krejci und Bornschein, Passe und Sey-mour). Dazu kommt die nur unvollkommen durchführbare operative Ausschaltung aller das Innenohr versorgenden sympathischen Nervengeflechte sowie die autonome intra-murale Tonusregulation der Gefäße, welche einige Zeit nach Ausschaltung der sympathischen Versorgung ins Spiel kommt. Dies alles zusammen bedingt die Unsicherheit des Erfolges der operativen Eingriffe am sympathisch-autonomen Nervensystem, welche eine Befürwortung der zum Teil ein-greifenden und technisch schwierigen Verfahren nicht er-laubt.

Bei den Eingriffen am somatischen Nervensystem muß wegen seiner relativen Leichtigkeit das von Rosen vorge-schlagene transmeatale Verfahren zuerst erwähnt werden. Es besteht nach Aufklappung des Trommelfelles in einer Durchschneidung der Chorda tympani und des Plexus tym-panicus. Die reichlich hypothetischen Grundlagen dieser Methode konzentrieren sich in der Vorstellung, daß Reize im Mund-, Zahn-, Rachen-, Mittelohr- und Nebenhöhlen-bereich, also aus dem Versorgungsgebiet des N. glosso-pharyngeus und N. trigeminus, auf dem Wege der obge-nannten Bahnen zum Ganglion geniculi gelangen und von hier unter Vermittlung eines Nebenastes des N. intermedius den N. vestibularis und damit das periphere Gleichgewichts-organ erreichen. Daß die Chorda und der Plexus tympa-nicus auch vom vegetativen Nervensystem versorgt wird, stellt die — wenigstens gedankliche — Verbindung zu dem durch Dysfunktion des autonomen Nervensystems hervor-gerufenen spastisch-atonischen Kapillarreaktionen (Müller) des labyrinthären Gefäßbezirkes her, welche die Grundlage der Ménièreschen Erkrankung abgeben sollen. Entsprechend den komplizierten und auch theoretisch zum Teil unwahr-scheinlichen Voraussetzungen sind die Erfolgsaussichten dieser Operation alles andere als ermutigend.

Wesentlich besser fundiert ist das von Dandy vor-geschlagene Verfahren, welches in einer Durchschneidung des N. acusticus am Eintritt in den inneren Gehörgang besteht. Da als unerwünschter Nebeneffekt ein vollständiger akustischer Funktionsverlust eintritt, wurde die Methode dahingehend modifiziert (McKenzie, Cairns, Dandy), daß nur der vestibuläre Anteil dieses Nervenstammes unter Schonung des cochlearen Teiles und des N. facialis durchtrennt wird. Die Operationserfolge sind bezüglich des Schwindels bis zu 90% sehr gute, das Ohrensausen bleibt aber bei Schonung des cochlearen Anteiles in der Mehrzahl der Fälle bestehen, ebenso die Schwerhörigkeit.

Als Nachteil ist die Schädeltrepanation mit nachfolgender Eröffnung der Kleinhirnbrückenwinkelzysterne anzuführen, auf Grund dessen die Operation den eingreifenderen, keineswegs ungefährlichen Verfahren zugerechnet werden muß.

Bei der dritten Gruppe, den Eingriffen am Labyrinth, ist zuerst die von Portmann empfohlene Eröffnung des an der Pyramidenhinterfläche gelegenen Saccus endolymphaticus anzuführen. Trotzdem diese Operationsmethode auf den scheinbar gesicherten, weil morphologisch nachweisbaren Voraussetzungen eines Ueberdruckes im endolymphatischen System beruht, werden immer wieder Versager beobachtet (Altmann, Cawthorne). Die Operationsvoraussetzung, welche eine Endolymphströmung in Richtung des Saccus endolymphaticus annimmt, ist neuerdings durch die Untersuchungen Seymours in Frage gestellt. Nach diesem Autor soll im Endolymphsystem keine nennenswerte Strömung bestehen und sich die Sekretion und Resorption der Endolymphe in den weitgehend voneinander unabhängigen Teilabschnitten des membranösen Labyrinthes, wie Ductus cochlearis, Sacculus, Utriculus, Bogengängen und Saccus endolymphaticus selbständig vollziehen. Es haben daher Erkrankungen des sezernierenden Epithels im Bereiche des Ductus cochlearis oder des Sacculus auf den Füllungszustand des Utriculus und Saccus endolymphaticus keinen Einfluß. Diese Auffassung würde die zahlreichen Versager bei der an sich ungefährlichen Operation zur Genüge erklären.

Der Gedanke einer Entlastung des unter Ueberdruck stehenden Endolymphsystems in wirksamer Nähe der vestibulären Sinnesendstellen veranlaßte Altmann und Montreuil sowie Femenic, operativ am lateralen Bogengang ein Fenster anzulegen und den membranösen Endolymphschlauch in diesem Bereich zu eröffnen. Größere Erfolgsserien mit dieser Methode, aber auch mit der Dekompression des perilymphatischen Raumes durch eine Fen-

sterung des lateralen Bogenganges ohne Eröffnung des Endolymphsystems (Hautant, Jenkins, Lindsay) stehen
zur Zeit noch aus, so daß ein endgültiges Urteil noch nicht
möglich ist. Aehnliches gilt für die Modifikationen dieser
Methode nach Meurman oder Frenckner, wobei nach
letzterem Autor die Lichtung des lateralen Bogenganges
wieder mit einem kleinen Knorpelstückchen verschlossen
wird. Alle Dekompressionsmethoden versuchen die Druck-
entlastung in Nähe des Vestibulums durchzuführen, die Hörfunktion aber weitgehend zu schonen, wobei besonders
Frenckner auf die mit seiner Methode erzielten, bisher
aber noch nicht allgemein bestätigten Erfolge hinweist.

Ein völliges Erlöschen der Schwindelanfälle ist bei den
nun zu schildernden Operationsverfahren mit absoluter
Sicherheit zu erwarten. Der Leitgedanke ist dabei, die völlige
Zerstörung des Labyrinthes und aller darin befindlichen
vestibulären Sinnesendigungen durch mechanische, chemische oder thermische Einwirkungen herbeizuführen. Daß
dabei auch die Hörfunktion in Mitleidenschaft gezogen wird,
ist ein allgemein empfundener Nachteil und beschränkt
dieses Vorgehen nur auf schwerere Fälle, bei denen das
Hörvermögen bereits höhergradig reduziert ist. Neben den
klassischen Methoden der Labyrinthoperation (Neumann)
mit Eröffnung des Vestibulums, Vereinigung des runden und
ovalen Fensters zu einer einzigen großen Oeffnung (Bourguet, Hautant, Lake, Milligan, Meurmann) nach
vorangegangener Radikaloperation empfiehlt Lempert die
völlige Zerstörung des Labyrinthes auf transtympanalem
Wege mit Extraktion des Steigbügels und Entfernung der
Membran des runden Fensters. Besonders das letztgenannte
Verfahren ist technisch nicht ganz einfach durchführbar
und bietet auch keine nennenswerten Vorteile gegenüber
der klassischen Labyrinthoperation, so daß es sich bisher
nicht durchzusetzen vermochte.

Die Vernichtung der labyrinthären Sinnesendstellen
kann auch von einem Fenster des lateralen Bogenganges
aus erfolgen. Nach Anlegung der Fistel wird entweder
der membranöse Labyrinthanteil exzidiert (Cawthorne)
oder durch Absaugen der Perilymphe und der feineren
geweblichen Strukturen (Altmann) zerstört. Beide Verfahren empfehlen sich durch die schonende und sichere
Art der Ausschaltung, welche den in unmittelbarer Nachbar-
schaft verlaufenden Nervus facialis nicht irritiert. Das
gleiche kann man bei der Zerstörung des Labyrinthinhaltes
durch chemische Agentien, z. B. durch Injektion von Alko-

hol in das Vestibulum (Mollison) von der Fistel aus
oder transtympanal durch die Steigbügelplatte bzw. Pro-
motorium in die basale Schneckenwindung (Berggren,
Peacock, Wright) nicht behaupten. Neben der Zerstörung des membranösen Labyrinthes werden auch vorübergehende Fazialisparesen beobachtet, weshalb bei diesen
Verfahren eine gewisse Zurückhaltung geboten erscheint.

Ein sehr verbreitetes Verfahren wurde von Day angegeben. Von einer Fistel am lateralen Bogengang wird eine
feine Elektrode bis in das Vestibulum vorgeschoben und
dessen Inhalt koaguliert. Eine Schwierigkeit liegt nur in
der richtigen Dosierung des Stromes. Denn ist dieser zu
stark, so kommt es unter Umständen zu Lähmungserscheinungen am N. facialis, ist aber die Stromstärke zu schwach,
so kann der Schwindel nicht vollkommen und dauernd beseitigt werden, wohl aber wird das Restgehör durch eine
seröse, aseptische Labyrinthitis infolge des Koagulations-
traumas vernichtet. Bei der richtigen Anwendung der von
Day angegebenen Methode werden die Schwindelanfälle
fast immer vollkommen und dauernd beseitigt. Allerdings
geht auch dabei die cochleare Sinnesfunktion bis auf wenige
Ausnahmen verloren.

Um derartigen unerwünschten Nebeneffekten der laby-
rinthzerstörenden Verfahren zu entgehen, wurde immer
wieder versucht, selektive, nur den Vestibularapparat tref-
fende Methoden der operativen Ausschaltung zu finden.
Einige davon wurden schon erwähnt, wie z. B. die Par-
tialresektion des N. acusticus, die Schlitzung des Saccus
endolymphaticus oder die Dekompression durch Fensterung
des lateralen Bogenganges. Eine andere Methode stellt die
Freilegung des oberen Bogenganges von der mittleren
Schädelgrube aus dar. Durch ein Bohrloch wird eine Koagu-
lationselektrode in das Bogengangslumen eingeführt, aber
nicht, wie bei der Dayschen Operation, bis in das Vestibulum vorgeschoben (Putnam). Nylen legt zwei oder
mehr Diathermieelektroden an bestimmten Punkten der freigelegten knöchernen Bogengänge an und koaguliert den
vestibulären Labyrinthanteil mit schwachen Strömen. Der
kritische Punkt ist bei beiden Verfahren wieder die Wahl
der richtigen Stromstärke, im ersteren Fall kommt noch
als besonderer Nachteil die intrakranielle — wenn auch
extradurale — Darstellung des oberen Bogenganges hinzu.
Wird der Koagulationsstrom zu schwach gewählt, so werden die Schwindelanfälle nicht völlig und dauernd beseitigt
und machen nachträgliche Eingriffe erforderlich. Außerdem

ist für die Erhaltung des Gehörs keine Gewähr gegeben, weil der zum Hydrops im Ductus cochlearis führende Krankheitsprozeß durch die Vernichtung der vestibulären Sinnesendstellen nicht geheilt wird, sondern weiter fortschreitet. Die gleichen Einwände gelten für die von K r e j c i angegebene Ausschaltung des peripheren Gleichgewichtsorgans mittels Ultraschalles. Von einer Antrotomie aus wird der vestibuläre Anteil des Labyrinthblockes zugänglich gemacht und mit einem scharf zentrierten schmalen Ultraschallbündel die Ausschaltung durchgeführt. Die Methode ist völlig gefahrlos, das Problem liegt wie bei der Elektrokoagulation in der Dosierung. Ist diese zu schwach, so muß allenfalls ein zweites Mal beschallt werden. Vorübergehende Fazialisparesen wurden beobachtet. Die Ergebnisse hinsichtlich der selektiven Ausschaltung des vestibulären Labyrinthanteiles sind gut, die Hörfunktion bleibt auf der präoperativen Höhe. Da jedoch der cochleare Krankheitsprozeß durch die Beschallung der vestibulären Sinnesendstellen nicht beeinflußt wird, ist die Prognose der Progredienz der Hörstörung mit Vorsicht zu stellen.

Zusammenfassend ist zu bemerken, daß beim derzeitigen Stand unserer Erkenntnisse vom Wesen des Morbus Ménière nur von einer chirurgischen Behandlungsmethode, welche das vestibuläre Rezeptionsorgan mit Sicherheit ausschaltet, eine wirklich erfolgreiche Dauerheilung zu erwarten ist. Die in dieser Hinsicht zuverlässigsten operativen Eingriffe stellen die intrakranielle Durchschneidung des N. vestibularis (M c K e n z i e, D a n d y) sowie die direkte oder indirekte mechanische Zerstörung des Labyrinthes von einer Fistel am lateralen Bogengang nach C a w t h o r n e oder A l t m a n n, D a y dar. Alle anderen Methoden sind mit einem mehr oder weniger großen Unsicherheitsfaktor belastet, der teilweise auf hypothetischen Operationsvoraussetzungen beruht. Daneben kommt es auch bei manchen Verfahren infolge Dosierungsschwierigkeiten zu meist vorübergehenden Fazialisparesen oder nur unvollständiger vestibulärer Ausschaltung, so daß der gleiche Eingriff wiederholt werden muß. Eine absolut sichere selektive Ausschaltung der vestibularen Sinnesendstellen bei Erhaltung der Hörfunktion ist derzeit noch nicht möglich, alle diesbezüglich angeführten Eingriffe zeichnen sich durch nicht vorausberechenbare Reaktionen von seiten des N. vestibularis, cochlearis und N. facialis aus, so daß sie nicht völlig befriedigen. Trotzdem sind die damit erzielten Ergebnisse richtungweisend für die zukünftige Forschung und Therapie.

Die operative Therapie des Ménière ist auf einen relativ kleinen Prozentsatz beschränkt. Bei strenger Auswahl kommen für die operative Behandlung nur Fälle von einseitiger Erkrankung in Frage, und auch nur dann, wenn die medikamentöse Therapie nicht zum Ziele geführt hat. Die operative Zerstörung des Labyrinths beim Ménière ist das Ultimum refugium, um dem quälenden Schwindel ein Ende zu setzen.

Literatur: Altmann, F.: Laryngoscope, St. Louis, 59 (1949), S. 1045. — Altmann, F. und Montreuil, F.: Ann. Otol. Rhinol. Laryng., 60 (1951), S. 308. — Berggren, E.: Acta oto-laryngol., Stockh., 27 (1939), S. 626. — Bourguet, J.: Bull. Soc. Chir. Paris, 22 (1930), S. 175. — Cairns, H. und Brain, R.: Lancet, 1933, I, S. 946. — Cawthorne, T. E.: J. Laryng., 58 (1943), S. 363. — Derselbe: Ann. Otol. Rhinol. Laryng., 56, (1947), S. 18. — Dandy, W. E.: Arch. Surg., 16 (1928), S. 1127. — Derselbe: Bull. Johns Hopk. Hosp., 53 (1933), S. 53. — Day, K. M.: Laryngoscope, St. Louis, 62 (1952), S. 541. — Dworacek, H.: Wien. klin. Wschr., 38 (1949), S. 613. — Femenic, B.: Mschr. Ohrenhk., 87 (1953), S. 49. — Frenckner, P.: Arch. Otolaryngol., Chicago, 55 (1952), S. 420. — Hautant, A.: Ann. Mal. Oreil, Larynx, 45 (1926), S. 924. — Hibler, N.: Mschr. Ohrenhk., 82 (1948), S. 441. — Kobrak, F.: Berl. klin. Wschr., 57 (1920), S. 1851. — Krejci, F.: Pract. oto-rhino-laryng., 14 (1952), S. 18. — Krejci, F. und Bornschein, H.: Diskussion zu Dworacek. Mschr. Ohrenhk., 84 (1950), S. 235. — Lake, R.: Lancet, 2 (1912), S. 1638. — Lempert, J.: Arch. Otolaryngol., Chicago, 47 (1948), S. 551. — Lindsay, J. R.: Laryngoscope, St. Louis, 59 (1949), S. 22. — McKenzie, K. C.: Canad. med. Ass. J., 34 (1936), S. 369. — Meurmann, Y.: Arch. Ohr.Nas. u. Kehlk.hk., 157 (1951), S. 439. — Milligan, W.: Brit. med. J., 2 (1904), S. 1228. — Mollison, W. M.: Proc. roy. Soc. Med., 28 (1935), S. 1597. — Montandon, A.: Pract. oto-rhino-laryng., 7 (1945), S. 285. — Mueller, O.: „Die feinsten Blutgefäße des Menschen in gesunden und kranken Tagen." 2. Aufl. Stuttgart: Verlag Enke. 1939. — Mygind, S. H. und Dederding, D.: Ann. Otol. Rhinol. Laryng., 47 (1938), S. 768. — Nylen, C. O.: J. Laryng., 64 (1950), S. 295. — Passe, G. E. R. und Seymour, J. S.: Brit. med. J., 2 (1948), S. 812. — Peacock, R.: Lancet, 2 (1938), S. 1409. — Portmann, G.: Arch. Otolaryng., Chicago, 6 (1927), S. 309. — Putnam, T. S.: Arch. Otolaryng., Chicago, 27 (1938), S. 161. — Rosen, S.: Ann. Otol. Rhinol. Laryng., 60 (1951), S. 657. — Schlander, E.: Wien. klin. Wschr., 1950; Wien. med Wschr., 1953: Acta oto-laryng., 1949. — Seymour, J. C.: J. Laryngol. a. Otol., 68 (1954), S. 689—711. — Vernet, M.: Presse méd., 28 (1920), S. 462. — Williams, H. L.: Ann. Otol. Rhinol. Laryng., 60 (1951), S. 122. — Wright, A. J.: J. Laryng., 53 (1938), S. 594.

Zur konservativen Therapie des Morbus Ménière

Von

L. Bablik

Wien

Beim peripheren Schwindel spielt neben den durch entzündliche Ohrerkrankungen ausgelösten vestibulären Symptomen das Ménièresche Syndrom in Diagnostik und Therapie die größte Rolle. Der Morbus Ménière ist dank neuerer Untersuchungen von Altmann, Altmann und Fowler, Hallpike und Cairns u. v. a. pathologisch-anatomisch als Labyrinthhydrops sichergestellt worden, wobei es zu einem Ueberdruck im endolymphatischen System infolge quantitativer und qualitativer Veränderungen der Endolymphe kommt. Auch Klinik und Nomenklatur konnten durch intensive Bemühungen in internationale Uebereinstimmung gebracht werden. Von einer endgültigen pathogenetischen Klärung des Krankheitsbildes sind wir aber noch weit entfernt (Altmann). Wir wissen jedoch, daß Störungen im Flüssigkeitshaushalt des Gesamtorganismus, der Blutzirkulation im Innenohr, im weiteren Sinne Lenkungsstörungen in der Funktion der feinsten Gefäße, also neurovegetative und inkretorische Dysharmonien, für das Zustandekommen des Hydrops verantwortlich sind (Brunner, Kobrak, Koch, Müller u. a. m.). Dies wird durch die Erfolge der konservativ-therapeutischen Maßnahmen, die alle auf oben genannte Faktoren Einfluß zu nehmen suchten, bestätigt.

Wenn wir auch heute bei der chirurgischen Behandlung des Morbus Ménière, die allerdings nur eine symptomatische ist, durch die von Krejci angeregte Ultraschallausschaltung auch in bezug auf das Hörvermögen gute Resultate erzielen können (Arslan), erscheinen die Möglichkeiten der konservativen Therapie — besonders in Frühfällen — noch lange nicht gänzlich ausgeschöpft. Es besteht darüber hinaus die Möglichkeit, daß wir ex juvantibus der Pathogenese des Labyrinthhydrops näherkommen. Daß unser Weg richtig ist, bestätigt die Ansicht eines der besten heutigen Kenner des Ménière, A l t m a n n, der von einer Erweiterung der chirurgischen Eingriffe am vegetativen Nervensystem neue Fortschritte erwartet.

Die guten Erfahrungen, die wir an der I. Ohrenklinik bei der Behandlung klimakterisch bedingter Schwindelzustände mit der Hormontherapie machen konnten (B a b l i k), bewogen uns, diese auch auf Fälle auszudehnen, die das heute für den Ménière geforderte Syndrom: anfallweiser Drehschwindel, Ohrensausen und Herabsetzung des Hörvermögens von undulierendem Charakter, boten. Ende 1954 konnte in der Oesterreichischen Oto-Laryngologischen Gesellschaft bereits ein durch Hormontherapie günstig beeinflußter Fall vorgestellt werden (B a b l i k). Zunächst beschränkten wir, wie bei der oben erwähnten Demonstration, die Hormontherapie auf Frauen, bei denen der Ménière im Klimakterium oder in der Menopause aufgetreten war. Die kombinierte Behandlung mit östrogenen und androgenen Hormonen erwies sich jedoch in so hohem Maße frei von unerwünschten Nebenwirkungen, daß die Anwendung auch bei Patientinnen anderer Altersstufen und bei Männern unbedenklich erschien.

Wir hatten folgende, in umfangreichen experimentellen und klinischen Untersuchungen von B o s c h a n n und G e e s e, F r a n k und Mitarbeiter, G e e s e und W i e d, J u n k m a n n und U f e r als optimal erkannte Kombinationen zur Verfügung: 65 mg Testosteron in Form des Oenanthats + 4 mg Oestradiolvalerianat als Depotinjektion sowie 4 mg Methyl-Testosteron + 0·002 mg Aethinyl-Oestradiol als Tabletten (als Primodian-Depot bzw. Primodian-Tabletten der Firma Schering im Handel).

Als Standardtherapie verabreichten wir von der Depotform 1 Ampulle pro Woche durch 3 Wochen, da trotz der 3 Wochen anhaltenden Depotwirkung des Präparates bei unserer Indikation eine gewisse Kumulation wünschenswert erschien. Sofort oder nach 8 Tagen Pause, also noch bevor die Depotwirkung der letzten Injektion vollständig abgeklungen war, wurde mit der peroralen Verabreichung von einer Tablette pro die als Erhaltungsdosis die Behandlung fortgesetzt.

Die Ergebnisse sind in Tab. 1 zusammengefaßt; dabei scheint naturgemäß die beste Wirkung bei Frauen jenseits

Tabelle 1

	Zahl der Patienten	Anfalls-freiheit	Ab-schwächung	Keine Wirkung
Frauen über 40 Jahre..	11	6	4	1
Frauen unter 40 Jahre	9	4	2	3
Männer...............	4	3	0	1

des 4. Lebensjahrzehntes auf. Ueberraschend waren die guten Resultate bei den männlichen Patienten, die alle über 50 Jahre waren.

Neben einer sehr rasch einsetzenden Besserung des Allgemeinbefindens kam es zu einer langsam fortschreitenden Verminderung zunächst der Intensität und dann der Häufigkeit der Anfälle. Auch wo keine vollständige Anfallsfreiheit erzielt werden konnte, nahmen die Anfälle vielfach rudimentären Charakter ähnlich dem eines petit mal an und behinderten die Patienten nicht mehr wesentlich in deren beruflichen Leistungsfähigkeit.

Oestrogeneffekte oder Virilisierungserscheinungen traten nicht auf und waren auch nicht zu erwarten.

Neben den rein gynäkologischen Indikationen gewinnt die Therapie mit Sexualhormonen in der gesamten Medizin immer mehr an Bedeutung. Die Hormone der Keimdrüsen stellen nur einen Baustein im gesamten Hormonhaushalt des Organismus dar und üben neben ihren spezifischen Wirkungen auch auf den Wasserhaushalt, die Muskulatur, die autonome Gefäßregulation und auf die Psyche einen Einfluß aus (Abderhalden, Bleuler und Zueblin, Loeser, Ratschow). Diese Eigenschaften ergeben sich aus ihrer Rückwirkung auf die Hypophyse — vor allem infolge der Hemmung des Hypophysenvorderlappens —, die ihrerseits wieder Nebenniere und Thyreoidea kontrolliert (Abderhalden). Die nahe chemische Verwandtschaft der Sexualhormone ermöglicht Substitutionen und Synergismen. Es kann daher der Organismus die gerade fehlende Verbindung aus dem Angebotenen auswählen. Da in den männlichen Keimdrüsen neben androgenen auch große Mengen von östrogenen Substanzen gebildet werden, ist auch bei Männern die Mischtherapie gerechtfertigt.

Nach den experimentellen Untersuchungen von Krejci ist eine direkte Beeinflussung der Innenohrgefäße nicht möglich. Die auf dem Wege über die zentralen Steuerungsmechanismen erreichten vegetativen und Gefäßwirkungen scheinen nun imstande zu sein, die Dysproduktion der Endolymphe günstig zu beeinflussen. Mit der Hormon-Mischtherapie, deren Wert im Klimakterium femininum und virile außer Frage steht, erzielen wir von der Peripherie aus eine inkretorische Aktivierung, ähnlich den Wirkungen von Cortison und ACTH, deren Angriffspunkte jedoch weit zentraler liegen und deren Anwendung daher um vieles bedenklicher erscheint. Diese „Ankurbelung" tritt auch dann ein, wenn ein sich klinisch manifestierendes Defizit an Sexualhormonen nicht besteht.

Zusammenfassung: Auf Grund der guten Erfolge bei der Behandlung klimakterisch bedingter Oktavusstörungen mit männlichen und weiblichen Sexualhormonen in Kombination wurde diese Behandlung auch auf Fälle von klassischem Ménière ausgedehnt. Die Erfolge waren zufriedenstellend. Durch die Aktivierung von zentralen vegetativen und Gefäßregulationsmechanismen von der Peripherie aus über die Hypophyse ist eine günstige Beeinflussung der Dysproduktion der Endolymphe, die für das Ménièresche Syndrom pathognomonisch ist, erreichbar.

Literatur: Abderhalden, R.: Vitamine, Hormone, Fermente. Berlin u. Wien: Urban & Schwarzenberg. 1943. — Altmann, F.: Mschr. Ohrenhk., 86 (1952), S. 257. — Altmann, F. und Fowler, E. P. jun.: Ann. Otol. usw., 52 (1943), S. 52. — Arslan, M.: Proc. of fifth internat. congr. of otorhinolaryngol. 1953. — Derselbe: Congr. Soc. Français d'oto.-rhino.-laryng. 1953. — Bablik, L.: Mschr. Ohernhk., 87 (1953), S. 122. — Derselbe: Mschr. Ohrenhk., 89 (1955), S. 69. — Bleuler, M. und Zueblin, W.: Schweiz. med. Wschr. 1951. — Boschann, H. W. und Geese, K. A.: Aerztl. Wschr., 9 (1954), S. 35. — Brunner, H.: J. Laryng. a. Otol., 64 (1950), S. 103. — Frank, E., Froewis, J., Rockenschaub, A. und Ulm, R.: Wien. med. Wschr., 104 (1954), S. 336. — Geese, K. A. und Wied, G. L.: Aerztl. Wschr., 8 (1953), S. 712. — Hallpike, C. S. und Cairns, H.: J. Laryng. a. Otol., 53 (1938), S. 625. — Junkmann, K.: Arch. exper. Path. a. Pharmakol., 215 (1952), S. 85. — Kobrak, F.: Passwos Beiträge zur Anat., Phys., Path. u. Ther. d. Ohres, der Nase u. d. Halses, 18 (1922), S. 305. — Derselbe: Brunner: Handb. d. Neurologie d. Ohres, 2. Bd., I. Teil. Berlin u. Wien: Urban & Schwarzenberg. 1928, S. 535. — Koch, J.: Arch. Ohren- usw. Hk., 134 (1933), S. 314. — Krejci, F.: Pract. oto.-rhino.-laryngol., 14 (1952). — Krejci, F. und Bornschein, H.: Archivio ital. ORL., 62 (1951). — Loeser, A. A.: Zit. nach Boschann und Geese. — Mueller, O.: Zit. nach Altmann. — Ratschow, M.: Die peripheren Durchblutungsstörungen. Stuttgart: Ferd. Enke. 1949. — Ufer, J.: Geburtsh. u. Frauenhk., 14 (1954), S. 650.

Die Indikationsstellung
zu hörverbessernden Operationen

Von

E. H. Majer

Wien

Mit 5 Abbildungen

Bei den verschiedenen Formen der Schalleitungsschwerhörigkeit läßt sich eine operative Hörverbesserung durch Wiederherstellung der Schalleitung im Mittelohr erzielen. Bei der O t o s k l e r o s e handelt es sich um einen Umbauprozeß der knöchernen Innenohrkapsel, der in den meisten Fällen durch Stapesankylose, d. h. Fixation der Stapesfußplatte im ovalen Fenster, zu einer mehr oder weniger hochgradigen Schalleitungsschwerhörigkeit führt. Charakteristisch für die Otosklerose ist der Beginn der vielfach familiär vorkommenden Schwerhörigkeit bereits in jungen Jahren nach der Pubertät, Verschlechterung durch Gravidität, langsame Progredienz, häufig Ohrensausen, Besserhören im Lärm (Paracusis Willisii). Durch operative Anlegung eines neuen Fensters (F e n e s t r a t i o n) im Bereiche des horizontalen Bogenganges kann eine wesentliche Hörverbesserung erzielt werden. Für die Fenestration kommen jedoch nur Fälle in Frage, bei denen es sich um eine reine Schalleitungsschwerhörigkeit ohne wesentliche Innenohrbeteiligung handelt. Der Hörbefund ergibt eine Herabsetzung der Flüster- und Umgangssprache für Worte und Zahlen; dabei empfiehlt es sich vor allem das Wortgehör zu prüfen, da Zahlen leichter erraten werden können. Die Stimmgabelprüfung zeigt bei normalen Trommelfellen eine typische Schalleitungsschwerhörigkeit mit starker Herabsetzung der unteren Tongrenze, negativem Rinne, deutlich verlängertem Schwabach. Da sich ähnliche Befunde auch bei chronischen Mittelohrkatarrhen (Tubenerkrankungen) finden, ist eine genaue Prüfung der Tubendurchgängigkeit besonders wichtig. Zur Indikationsstellung vor Operationen im Mittelohr hat T h u l l e n den G e l e é - Versuch erweitert, um durch Variierung der Druckverhältnisse im Mittelohr eine Beurteilung der Stapesbeweglichkeit zu ermöglichen.

Vor der Fenestration ist ein A u d i o g r a m m zur Indikationsstellung unbedingt notwendig. Nach S h a m - b o u g h werden die Otosklerosefälle je nach dem Audiogramm in drei Gruppen eingeteilt; auf Grund langjähriger Erfahrung läßt sich aus dem Verlauf der Knochenleitungskurve der Zustand des Innenohres und damit die Operationsprognose am besten beurteilen. Bei den Ideal- (A-) Fällen liegt der Verlust für Luftleitung zwischen 35 und 40 Db; das Knochenleitungsaudiogramm ergibt im Bereiche der Sprachfrequenzen zwischen 512 (c_2) und 2048 (c_4) Hz. ungefähr normale Werte; tiefe Stimmgabeln werden auch bei starkem Anschlag nicht gehört. Operationsaussichten ungefähr 80 bis 90%. Die 46jährige Frau M. A. (Abb. 1) mit Otosklerose (A) hörte rechts Umgangssprache $^3/_4$ m, nach der Fenestration 8 m.

Bei den geeigneten — (B-) Fällen besteht eine Herabsetzung der Knochenleitung für c_4 (2048 Hz.) bis 30 Db; die Luftleitung ist stärker verkürzt, 40 bis 60 Db. Operationsaussichten ungefähr 50%. Die 47jährige Frau F. T. (Abb. 2) hörte vor der Operation Umgangssprache 20 cm, nach der Operation 5 m. Durch einen Hörgewinn von 20 bis 30 Db. im Bereich der Sprachfrequenzen läßt sich noch ein praktisch brauchbares Hören erzielen. Bei den Grenzfällen (C) besteht schon eine deutliche Innenohrschädigung. Die Knochenleitung liegt für 1024 und 2048 Hz. unter 30 Db. Der Hörverlust für Luftleitung ist wesentlich stärker. Die 48jährige Frau F. M. (Abb. 3) hörte vor der Operation Umgangssprache 25 cm, nach der Operation 8 m.

Im Rahmen einer erweiterten Indikation kann man auch unter Umständen bei hochgradiger beiderseitiger Schwerhörigkeit bei Otosklerose mit gewisser Innenohr-Reserve eine Fensterung ausführen, um das Tragen eines Hörapparates zu ermöglichen. So haben wir bei einer 69jährigen Frau mit Otosklerose, Umgangssprache am Ohr, mit Hörapparat $^1/_4$ m, die Fensterungsoperation durchgeführt und mit Hörapparat eine Hörverbesserung auf 2 m erzielen können. Wenn trotz Innenohrschädigung operiert wird, empfiehlt es sich nach R ü e d i, die Operation zweizeitig durchzuführen, wobei das Risiko einer zusätzlichen traumatischen Läsio wesentlich verringert wird. Ebenso wie das Rein-Ton-Audiogramm ergibt das Sprachaudiogramm, even-

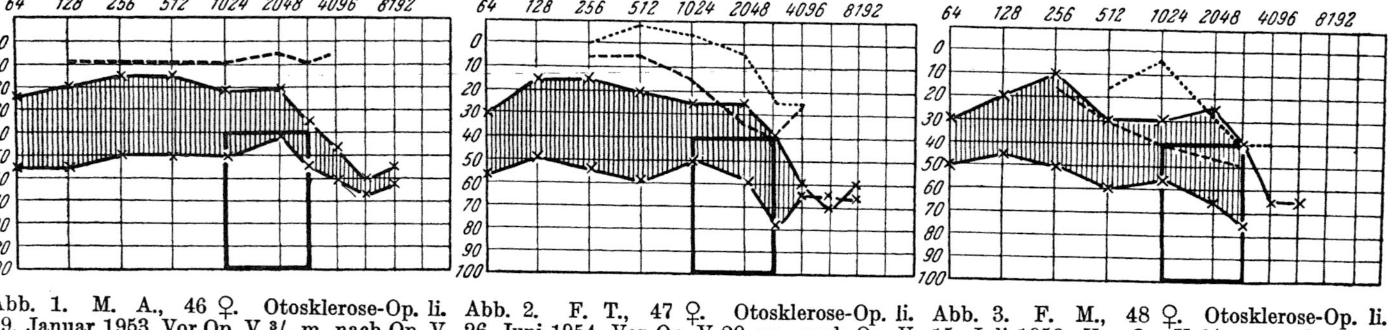

Abb. 1. M. A., 46 ♀. Otosklerose-Op. li. 19. Januar 1953. Vor Op. V ³/₄ m, nach Op. V 8 m. Schallsonde rechts: Stapes fixiert

Abb. 2. F. T., 47 ♀. Otosklerose-Op. li. 26. Juni 1954. Vor Op. V 20 cm, nach Op. V 5 m. Schallsonde rechts: Stapes fixiert

Abb. 3. F. M., 48 ♀. Otosklerose-Op. li. 15. Juli 1952. Vor Op. V ¹/₄ m, nach Op. V 8 m. Schallsonde rechts: Stapes fixiert

Rechts = o; Links = × ; Knochenl.: ‑‑‑‑‑‑‑‑

tuell in der vereinfachten Form nach K r e j c i, wertvolle Anhaltspunkte für die Diagnosestellung.

Weiter führen wir zur Beurteilung der Otosklerosefälle und zur Erleichterung der Indikationsstellung die Sprachverstärkerprüfung nach Z a n g e m e i s t e r durch, bei der nach Einstellung mit dem Sprachverstärker (Audiometer) auf angenehme Lautstärke die Hörweite für Flüster- und Umgangssprache in Meter bestimmt wird. Die Sprachverstärkung auf mindestens 1 m Flüstersprache ergibt eine gute Operationsprognose; gleichzeitig besteht gutes Hören beim Telephonieren sowie eine leichte und ausreichende Hörverbesserung durch einen Hörapparat. Auch die Feststellung der Intensitätsbreite zwischen der Hör- und Schmerzschwelle ist für die Differentialdiagnose wichtig. Beim Normalhörenden und bei reiner Schalleitungsschwerhörigkeit besteht eine ungefähr gleiche Intensitätsbreite, während beim Innenohrschwerhörigen die Hörschwelle hinaufgerückt, die Schmerzschwelle jedoch durch vermehrte Lautstärkeempfindlichkeit herabgesetzt und die Intensitätsbreite daher wesentlich geringer ist. Durch diese Untersuchung kann man daher auch eine Abgrenzung zwischen Schalleitungs- und Innenohrschwerhörigkeit durchführen.

Seit einigen Monaten haben wir auch zur Indikationsstellung vor der Fensterung bei klinischer Otosklerose die S o n d e n h ö r p r ü f u n g nach Z ö l l n e r durchgeführt (R i e d e r - S u s s m a n n), um festzustellen, ob bei der vorliegenden Schalleitungsschwerhörigkeit eine komplette Stapesfixation besteht. Mit einer an den Knochenhörer des Audiometers fixierten Sonde werden die relativen Unterschiede der Schwellenwerte in verschiedenen Frequenzen zwischen den einzelnen Meßpunkten bei Vertäubung des anderen Ohres festgestellt. Bei dieser Versuchsanordnung wurden bei normal hörenden Versuchspersonen mit intaktem Trommelfell sowie bei chronischer Otitis mit kleinen Perforationen, intakter Gehörknöchelchenkette und beweglichem Steigbügel bei der Sondenhörprüfung Werte am Trommelfell oder kurzen Fortsatz gefunden, die um mindestens 20 Db. besser als die Knochenleitungskurven waren. Bei den Otosklerosefällen mit fixiertem Stapes lagen die Schwellenwerte bei der Sondenprüfung am Trommelfell oder kurzen Fortsatz um 10 bis 30 Db. tiefer als die Knochenleitungskurven, während bei operativ nachgewiesenen Adhäsivprozessen mit beweglichem Stapes die Werte am Trommelfell und kurzen Fortsatz entweder gleich oder 10 bis 20 Db. besser als die Knochenleitung waren. Auch bei unterbrochener Gehörknöchelchenkette und beweglicher Stapesfußplatte waren die Schallsondenwerte am intakten Trommelfell (Narbenprozeß) besser, bei fixierter Stapesfußplatte jedoch schlechter als die Knochenleitung. Innenohrmuskelspasmen und beginnender Labyrinthhydrops ergeben bei der Sondenprüfung nicht die für eine Stapesfixation typischen Werte. Wir können daher mit der Sondenhörprüfung nach Zöllner auch bei intaktem Trommelfell wichtige Rückschlüsse auf die Beweglichkeit des Stapes ziehen, die für die Indikationsstellung gerade bei der Otoskleroseoperation besonders wertvoll sind.

Die Fensterung wird in der Regel am schlechteren Ohr durchgeführt. Ein höheres Alter (bis 60 Jahre) stellt an sich bei entsprechendem Allgemeinzustand und guter Innenohrfunktion keine Kontraindikation dar — unsere älteste Patientin war 69 Jahre.

Seit zirka einem Jahr wird von Rosen an Stelle der Fensterungsoperation bzw. vorher, die Stapesmobilisierung, bereits 1877 von Kessel durchgeführt, empfohlen. Nach Herrmann kommt diese Operation vor allem bei beginnender Otosklerose in Frage, da durch Stapesmobilisierung nur ein Hörgewinn von ungefähr 15 Db. möglich ist und dadurch bei Frühfällen ein ausreichendes Hörvermögen erzielt werden kann, weiter bei Fällen mit einem stärkeren Abfall der Hörkurve im oberen Tonbereich, da durch diesen Eingriff die Gefahr einer zusätzlichen Innenohrschädigung nur gering ist, schließlich bei Fensterverschluß nach Otoskleroseoperation und guter Knochenleitung, da vor einer Revisionsoperation die Stapesmobilisierung versucht werden kann.

Neben den relativ seltenen Fällen von Otosklerose spielen die zahlreichen anderen Formen von Schalleitungsschwerhörigkeit mit mehr oder weniger ausgedehnter Zerstörung des Trommelfells und der Gehörknöchelchenkette nach chronischer Mittelohrerkrankung eine wesentlich größere Rolle. Es ist das besondere Verdienst von Moritz, Wullstein und Zöllner, daß sie uns auch bei diesen Fällen neue Wege zur Hörverbesserung gewiesen haben. Das Ziel dieser Operationen ist die Wiederherstellung eines ausreichend funktionsfähigen Mittelohres mit natürlicher Schalleitung (Tympanoplastik). Bei vielen Patienten gelingt es, bei trockenen Trommelfellperforationen durch Einlegen eines sogenannten künstlichen Trommelfells — Wattekügelchen, Silber-, Plastikplättchen (Polystan) — eine Hörverbesserung zu erzielen; manche lernen auch selbst bei Trommelfelldefekten durch Watteeinlagen ihr Hörvermögen zu bessern. Dieses positive Prothesenphänomen mit wesentlicher Hörverbesserung spricht für eine genügende Funktion der Schalleitungskette bei schwingungsfähigen Fenstern. Wenn sich bei großen Trommelfellperforationen durch Verschluß keine Hörverbesserung erzielen läßt, jedoch durch Einlage in die Nische des runden Fensters, so spricht dies für eine unterbrochene Kette. Bei allen diesen Fällen mit positivem Prothesenphänomen läßt sich durch plastische Eingriffe im Mittelohr, Deckung der Trommelfellperforation durch freie Transplantation, bei größeren Defekten durch ausgedehnte Lappenplastik des Mittelohres nach Radikaloperation eine Hörverbesserung erzielen. Die Art des operativen Vorgehens wird sich nach dem intra operationem erhobenen Befund richten. Voraussetzung für derartige plastische Eingriffe im Bereiche des Mittelohres ist jedoch eine gute Innenohrfunktion, über die das Audiogramm wichtige Auskünfte geben wird. Zur Erleichterung der Indikationsstellung hat Zöllner die bereits bei der Otosklerose erwähnte Sondenhörprüfung zur präoperativen Austestung des Mittelohres angegeben. Ueber unsere Ergebnisse mit dieser Sondenhörprüfung für die Indikationsstellung zur Tympanoplastik haben Rieder und Sussmann in Bregenz berichtet. Einige Beispiele sollen die Wichtigkeit dieser Untersuchungen zur Beurteilung der Funktion der Gehörknöchelchenkette und der Beweglichkeit des Stapes zeigen. Auf Grund unserer Ergebnisse liegen bei intakter Gehörknöchelchenkette die Schwellenwerte am Trommelfell, kurzen Fortsatz und Stapes, um zirka 25 Db. über den am Promontorium gemessenen Werten, wobei letztere praktisch mit der Knochenleitungskurve zusammenfallen. Bei Unterbrechung der Kette weichen die am Promontorium und kurzen Fortsatz gewonnenen Schwellenwerte nur gering von der Knochenleitungskurve ab, während die Werte am Stapes um 30 bis 40 Db. höher liegen. Dadurch ist auch die Schwingungsfähigkeit des ovalen Fensters erwiesen. Wenn die Schwellenwerte am Promontorium und am ovalen Fenster z. B. bei Totaldefekt mit der Knochenleitungskurve zusammenfallen, kann man auf eine Blockierung des ovalen Fensters schließen. Durch die bereits vor der Operation durchgeführte Sondenhörprüfung lassen sich so wichtige Rückschlüsse über den Funktionszustand der Gehörknöchelchenkette ziehen, die für die Operationsprognose und technische Durchführung der Operation von großer Bedeutung sind.

Voraussetzung für die Indikationsstellung bei all diesen plastischen Eingriffen ist eine gut durchgängige Tube. Falls entzündliche Veränderungen in der Tubengegend bestehen, lassen sie sich durch Behandlung bessern, Narben operativ entfernen. Vollständiger Tubenverschluß ist eine Kontraindikation gegen jeden plastischen Eingriff im Mittelohr.

Nach Möglichkeit sind diese plastischen Eingriffe bei trockenen Perforationen durchzuführen. Wenn trotz längerer konservativer Behandlung das Ohr, vor allem bei Schleimhauteiterungen, starker Granulationsbildung, nicht trocken gelegt werden kann, so wird je nach dem während der Operation erhobenen Befund die Tympanoplastik ein- oder zweizeitig ausgeführt. Bei jeder therapieresistenten Cholesteatomeiterung muß unter möglichster Schonung der Trommelfellreste und der Gehörknöchelchen operiert werden. Auch bei unterbrochener Schalleitungskette, die bereits klinisch vor der Operation festgestellt wurde, läßt sich durch vorsichtiges Vorgehen, durch Umkippung bzw. Verlagerung (Zöllner) des häufig kariösen langen Amboßschenkels gegen den Stapes manchmal wieder ein gutes Hörresultat erzielen. Bei einer 24jährigen Frau P. E. mit chronischer Otitis med. beiderseits, Attik-Antrumperforation und Defekt der lateralen Attikwand links, wurde die Tympanoplastik links am 30. Juni 1955 durchgeführt. Der Gelenkfortsatz des Amboß war zerstört, die Stapesschenkel fehlten. Der Amboß wurde nach kaudal verlagert. Vor der Operation Flüstersprache 2 m, nach der Operation 5 m. Bei einer 27jährigen Frau Sch. P. (Abb. 4) bestand eine chronische Otitis media beiderseits mit trockener Attik-Antrumperforation. Schallsonde: Kette rechts unterbrochen. Tympanoplastik rechts am 5. August 1955: Gelenkfortsatz des Amboß zerstört, Stapes erhalten. Amboß wurde nach kaudal verlagert. Vor Operation 1½ m Umgangssprache, nach der Operation 8 m. Auch bei Totaldefekt des Trommelfelles und der Gehörknöchelchenkette ebenso wie nach Radikaloperation kann durch Lappenbildung gegen den Steigbügel bzw. gegen die Fenstergegend eine Hörverbesserung erreicht werden. Bei einem 47jährigen Mann H. F. (Abb. 5) bestand Status nach Radikaloperation links mit retroaurikulärer Fistel. Tympanoplastik mit Anlagerung des Lappens an den Stapes am 9. Oktober 1954. Vor der Operation Umgangssprache ¼ m, nach der Operation 6 m. Bei den nach Entzündungen seltenen Fällen von kompletter Stapesankylose ist die Fensterung ein- oder zweizeitig angezeigt. Auch wegen der Gefahr einer progredienten Innenohrschädigung ist bei lang dauernder chronischer Otitis ein operatives Vorgehen indiziert.

Bei beidseitiger Mikrotie mit Gehörgangsatresie ist bei guter Knochenleitung ohne Innenohrschädigung ein opera-

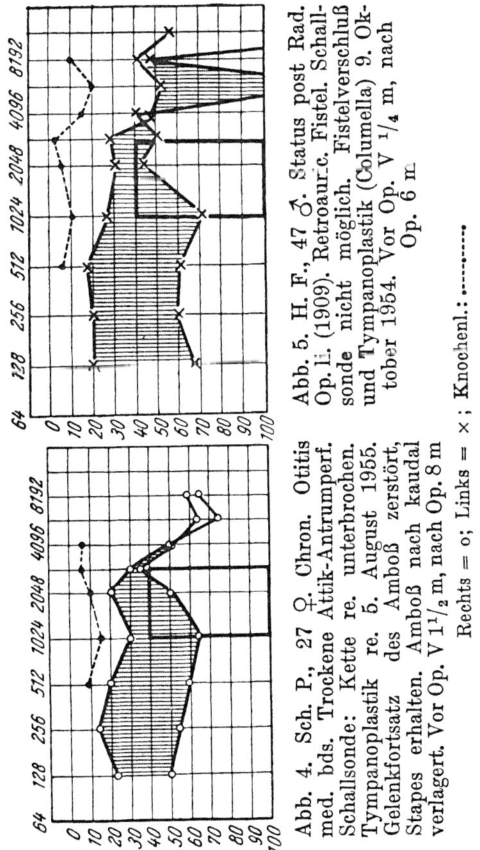

Abb. 4. Sch. P., 27 ♀. Chron. Otitis med. bds. Trockene Attik-Antrumperf. Schallsonde: Kette re. unterbrochen. Tympanoplastik re. 5. August 1955. Gelenkfortsatz des Amboß zerstört, Stapes erhalten. Amboß nach kaudal verlagert. Vor Op. V 1½ m, nach Op. 8 m

Abb. 5. H. F., 47 ♂. Status post Rad. Op. li. (1909). Retroaur. c. Fistel. Schallsonde nicht möglich. Fistelverschluß und Tympanoplastik (Columella) 9. Oktober 1954. Vor Op. V ¼ m, nach Op. 6 m

Rechts = o; Links = × ; Knochenl.: ‒·‒·‒·‒·

tiver Eingriff zur Hörverbesserung, jedoch nicht vor dem 6. Jahr, mit gleichzeitigem Versuch eines Ohrmuschelaufbaues, am einfachsten nach Z ö l l n e r, indiziert.

Die operativen Eingriffe zur Hörverbesserung bei den verschiedenen Formen von Schalleitungsschwerhörigkeit haben ein reichhaltiges, interessantes und dankbares Arbeitsgebiet für uns eröffnet. Bei weiterem Ausbau der Indikationsstellung und ständiger Verbesserung unserer Operationstechnik werden wir auf diese Art sicher imstande sein, einer großen Zahl arbeitsfähiger Menschen wieder ein gutes Hörvermögen und dadurch eine gesteigerte Arbeits- und Lebensfreude zu verschaffen.

Zusammenfassung. Die Indikationsstellung zur Fenestration bei Otosklerose hängt weitgehend vom Audiogramm ab, da bei guter Innenohrfunktion die Prognose günstig ist; bei zunehmender Innenohrschädigung sinken die Operationschancen. Bei zahlreichen Fällen von Schallleitungsschwerhörigkeit nach chronischen Mittelohrerkrankungen ist durch Wiederherstellung eines ausreichend funktionsfähigen Mittelohres eine Hörverbesserung möglich. Das operative Vorgehen ist u. a. von der Größe des Trommelfelldefektes und von der Funktionsfähigkeit der Gehörknöchelchenkette abhängig. Eine gute Tubendurchgängigkeit ist eine Voraussetzung für diese plastischen Eingriffe. Die Sondenhörprüfung nach Zöllner kann bei der Otosklerose und bei chronischen Mittelohrerkrankungen wichtige Aufschlüsse über den Zustand der Gehörknöchelchenkette und die Beweglichkeit des Stapes geben. Auch bei der angeborenen Gehörgangsatresie und guter Innenohrfunktion ist ein plastischer Eingriff indiziert.

Literatur: Herrmann, A.: Münch. med. Wschr., 97 (1955), S. 129. — Krejci, F.: Mschr. Ohrenhk., 89 (1955), S. 32. — Majer, E. H.: Mschr. Ohrenhk., 88 (1954), S. 49. — Moritz: W.: Zschr. Laryng., 31 (1952), S. 383. — Rieder, W. und Sussmann, W.: Mschr. Ohrenhk., 89 (1955), S. 35. — Dieselben: Im Druck: Arch. Ohrenhk. (1955). — Rüedi, L., Schneider, R., Egli, P. und Berk, P.: Acta otolaryng., 40 (1952), S. 226. — Shambough, G. E.: Acta otolaryng. Suppl. 79 (1949). — Thullen, A.: Audiologie. Stuttgart: G. Thieme. 1954. — Wullstein, H.: Arch. Ohr- usw. Hk., 161 (1952), S. 423. — Derselbe: Die Eingriffe zur Hörverbesserung in W. Uffenorde; Anzeige und Ausführung der Eingriffe an Ohr, Nase und Hals. Stuttgart: G. Thieme. 1952. — Derselbe: Audiologie. Stuttgart: G. Thieme. 1954. — Zangemeister, H. E. und Kietz: Einführung in die Audiologie. Verlag f. angewandte Wissenschaften. 1953. — Zöllner, F.: Proceedings of the 1. Intern. Congress of Audiology, Leiden, 5. und 6. Juni 1953. — Derselbe: Audiologie. Stuttgart: G. Thieme. 1954. — Derselbe: Acta otolaryng., 44 (1954), S. 370; 45 (1955), S. 168. — Derselbe: Klin. Wschr., 33 (1955), S. 331.

Indikation und Ergebnisse
der Revisionsoperation nach Fenestration

Von

E. Vyslonzil

Wien

Mit 1 Abbildung

Wenngleich bei bestimmter Indikation das Anlegen einer Schallfistel im Rahmen der modernen gehörverbessernden Operationen zu einem Standardeingriff geworden ist, so muß doch hervorgehoben werden, daß damit einige schwer vorauszusehende Umstände verknüpft sind. Als solche müssen gelten, daß wir audiologisch nur bedingt eine Prognose im Hinblick auf den zu erwartenden Hörgewinn stellen können, daß wir kaum vorhersagen können, ob, wie und wie lange der Patient unter Schwindelbeschwerden leiden wird, daß auch bei exaktem operativem Vorgehen nicht immer ein Nässen des operierten Ohres für längere Zeit zu verhindern ist, und schließlich, daß es zu zu einem Verschluß der Fistel kommen kann und damit zum Verschwinden des erzielten Hörgewinnes. Von dem zuletzt angeführten Umstand muß unsere Ausführung ihren Ausgang nehmen.

Histologisch betrachtet, werden beim Anlegen einer Fistel mehrere Gewebsschichten durchtrennt, die mukoperiostale Auskleidung des Epitympanon, die periostale, enchondrale und endostale Schicht des knöchernen Bogengangkanales sowie das Endost desselben. Die stärkste Tendenz zur Knochenneubildung und damit zum Fistelverschluß wird der periostalen Knochenschicht zugeschrieben, während die beiden anderen nur dann eine Neigung zur Neubildung zeigen, wenn Splitterchen von der Anlegung der Fistel zurückbleiben, die dann anscheinend einen besonderen Reiz auf den Knochen ausüben (Engström).

Aber auch von der Bindegewebsschicht des die Fistel deckenden Lappens kann eine Verknöcherung ausgehen, wie dies M. Meyer an Hand eines bei einer Nachoperation gewonnenen Präparates zeigen konnte, ein Umstand, der ihn und andere Autoren anregte, möglichst dünne Thiersch-Lappen zur Deckung der Schallfistel zu verwenden. Schließlich wird Art und Größe der Fistel eine gewisse Bedeutung im Hinblick auf eine sekundäre Verknöcherung zugeschrieben, indem (nach tierexperimentellen Studien von Holmgren, Nager und Engström) eine Knochenentfernung, die die halbe Zirkumferenz des Bogenganges erfaßt, dazu führt, daß neuer Knochen in das Fistellumen hineinwächst und so ein Ausfüllen desselben bewirkt.

Von der operativen Seite betrachtet, nimmt das Fistelproblem einen Hauptteil der einschlägigen Literatur ein. Wenn wir den bisher gegangenen Weg nur kurz skizzieren, so bedeuten die verschiedenen Versuche sicher zwar eine Weiterentwicklung, aber auch gleichzeitig, daß eine absolut sichere Lösung noch nicht erreicht wurde. Solche Bemühungen, das Fenster offenzuhalten, waren: Lemperts neues Fenster mit beweglichem Stoppel, das Einfügen einer Oese in die Fistel, was man auch in jüngster Zeit durch Oesen mit besonders gewebsfreundlichem Material versucht (J. Bing und K. Kettel mit Polystan, Aubry und Rouget mit Acryl), die Ausarbeitung der Kupula-Methode, das Polieren der Fistelränder mit Blei oder Gold (in der Annahme, so eine Knochenneubildung hemmen zu können) und schließlich die Invagination des Lappens in die gebildete Fistel, wodurch ein Verwachsen mit dem häutigen Bogengang sowie das Abdecken der Knochenschichten erreicht werden soll.

Eine Bereicherung von seiten der medikamentösen Therapie erfuhren diese Bestrebungen durch das ACTH. Tierexperimentelle Untersuchungen von E. D. Angeluscheff, Novotny und Hussarek sowie von M. P. Lansberg ergaben, daß durch Gaben dieser Droge im Bereiche der Fistel keine Narbenbildungen, Granulationen und Kallus auftreten, ebenso daß keine Fibroblastenbildung und keine Gefäßsprossungen zu beobachten sind, die Epithelialisierung aber erhalten bleibt und nicht gestört wird.

Vergegenwärtigen wir uns die Momente, die Autoren mit sehr großer Erfahrung für das Offenhalten der Fistel anführen, so empfiehlt E. Shambaugh jun. zusammenfassend, den Fensterrand und den Perilymphraum absolut von allen Knochenpartikelchen zu reinigen, möglichst starke Abtragung der periostalen Knochenschicht, den Hautlappen möglichst dünn zu formen, das Endost über den Fistelrand zu schlagen, absolut aseptisch und blutleer zu arbeiten sowie den Fistelrand mit Hartgold oder Blei zu polieren; J. Lempert fügt dem noch die erwähnte Invagination des Decklappens bei.

Unter Berücksichtigung all dieser Punkte ergab sich nach E. Shambaugh jun. im Laufe der Zeit eine Minderung der Fistelverschlüsse von 50% auf 5%, nach H. Davis, E. Walsh und E. Eldert auf 14%.

Es ist eine Erfahrungstatsache, daß Patienten, die die Wohltat einer Hörverbesserung empfunden haben, nach einem Fistelverschluß und dem damit verbundenen Gehörschwund dringend eine Revision der Fistel, d. h. eine neuerliche Fenestration verlangen. Nun kann man sich zu einer Operation am anderen Ohr kaum entschließen, da ein Mißerfolg auch auf dieser Seite nicht zu verantworten wäre, so daß man zu einem Revisionsversuch am selben Ohr gezwungen ist.

Berichte über größere Zahlen solcher Revisionen liegen zwar vor, doch fehlen meist in diesen Darstellungen nähere Details, vor allem über den Zustand des häutigen Labyrinthes. Eine Ausnahme bildet hier eine Zusammenfassung von Davis, Walsh und Eldert, die darauf hinweisen, daß es bei ihren Revisionen dadurch, daß das häutige Labyrinth fest mit dem neugebildeten Knochen verwachsen war, zu Einrissen desselben gekommen ist. Wie die meisten anderen Autoren halten sie die Prognose dieser Nachoperationen für ungünstig, da es nach einer kurzen Zeit einer Gehörverbesserung innerhalb von Wochen oder wenigen Monaten immer zu einem Verlust derselben gekommen ist.

Für eine Refenestration legten wir uns folgende Indikationen zurecht. Es muß tatsächlich ein knöcherner Fistelverschluß vorliegen. Dazu betasten wir auch mit einer Sonde die Fistelgegend; tritt keinerlei Schwindelsensation dabei auf, ist ein Fensterverschluß anzunehmen. Diese Probe ist deshalb wesentlich, weil Wochen bis Monate nach einer scheinbar geglückten Fensteroperation sich ein Gehörverlust bei offener Fistel einstellen kann. Anscheinend handelt es sich dabei um intralabyrinthäre Druckveränderungen. Ein neuerliches Manipulieren an einem derartigen Labyrinth führt aber zu einem weiteren rapiden Gehörverlust. Ein Betasten der Fistelgegend bei diesen Fällen

bewirkt ein besonders heftiges Schwindelgefühl, was als
absolute Kontraindikation für eine Refenestration gelten
muß. Da erfahrungsgemäß die postoperative Labyrinth-
reaktion meist eine Verschlechterung der hohen Frequenzen
(Knochenleitung) mit sich bringt, entschließen wir uns
zu einer neuerlichen Operation nur dann, wenn die Knochenleitung so günstig ist, daß auch nach einer neuerlichen
postoperativen Reaktion ein befriedigender Gehörgewinn
zu erwarten ist. Schließlich führen wir eine Revision erst
einige Monate (5 bis 6) nach Eintritt des Gehörverlustes
durch, da wir für diese Zeit annehmen, daß nun das reaktive Knochenwachstum zur Ruhe gekommen ist, so daß
wir nicht in einen aktiven Prozeß hineinoperieren. Das Vorliegen nässender Granulationen im Bereiche der Operationshöhle stellt keine Kontraindikation dar, im Gegenteil, nach einer operativen Revision dieser Stellen (im
Rahmen der Nachoperation) zeigt sich meist ein rasches
Epithelialisieren und damit ein Trockenwerden des Ohres.

Das operative Vorgehen gestaltet sich so: Nachdem
wir durch einen retroaurikulären Schnitt das Operations-
feld dargestellt und lappenförmig den Epithelüberzug im
Bogengangsbereiche abgelöst haben, inspizieren wir die alte
Fistelgegend. Die Haut ist hier meist stärker bindege-
webig fixiert, der knöcherne Fistelverschluß zeigt entweder ein höckrige Beschaffenheit oder eine zarte Rinne.

Wir ließen uns bei unserem weiteren Vorgehen von
der Vorstellung leiten, eine neuerliche Fensterung des horizontalen Bogenganges so vorzunehmen, daß wir die neue
Fistel nach der Kupula-Methode (also durch Dünnfräsen
der gesamten knöchernen Bogengangswand) größer als die
alte anlegen müßten, um so das Gebiet, das zur Knochenneubildung geführt hatte, konzentrisch umfassend zu entfernen. Hatten wir dieses Areal genügend dünngefräst und
umschnitten, so klappten wir diesen Labyrinthabschnitt von
kranial nach abwärts auf. Dabei ergab sich immer mehr
minder der gleiche Befund: der häutige Bogengang war
auf eine größere Strecke entweder in seiner Lumenweite
deutlich eingeengt oder, was häufiger der Fall war, er war
in wechselnde Ausdehnung völlig obliteriert. Im Bereiche
dieser Obliterationsstelle befand sich ein Bindegewebskissen,
das den häutigen Bogengang hier an das freipräparierte
Knochenstückchen der Labyrinthwand, den Bogengangs-
deckel, fixierte. Ziel unseres weiteren Vorgehens war es
nun, den häutigen Bogengang, ob er nun obliteriert war
oder nicht, von diesem Knochendeckel freizupräparieren,

ohne ihn zu verletzen, die Fistelränder zu glätten, das Fistellumen von Bindegewebselementen zu reinigen und dann die Fistel mit einem möglichst dünn präparierten Decklappen zu verschließen. Um den Decklappen gut in seine Lage zu fixieren und etwaige Nachblutungen aus Knochengefäßen zu stillen, tragen wir gerne etwas Topostasinlösung (Roche) auf den Knochen des Operationsgebietes auf. In der Folge sollen die bei der Nachoperation erhobenen Befunde sowie die sich ergebenden Resultate zusammengestellt werden. Insgesamt führten wir 9 Revisionen durch, von denen 7 in der oben geschilderten Weise. Dabei fanden wir 5mal Atresien im Bereiche des häutigen Bogenganges verschiedener Ausdehnung, 2mal ein deutlich verengertes Lumen des häutigen Bogenganges. Trotz vorsichtigsten Präparierens rissen wir 3mal den häutigen Bogengang ein, so daß der Endolymphraum breit eröffnet wurde. Beim Bemühen, die Ampullengegend möglichst weit in die Fistel einzubeziehen, war es 2mal zu einer feinen Eröffnung des frontalen Bogenganges gekommen, worauf wir hier in vorsichtigster Weise ein möglichst großes Fenster anlegten.

Bei einem Vergleich der Resultate dieser Fälle stellte sich heraus, daß der postoperative Verlauf derjenigen Fälle, bei denen das Endolymphsystem eröffnet worden war (es handelte sich um relativ junge Patienten), der beschwerdefreieste war, also fast kein Schwindel und kein passagerer postoperativer Gehörabbau auftraten, daß aber bis auf einen Fall die Patienten, bei denen die Revision nur am frontalen Bogengang durchgeführt worden war, spätestens 6 Monate nachher, meist jedoch schon nach 2 bis 3 Monaten, ihren Gehörgewinn verloren, im Gegensatz zu den 2 Fällen, bei denen wir auch den frontalen Bogengang gefenstert haben. Im Zeitpunkt der Kontrolle hatten diese beiden nach 18 bzw. 14 Monaten ihr Gehör noch behalten. In der Annahme, daß das neuerliche Operieren an einer zugewachsenen Knochenfistel anscheinend sehr leicht zu einem sekundären Verschluß führt, was wir auch für den horizontalen Bogengang der Doppelfensterungen glauben annehmen zu müssen, haben wir bei weiteren 2 Revisionen nur mehr den frontalen Bogengang gefenstert, wobei sich der Gehörgewinn seit 11 bzw. 8 Monaten unvermindert gehalten hat, so daß wir anscheinend die Zeit, in der es zu Verschlüssen zu kommen pflegt, überschritten haben. Auch die erstangeführten Doppelfensterungen zeigen nun nach 30 bzw. 26 Monaten ihren Gehörgewinn.

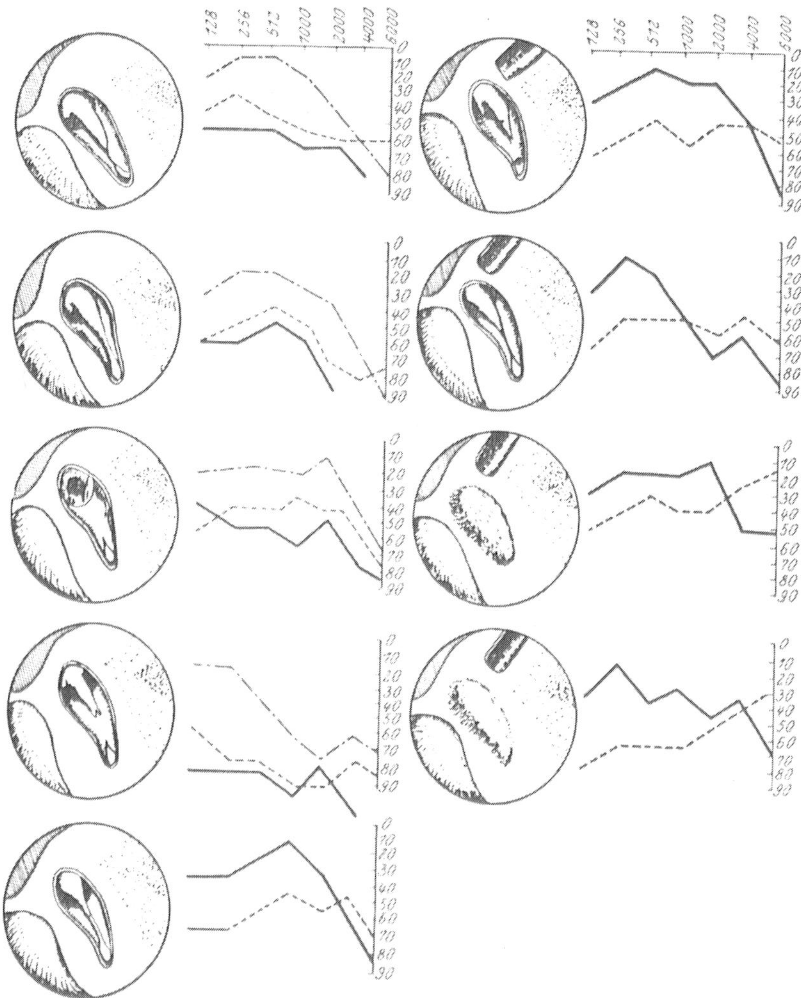

Abb. 1. Schematische Darstellung des Befundes, wie er sich nach
der operativen Revision darstellt. Der schraffierte Abschnitt
vorne oben entspricht der vordersten, knöchernen Begrenzung der
Operationshöhle, der vorne unten dem in situ belassenen, inner-
sten Anteil des Gehörgangschlauches. Bei den 5 Fällen der linken
Kolonne wurde nur in der alten Fistelgegend refenestriert.
Dabei war der häutige Bogengang in Fall 1, 3 und 4 atretisch

Es ist nun zu erörtern, warum es bei all diesen Fällen nach der ersten Operation zu einem Fistelverschluß gekommen war und warum die neuerliche Fistel so rasch zugewachsen ist. Wir haben uns jeweils bei der ersten Fensterung streng an die oben angeführten Richtlinien gehalten und haben dabei, W u l l s t e i n folgend, möglichst viel der periostalen Knochenschicht, von der enchondralen und endostalen aber nur so viel abgetragen, als es nötig ist. Beim neuerlichen Aufdecken der Fistel fanden wir nie Knochenpartikelchen (also Reste der ersten Operation), dagegen die Veränderungen am häutigen Bogengang, die auf stattgehabte Verletzungen desselben hinweisen. Wir glauben, auch bei den Fällen, soweit sie von uns stammten und die zur Gruppe unserer ersten diesbezüglichen Operationen gehörten, Alterationen des häutigen Labyrinthes nicht ausschließen zu können, etwa, daß es beim Dünnfräsen des Knochendeckels zu einem Einbrechen desselben kam, oder daß beim Versuch, einen Knochensplitter aus der Fistel zu entfernen, eine Verletzung des häutigen Bogenganges gesetzt worden war. Anscheinend genügen diese an sich geringen Alterationen, daß teils eine Aktivierung der polyvalenten Mesenchymzellen des häutigen Bogenganges zu Fibroblasten- und Fibrozytenbildung einsetzt, teils daß diese Elemente vom Decklappen an die Verletzungsstelle einwandern und damit zu einer narbigen Atresie des häutigen Bogenschlauches führen. Vielleicht haben wir es hier mit einer Art Schutzmechanismus im Sinne einer Abriegelung des Endolymphsystems zu tun. Ob nun diese mesenchymale Entwicklungstendenz eine osteoblastische Fähigkeit annimmt und so zu einem direkten knöchernen Fistelverschluß führt (der Umstand, daß man in diesen Fällen zwischen dem atretischen Strang und dem knöchernen Fistelverschluß immer ein eigenartiges, beide verbindendes

(3 und 4 rissen bei der Operation ein), in Fall 2 und 5 fand sich eine hochgradige Einengung des Lumens desselben. Bei den Fällen der rechten Kolonne lag in Fall 6 und 7 ein Atresie des häutigen Bogenganges vor, die in Fall 6 einriß. In sämtlichen Fällen dieser Kolonne wurde der frontale Bogengang (Mitte oben) gefenstert. Im Falle 8 und 9 wurde die alte Fistelgegend nicht eröffnet, diese Gegend ist durch eine Knochenvorwölbung gekennzeichnet Neben den Befundskizzen befindet sich eine audiologische Darstellung der Hörfähigkeit (Luftleitung), die die Verhältnisse vor der Revision (punktiert), den passageren Gehörgewinn der Fälle 1, 2, 3, 4 (Punkt, Strich, Punkt) und schließlich die Endergebnisse (ausgezogen) zeigt

Bindegewebspolster fand, könnte uns diese Vorstellung näherbringen), oder ob der Ausfall des raumfüllenden Hohlorgans an sich eine Förderung der Osteogene hervorruft, muß weiteren Untersuchungen vorbehalten bleiben. Bei der Kritik des Verschlusses der sekundären Fistel kommt neben den oben angeführten Momenten der Umstand dazu, daß leicht der Versuch, die Zone des neugebildeten Knochens möglichst exakt zu entfernen, dazu führt, daß man mehr als die halbe Zirkumferenz des Bogenganglumens abträgt, wodurch die aktive, periostale Knochenschicht die wachstumsmäßig wesentlich ruhigeren Innenschichten überwuchert und, folgen wir den Untersuchungen E n g s t r ö m s am Affenlabyrinth, zum Einwachsen dieses Knochenmaterials in die Fistel führt.

Nach diesen Beobachtungen scheint eine subtile Behandlung beim Anlegen der Fistel für deren Offenbleiben eine wesentliche Bedeutung zu haben. Nicht wie man ursprünglich annahm, führt eine Verletzung des häutigen Labyrinthes zu einem direkten Schaden für das Gehör, die Patienten klagen meist über einen nur sehr geringen postoperativen Schwindel, und auch die Werte der Knochenleitung verändern sich nur wenig, dagegen kommt es meist in einigen Monaten zum knöchernen Fistelverschluß und damit zum Verlust des Gehörgewinnes.

Ueberdenkt man so den Umstand, daß Operateure mit großen Statistiken feststellen können, daß gegen ihre ersten Operationen die Fistelverschlüsse von 50% auf 5 bis 15% zurückgegangen sind, daß im besonderen die besten Resultate sich bei der Anwendung der Kupula-Methode ergeben, bei der das häutige Labyrinth die geringste Alteration erfährt, so liegt der Gedanke nahe, daß nicht nur die verschiedenen Techniken zu dieser Verbesserung der Resultate führten, sondern auch die größere Routine und damit die Abnahme der Verletzungen des häutigen Labyrinthes.

Z u s a m m e n f a s s u n g : Nach einer Darstellung der Momente, die für den Verschluß einer Fenestrationsfistel für wesentlich gehalten werden, sowie des Erfahrungsgutes, welches den Operateur vor einem solchen Vorkommen schützen soll, wird das operative Vorgehen und die Resultate von 9 eigenen Refenestrationen beschrieben. 7mal wurde dabei an der Stelle der alten Fistel eine Refenestration vorgenommen. In all diesen Fällen wurden Veränderungen am häutigen Bogengang gefunden, die auf eine stattgehabte Alteration desselben bei der ersten Operation schließen lassen. Trotz großer Vorsicht gelingt es nur 3mal, bei der Refenestration eine neuerliche Verletzung zu vermeiden. Die Fälle, bei denen nur die ursprüngliche Fistel hergestellt worden war, verloren bis auf einen spätestens in 6 Monaten ihren Gehörgewinn durch neuerlichen Fistelverschluß; die Fälle dagegen, bei welchen im Bereiche des frontalen Bogenganges eine Fistel angelegt worden war, gleichgültig, ob außerdem die primäre Fistel dargestellt wurde oder nicht, behielten ihren Gehörgewinn (30, 26, 11, 8 Monate). Es wird daher angenommen, daß neben den sonst hervorgehobenen Momenten auch dem Umstand einer Verletzung des häutigen Labyrinthes eine kausale Bedeutung für den knöchernen Fistelverschluß zukommt.

Literatur: Angeluscheff, E. D.: Acta Otolaryng. (Stockh.), 43 (1953), S. 335. — Aubry, N. und Rouget, J.: Ann. d'otolaryng., 66 (1949), S. 619. — Bing, I. und Kettel, K.: Acta Otolaryng. (Stockh.), Suppl. 91 (1950). — Davis, H., Welsh, T. E. und Eldert, E.: Laryngoskop., 60 (1950), S. 50. — Engström, H.: Acta Otolaryng. (Suppl.) 33/44, Helsingf. (1940); Acta Otolaryng. (Stockh.), 27 (1939), S. 608. — Garnett-Passe, E.: J. Laryng., Otol., 63 (1949), S. 495. — Landsberg, M. P.: Arch. of Oto., 55 (1952), S. 662. — Lempert, J.: Acta Otolaryng. (Stockh.), 40 (1952), S. 122. — Derselbe: Laryngoskop., 61 (1951), S. 215. — Meyer, M.: Zschr. Laryng. usw., 30 (1951), S. 216. — Nager, F. R. und Ruedi, L.: Acta Otolaryng. (Stockh.), 39 (1951), S. 300. — Nylen, B.: Upsala Läk. för fort., 56 (1951), S. 101. — Novotny, O. und Hussarek, Mschr. — Shambough, G. E. jr.: Acta Otolaryng. (Stockh.), 40 (1952), S. 152. — Simson Hall, I.: Acta Otolaryng. (Stockh.), (1952), S. 192. — Vetter, H.: Acta Otolaryng. (Stockh.), 40 (1952), S. 247. — Wullstein, H.: Art. der letzten Auflage von Uffenordes Anzeige u. Ausführung der Eingriffe an Ohr, Nase u. Hals. Stuttgart: G. Thieme.

Möglichkeiten der Hörverbesserung durch moderne Hörapparate

Von

G. König
Wien

Wenn heute schwerhörige Patienten die Verordnung eines Hörapparates verlangen, so ist unter allen Umständen zuerst eine exakte otologische Untersuchung erforderlich. Schwerhörigkeit ist doch nur ein Symptom, hinter welchem sich die verschiedensten, unter Umständen sogar lebensbedrohenden Krankheiten verbergen können. Die Anpassung eines Hörapparates darf keinesfalls ausschließlich medizinischen Laien überantwortet werden, da bei Cerumen und chronischer Otitis bereits Hörapparate verkauft wurden, wo kurz darauf wegen otogener Meningitis operiert werden mußte (Hahlbrock). Die ständige technische Weiterentwicklung der Hörapparate hat deren Anwendungsmöglichkeit dauernd vermehrt. Es sollen daher die praktisch wichtigsten Punkte bei Verwendung von Hörapparaten kurz besprochen werden.

Hörverbessernde Operation oder Apparat? Ist durch eine Operation eine ausreichende Hörverbesserung möglich, so ist diese grundsätzlich zu empfehlen; auch bei unbefriedigendem Operationsergebnis kann ein Hörapparat praktisch so gut wie immer gegeben werden.

Wozu soll ein Hörapparat getragen werden? Vor allem, um wieder ein ausreichendes Verstehen der Sprache zu erreichen. Für den Straßenverkehr, für den der Apparat von den Patienten immer wieder verlangt wird, ist er wegen der Nebengeräusche wenig geeignet. Hier soll das Sehen das Hören ersetzen.

Wann soll ein Hörapparat verordnet werden? Wenn der Patient Schwierigkeiten hat, Gesprächen zu folgen. Dies ist meist der Fall, wenn er die Umgangs-

sprache in 2 bis 3 m nicht mehr versteht, variiert natür
lich je nach Beruf und Ansprüchen. Die oft geäußerte Be-
fürchtung des Patienten, er würde sich zu früh an den
Apparat gewöhnen und dann ohne ihn überhaupt nichts
mehr hören, ist unberechtigt. Nach jahrelanger akustischer
Isolierung durch eine hochgradige Schwerhörigkeit ist es
schwieriger, mit einem Apparat wieder zu hören. Bei einiger-
maßen sachgemäßer Bedienung sind Lärmschädigungen nicht
zu befürchten. Durch eine klinische, eventuell wiederholte
Prüfung, vor allem bei Taubstummen, ist festzustellen,
ob noch eine Verbesserung des Ablesens oder der Aus-
sprache möglich ist. Es ist immer mit Worten zu prüfen;
das Hören von Zahlen oder Geräuschen genügt nicht.
Ein Ablesen vom Mund ist während der Prüfung unbedingt
auszuschalten.

Wann soll ein Hörapparat noch nicht verordnet werden? Wenn die Umgangssprache noch über
5 bis 6 m verstanden wird, da auf größere Entfernungen
die Nebengeräusche stark zunehmen.

Wann soll ein Hörapparat nicht mehr
verordnet werden? Wenn auch laute Umgangssprache
direkt am Ohr nicht mehr verstanden wird, bei Taubheit,
retrocochlearen Hörstörungen, Debilität usw.

Welcher Hörapparat soll gegeben wer-
den? Bei reiner Schalleitungsschwerhörigkeit mit intaktem
Innenohr (Knochenleitung normal oder verlängert, Luftleitung herabgesetzt) genügt fast jeder Apparat. Bei Innenohrschwerhörigkeit (Knochen- und Luftleitung herabgesetzt) ist der beste Apparat gerade noch gut genug, eine
sorgfältige, eventuell wiederholte Anpassung daher besonders wichtig. Das Hörrohr, früher die einzige Möglichkeit
der Hörverbesserung, kann aber auch heute noch bei alten
unbeholfenen Patienten vorteilhaft sein, denen die Bedienung eines modernen Hörapparates manchmal zu kompliziert ist; dies ist gelegentlich auch bei starker Geräusch-
überempfindlichkeit der Fall. Die Anschaffung ist billig,
keine Betriebskosten und fast keine Nebengeräusche; aber
es kann nur auf kurze Entfernung gehört werden.

Röhren- oder Transistorgerät? Das Röhren-
gerät ist in der Anschaffung wesentlich billiger, im Betrieb
jedoch infolge des großen Batterieverbrauches teurer, meist
etwas weniger lautstark, jedoch in 90% der Fälle ausreichend.

Das Transistorgerät kommt in der Anschaffung derzeit
zirka doppelt so teuer, im Betrieb jedoch sehr billig; statt

der Kristallmikrophone können magnetische Mikrophone mit einem gleichmäßigeren Frequenzgang verwendet werden. Da der Transistor nur eine Batterie (keine Heizbatterie mehr) benötigt, ist der Apparat wesentlich kleiner und leichter, die Ausgangsleistung gleichmäßiger (Neuberger). Dem Transistorgerät gehört zweifellos die Zukunft. Bei jüngeren, berufstätigen Patienten ist ein Transistorgerät vorzuziehen, besonders wenn der Apparat, wie vor allem bei Schalleitungsschwerhörigkeit, viel, oft 12 bis 14 Stunden, täglich getragen wird, ebenso bei hochgradiger Schwerhörigkeit.

Automatische Lautstärkebegrenzung: Bei Innenohrschwerhörigkeit ist die Hörschwelle herabgesetzt; die Schmerzempfindung tritt jedoch häufig bei der gleichen Lautstärke auf wie beim Normalhörenden (Recruitment nach Fowler) oder sogar schon bei einer geringeren Lautstärke (Overrecruitment). Wird durch die Verstärkung des Apparates öfters die Schmerzschwelle erreicht, so lehnen die Patienten dann eine Hörhilfe trotz des Hörgewinnes oft überhaupt ab. Es gibt nun zwei Verfahren, die Lautstärke eines Hörapparates zu begrenzen. Entweder durch das sogenannte „peak-clipping", wobei die Amplitudenspitzen beschnitten werden — die Lautstärke im Hörer kann dann eine einstellbare Stärke nicht überschreiten —, oder es werden durch die Gleichrichterwirkung einer Diode die Amplituden der Schallquellen komprimiert (Pothoven, Neuberger); es steigt dann z. B. die Lautstärke am Mikrophon um 20 Db., im Hörer jedoch nur um 6 Db. Durch Widerstände kann die maximale Lautstärke des Gerätes eingestellt werden. Diese richtige Einstellung der automatischen Lautstärkebegrenzung erfordert zwar Geduld und Erfahrung, ist jedoch bei vielen Patienten mit Innenohrschwerhörigkeit von großer, ja entscheidender Wichtigkeit.

Mit den modernen Hörapparaten kann nun jede Störung der Schalleitung behoben werden, ebenso ein großer Teil der Schallempfindungsstörungen. Der vollständige Ausfall eines großen Teiles des Cortischen Organs, wie er bei hochgradigen Innenohrschädigungen auftritt, kann natürlich durch einen Hörapparat, der nur eine Schallverstärkung bewirkt, nicht kompensiert werden. Wenn das Audiogramm einen vollständigen Hörverlust ab 1000 Hz und darüber zeigt, ist derzeit mit keinem Hörapparat eine Hörverbesserung zu erwarten (Glorig, Güttner, Hirsh, Langenbeck, E. Meyer, Naylor, Neuberger, Strong, Watson

und T o l a n, Z a n g e m e i s t e r). Bei diesen unkorrigier-
baren Fällen versuchten wir, durch ein neues Verfahren die
Sprachverständlichkeit zu verbessern. Durch Frequenzver-
lagerung um 1 Oktave werden die nicht wahrnehmbaren
hohen Frequenzen in tiefere, durch den Hörrest noch wahr-
nehmbare Frequenzen verwandelt (K ö n i g und E i c h l e r).
Die Versuche sind infolge der technischen Schwierigkeiten
noch nicht abgeschlossen.

L u f t h ö r e r o d e r K n o c h e n h ö r e r? In der überwiegenden Zahl der Fälle (zirka 98%) ist die Korrektur
mit einem Lufthörer zu erreichen; dabei wird der Hörer
durch eine der Ohrmuschel angepaßte Plastikmulde im
Gehörgang gehalten. Der genaue Sitz der Ohrmulde ist
praktisch von größter Bedeutung, um das störende Pfeifen
durch Rückkoppelung zu vermeiden. Nur bei einigen seltenen Fällen, bei einer Schalleitungsschwerhörigkeit, bei sehr
starkem Ohrfluß oder rezidivierenden Entzündungen des Gehörganges ist ein Knochenhörer indiziert. Ohrfluß an sich
ist keine Kontraindikation gegen das Tragen einer Hor-
mulde, er bedarf aber fachgemäßer Behandlung.

H ö r t r a i n i n g: Der Schwerhörige muß die richtige
Bedienung des Apparates erlernen und sich an ihn gewöhnen. Bei Taubstummen mit Hörresten und bei schwerhörigen Kindern ist dies von besonderer Wichtigkeit und
muß unbedingt unter Anleitung geschehen. Vor allem der
bisher taubstumme Patient muß ja erst lernen, die noch nie
gehörten akustischen Eindrücke wahrzunehmen; nach langer
Uebung wird er nachsprechen oder antworten können.

In zahlreichen Ländern stehen für dieses Hörtraining
Schwerhörigenzentren bereits zur Verfügung, für Oesterreich
wurden sie von E. H. M a j e r mehrfach vorgeschlagen.

Bei der üblichen Ausführung des Hörapparates sind
Mikrophon, Verstärkeranlage und Batterien in einem kleinen
Gehäuse untergebracht. Die Firmen wetteifern in der Erzeugung möglichst kleiner Apparate; aber der kleinste muß
noch lange nicht der beste sein. Der Apparat wird unter
der Kleidung getragen und ein dünnes Kabel führt zu dem
im Ohr befindlichen Hörer. Nachteilig sind die infolge Rei-
bung an der Kleidung — vor allem bei Bewegungen — auftretenden Geräusche und der der Umgebung sichtbare Hörer
mit Kabel.

S e c r e t e a r: Nicht sichtbar ist der Hörer beim sogenannten „Secret ear“, wo er, statt in der Ohrmuschel, unter der Kleidung getragen wird; von ihm führt ein dünner
Plastikschlauch zum Ohr. Dadurch wird allerdings die Laut-

stärke besonders der hohen Frequenzen beträchtlich abgeschwächt und das „Secret ear“ kann nur bei geringgradiger
Schwerhörigkeit verwendet werden.

Hörbrille: Während das „Secret ear“ nur das
Tragen eines Hörapparates verschleiern soll, bietet die zuerst in Amerika (Scaife) und jetzt auch in Deutschland
erzeugte Hörbrille weitere, objektive Vorteile. Mikrophon,
Verstärkeranlage, Lautstärkeregler und Batterie sind in den
Brillenbügeln untergebracht; entweder führt ein ganz kurzes
Kabel zu dem wie sonst im Ohr getragenen Hörer oder
der Hörer ist auch noch im Bügelende untergebracht. Der
Schall wird dann sowohl direkt durch Knochenleitung oder
nach Art des „Secret ear“ mit einem allerdings wesentlich kürzeren Plastikschlauch dem Ohr zugeleitet. Da das
Mikrophon statt unter der Kleidung frei getragen wird, entfallen alle Reibegeräusche, ebenso das der Umgebung sichtbare und bei körperlicher Arbeit und Bewegung hindernde
lange Kabel. Der Kopf und damit auch das Mikrophon
können so einer Schallquelle leicht zugewendet und die
Schallrichtung ungefähr erkannt werden (Kietz, Menzio,
v. Skramlik, Tullio u. a.); über die Bedeutung der
Kopfbewegungen für das Richtungshören haben wir erst
kürzlich ausführlich berichtet (König und Sussmann).
Die Schallokalisation ist nicht nur im Verkehr wichtig,
sondern bessert auch die Sprachverständlichkeit; das Mikrophon kann eines von mehreren gleichzeitigen Gesprächen
bevorzugt aufnehmen.

Von einer englischen Firma wird statt einer Brille
der Hörapparat auch nach Art einer Haarspange gebaut und
kann so vor allem von Frauen unauffällig getragen werden.

Damit haben wir die bisher neuesten Möglichkeiten der
apparativen Hörverbesserung erwähnt und möchten noch
kurz auf die zukünftige Entwicklung hinweisen.

Aus der Physiologie ist bekannt, daß das beidohrige
Hören dem einohrigen weit überlegen ist (Abens, Ranke
u. a.). Dennoch beruhen die bisherigen Hörapparate auf dem
Prinzip der Ein-Weg-Verstärkung und auch die Verwen-
dung von zwei Kopfhörern vermittelt keinen stereophonen
Effekt.

Die in Amerika (Watson und Tolan) empfohlene
gleichzeitige Verwendung von zwei der üblichen Hörapparate
ist umständlich und vermag nach unseren Erfahrungen nur
sehr beschränkt einen räumlichen Höreindruck hervorzurufen. Es ist nötig, daß Abstand und Richtcharakteristik der

Mikrophone genau gleichbleiben, und es muß e i n e Lautstärkeregelung für b e i d e Verstärkungssysteme vorhanden sein. Ein allenfalls zwischen beiden Ohren bestehender unterschiedlicher Hörverlust wird mittels einer Trimmereinrichtung einmal so voreingestellt, daß jeweils auf beiden Ohren der Eindruck subjektiv gleicher Lautheit auftritt. Werden die beiden Mikrophone, z. B. in einer Brille (S c h u h m a c h e r, K ö n i g), so untergebracht, daß sie eine ähnliche Richtcharakteristik besitzen wie die normalen Ohren, so kann man jederzeit durch Kopfbewegungen die günstigste Lage (Lauschstellung) zum Hören eines bestimmten Geräusches einnehmen; dadurch wird das räumliche Hören wiederhergestellt. Dieses Gerät ermöglicht das sofortige Erkennen der genauen Schallrichtung, welches im Verkehr, bei verschiedenen Berufen und bei Gesprächen mit mehreren Personen wichtig ist. Eines der bedeutendsten Probleme bei Hörapparatanwendung ist das so störende Hervortreten normalerweise unbeachteter Nebengeräusche. Das räumliche Hören bietet den wesentlichen Vorteil, daß der störende Einfluß eines gleichzeitigen Geräusches auf die Sprachverständlichkeit wesentlich verringert wird (H i r s h, K o c k, L i c k l i d e r, W e b s t e r); die bessere Konzentration auf eines von mehreren gleichzeitigen Gesprächen wird dadurch ermöglicht (d e B o e r, v a n U r k, V e r m e u l e n, W e s t i j z e). Besonders deutlich wird dies bei beidseitigem hochgradigem Hörverlust. Die Hörschwelle ist beidohrig bis zu 6 Db. besser als einohrig; werden links nur 60%, rechts 70% der Worte verstanden, so steigt dies beidohrig auf 85%; die Wortverständlichkeit nimmt um 15% zu (W a t s o n und T o l a n), und dadurch wird in diesem Falle eine 100%ige Satzverständlichkeit erreicht.

Durch diese in Entwicklung begriffenen Hörapparate wird nicht nur die Lautstärke, sondern der ganze physiologische Höreindruck weitgehend wiederhergestellt, eine Möglichkeit, die wir beim Auge durch die beidseitige Brillenkorrektur schon lange besitzen.

Z u s a m m e n f a s s u n g: Die Möglichkeit und Grenzen der Hörverbesserung durch Apparate werden besprochen. In wenigen Jahrzehnten führte die technische Entwicklung vom primitiven Hörrohr zum Röhren- und Transistorverstärker, zur automatischen Lautstärkebegrenzung und Hörbrille. Auf die beträchtlichen Vorteile der in Entwicklung begriffenen stereophonischen Hörapparate wird hingewiesen.

Literatur: A b e r g, K.: Z. Laryngol., 33 (1954), S. 291.
— B o e r, K. de: Philips techn. Rundschau, 5 (1940), S. 108. —
D e r s e l b e: Philips techn. Rundschau, 8 (1946), S. 51. — D e r -
s e l b e: Philips techn. Rundschau, 9 (1947), S. 9. — B o e r, K. de
und U r k, Th. van: Philips techn. Rundschau, 6 (1941), S. 369. —
B o e r, K. de und V e r m e u l e n, R.: Philips techn. Rundschau,
4 (1939), S. 329. — F o w l e r, E. P.: Arch. oto-laryngol., 8 (1924),
S. 151. — D e r s e l b e: Arch. oto-laryngol., 24 (1936), S. 131. —
G l o r i g, D.: Acta otolaryngol. (Stockholm), 40 (1952), S. 370. —
G ü t t n e r, W.: Z. Laryngol. usw., 31 (1952), S. 201. — H a h l -
b r o c k, K. H.: In Audiologie von F. Zöllner. Stuttgart: G. Thieme-
Verlag. 1954, S. 196—216. — H i r s h, I.: Acta otolaryngol.
(Stockholm), 40 (1951), S. 40. — D e r s e l b e: Psych. Bull., 45
(1948), S. 1564. — D e r s e l b e: J. acoust. Soc. Amer., 20 (1948),
S. 536. — K i e t z, H.: Acustica, 3 (1953), S. 73. — K ö n i g,
G.: Österr. Patent 3 A. 6639/54. — K ö n i g, G. und Eichler,
H.: Arch. Ohr- usw. Hk. und Z. Hals- usw. Hk., 165
(1954), S. 327. — K ö n i g, G. und S u s s m a n n, W.: Arch.
Ohr- usw. Hk. und Z. Hals- usw. Hk. Kongreßbericht 1955 (im
Druck). — K o c k, W. E.: J. acoust. Soc. Amer. J. Psych., 62
(1949), S. 315. — L a n g e n b e c k, E.: Z. Laryng. usw., 31 (1952),
S. 50. — L i c k l i d e r: J. acoust. Soc. Amer., 20 (1948), S. 150.
— M e n z i o, P.: Localizzazione speziale uditiva ed ipocacusie. Ad.
Minerva Medica Torino 1954. — M a j e r, E. H.: Acta otolaryngol.,
42 (1952), S. 411. — D e r s e l b e: Mitteilungen d. österr. Sanitäts-
verwaltung, 51 (1951), S. 117. — M e y e r, E.: Z. Laryngol. usw.,
31 (1952), S. 261. — N a y l o r, E. C.: Medical Press, 5915 (1952),
S. 366. — N e u b e r g e r: F.: Mschr. Ohrenhk., 86 (1952), S. 330.
— D e r s e l b e: Mschr. Ohrenhk., 88 (1954), S. 105. — D e r -
s e l b e: Mschr. Ohrenhk., 88 (1954), S. 1. — D e r s e l b e: Wien.
klin. Wschr., 64 (1952), S. 35/36. — P o t h o v e n, W. J.: Excerpta medica, 11 (1949), S. 511. — R a n c k e, O. F.: Physiologie
des Gehörs. Berlin: Springer-Verlag. 1953. — S c a i f e: U. S.-
Patent 2,613.282 (Hörbrille). — S c h u h m a c h e r: Mündliche
Mitteilung. — S k r a m l i k, E. v.: Z. Biol., 106 (1954), S. 239. —
S o e s t, J. L. v.: Physica, 9 (1929), S. 271. — S t r o n g, E. C.:
Medical Press, 5918 (1952), S. 330. — T u l l i o, P.: Das Ohr usw.
Uebersetzung bei Urban & Schwarzenberg, Wien. 1929. — V e r -
m e u l e n, R. und W e s t i j z e, W. K.: Philips techn. Rundschau,
11 (1950), S. 285. — W a t s o n, L. A. und T o l a n, T.: Hearing
Tests and hearing instruments. Baltimore: Williams and Wilkins
Comp. 1949. — W e b s t e r: J. acoust. Soc. Amer. 23 (1951),
S. 452. — Z a n g e m e i s t e r, H. E.: Niedersächsische HNO.-
Tagung. Ref. Zbl. Hals- usw. Hk., 47 (1953), S. 156. — Z ö l l -
n e r, F.: Klin. Wschr., 33 (1955), S. 331.

Lärmschwerhörigkeit und Lärmschutz

Von

F. Neuberger
Wien

Die Erkenntnis, daß dauernde Lärmeinwirkung das Gehörorgan zu schädigen vermag, geht bis in das vorige Jahrhundert zurück (Fosbroke), aber erst in unserer, die Schallbarriere überwindenden Zeit wird diese Tatsache zu einem immer ernsthafteren Problem. Die Problematik beginnt bereits mit der Definition der traumatisierend wirkenden Lärmkomponenten. Wir wissen zwar, daß tieffrequente Lärmbänder die Sinneszellen weniger als mittel- und hochfrequente Lärmspektra zu schädigen vermögen (Perlmann, Sataloff), doch gehen die Ansichten über die Intensität derartig traumatisierender Lärmbänder bereits weitgehend auseinander. Die Ursache für diese Streubreite der Meinungen, welche den Beginn des „gefährlichen" Lärmpegels von 70 db (MacLaren und Chaney, Mauthner) bis zu 120 db (Davis, Sataloff) variiert, liegt nur zum Teil in einer ungenügenden Berücksichtigung der schon erwähnten frequenzabhängigen Lärmtoleranz, zum anderen nicht geringeren Teil aber an der konstitutionellen Verschiedenheit der individuellen Hörorgane.

Derartige konstitutionell bedingte, aber auch durch anderweitige Ohrerkrankungen (chronische Otitis, Adhäsivprozeß, Laesio auris, Commotio cerebri) verursachte Toleranzunterschiede gegenüber Lärmeinwirkungen lassen sich mit modernen audiologischen Prüfmethoden — es sei nur die Testmethode auf Lärmempfindlichkeit nach Peyser oder neuerdings auch die Bestimmung der endauralen Verzerrungsschwelle nach Lawrence und Blanchard erwähnt — nachweisen. Wir sind aber mangels gesetzlicher Grundlagen von einer routinemäßigen otologischen und audiometrischen Begutachtung der Lärmindustriearbeiter noch sehr weit entfernt und werden erst empirisch auf die nach jahrelanger Lärmexposition bei einem Teil der Belegschaft zu beobachtenden Folgen der konstitutionellen Unterschiede in Form der Berufsschwerhörigkeit oder -taubheit unmißverständlich hingewiesen.

Im allgemeinen wird der Beginn des „gefährlichen" Lärmpegels bei einer Intensität von 80 db bis 90 db (Bunch, Goldner, Lüscher, Schweisheimer) angenommen. Als ungefähre Faustregel gilt, daß Lärm, welcher laute Umgangssprache in 1 m Entfernung durch Maskierung unverständlich macht, als traumatisierend anzusehen ist (Dishoeck).

In pathologisch-anatomischer Hinsicht wirkt sich die Lärmschädigung in einer Degeneration der äußeren Haarzellen (Lurie) aus, welche im basalen Schneckenbereich zuerst manifest wird und entsprechend der Dauer der Lärmexposition helicotremawärts fortschreitet, dabei auch Ganglienzellen und Nervenfasern in Mitleidenschaft zieht. Dementsprechend präsentiert sich der initiale Funktionsausfall des chronischen Lärmtraumas vorzugsweise im Hochfrequenzbereich (Sacher, Larsen) und greift erst im Verlaufe der Erkrankung auch auf den Mittel- und Tieftonabschnitt über. Ob das c^5-Skotom immer typisch mit dem Beginn einer Lärmschwerhörigkeit vergesellschaftet ist (Dickson, Ghirlanda, McCoy, Milojevic) ist noch keineswegs entschieden, da auch Beobachtungen vorliegen, welche den Abbau der lärmgeschädigten Hörfunktion im Hochfrequenzbereich ohne vorangehende c^5-Senke erkennen lassen (Dishoeck, Koch).

Die Degeneration der Sinneszellen ist irreversibel (Causse), doch ist der Hörschwellenverlust im Audiogramm nicht völlig identisch mit dem Ausmaß der Sinneszellendegeneration, sondern umfaßt auch die Adaptions- und Ermüdungsrückstände. Die letztere Komponente des Funktionsverlustes ist, wenn auch manchmal erst Wochen nach Aussetzen der Lärmexposition, erholungsfähig und verringert etwas den sonst nicht mehr rückbildungsfähigen Hörverlust.

Während bisher die Verschlechterung der Hörschwelle als typisches Zeichen jeder Schwerhörigkeit angesehen wurde, haben in jüngster Zeit Beobachtungen ergeben, daß auch die Schmerzgrenze bei bestimmten Innenohrerkrankungen Veränderungen erleidet, die sich in einer Erniedrigung dieser obersten Grenze des Hörfeldes von normal 130 db auf 110 db und 100 db manifestieren (Maspetiol; Maspetiol, Degement und Trouche). Dies hat neben einer weiteren Einengung des Hörfeldes auch eine Herabsetzung der Lärmtoleranz zur Folge, was sich in einem Absinken des „gefährlichen" Lärmpegels von durchschnittlich 80 db bis 90 db auf niedrigere Werte anzeigt und für den individuellen Lärmschutz von entscheidender Bedeutung ist.

Denn wie schon erwähnt, ist die durch Degenerationsvorgänge im Innenohr verursachte Lärmschwerhörigkeit irreversibel. Das ganze Schwergewicht unseres therapeutischen Handelns verlagert sich damit auf die allgemeine und individuelle Prophylaxe.

Die Vielfalt der als wirksam erachteten individuellen Lärmschutzmittel reicht vom einfachen Watteverschluß des Gehörganges über öl und wachsgetränkte Watte (T o p o l - n i k und M i l o j e v i c), Glaswatte (Q u i s t - H a n s s e n) bis zu den Antiphonen aus Kunststoff oder Gummi und den Tiefpaßfiltern in Form von Ohrkappen oder Ohrstöpseln (R u e d i und F u r r e r, Z w i s l o c k i).

Alle diese Maßnahmen bezwecken, den Störlärm in seiner Intensität herabzusetzen und damit seines traumatisierenden Charakters zu entkleiden. Die durchschnittliche Lärmdämpfung beträgt bei Watteverschluß etwa 20 db und erhöht sich bei den Voll- und Tiefpaßfiltern auf 30 db bis 35 db, wobei besonders die höherfrequenten Komponenten des Lärmspektrums stärker gedämpft werden. Daneben sollen die Tiefpaßfilter gegenüber allen anderen Antiphonen auch noch den Vorteil einer besseren selektiven Sprachverständlichkeit im Lärm haben (Z w i s l o c k i, R u e d i und F u r r e r). K r y t e r hat aber gefunden, daß die Sprachverständlichkeit im Lärm auch durch Vollfilter nicht herabgesetzt, sondern im Gegenteil noch etwas verbessert wird, ein Ergebnis, welches B o r n s c h e i n und K r e j c i bestätigen konnten. Die Erklärung für diese im ersten Augenblick erstaunliche Tatsache ist in der gleichmäßigen Herabsetzung von Sprach- und Lärmintensität auf ein erträglicheres Niveau zu suchen. Das Verhältnis von Sprache zum Lärm bleibt unverändert und das erniedrigte Intensitätsniveau beider vermindert die Verzerrungsvorgänge, so daß sich daraus ein besseres Sprachverständnis ergibt. Damit wird auch der Einwand, daß durch Benützung von Vollfiltern die sprachliche Kommunikation leidet, widerlegt, gleichzeitig auch die Notwendigkeit, teure Tiefpaßfilter anzuwenden, hinfällig. Unterstützt werden diese vorbeugenden Maßnahmen durch Medikation von A- und B-Vitaminen, besonders Nikotinsäurepräparaten (T r o u c z y n s k a), doch ist daran keine große Hoffnung zu knüpfen (A t k i n s o n). Aber auch der individuelle

Schutz, den die Antiphone gewähren, muß sehr kritisch beurteilt werden. Denn der Störlärm erreicht das Innenohr auf zwei Wegen: als Luftschall und als Knochenschall. Antiphone dämpfen nur den Luftschall, während der auf dem Knochenweg dem Innenohr zufließende Lärm davon nicht beeinflußt wird. Allerdings erleidet der vom Luftmedium auf das Knochenmedium übergehende Schall eine Verringerung einer Intensität bis zu 50 db. Nimmt man nur einen Lärmpegel von 130 db an, so erreicht das Lärmniveau trotz des Energieverlustes durch die Knochenleitung im Innenohr noch die beachtliche Intensität von etwa 80 db, was bei dauernder Einwirkung durchaus genügt, um traumatisierend zu wirken. Erst recht wird ein Lärmtrauma bei konstitutionell minderwertigem oder schon vorher erkranktem Gehörorgan mit reduzierter Schmerzschwelle und Lärmtoleranz unausweichlich sein. Für die Luftleitung liegen die Verhältnisse noch ungünstiger. Denn wird ein äußerer Lärmpegel von 130 db mittels eines Antiphons um zirka 30 db bis 35 db gedämpft, so erreicht das Lärmband mit einer Intensität von 95 db bis 100 db auf dem Luftleitungsweg das Innenohr, ein Wert, der für die Entwicklung einer Lärmschwerhörigkeit durchaus genügt. Erst recht natürlich genügt, wenn Konstitution oder manifeste Ohrerkrankungen die Schmerzgrenze und damit die Lärmtoleranz auf abnorme Werte absinken lassen. Aus diesen beiden Beispielen, die noch durch andere ergänzt und erweitert werden könnten, geht hervor, daß Antiphone nur bei konstitutionell hochwertigem Gehörorgan und nicht extrem hohen Lärmintensitäten einen genügenden Schutz bieten, dieser Schutz aber um so mehr palliativen Charakter annimmt, je biologisch minderwertigere oder primär erkrankte Gehörorgane zu schützen sind. Noch mißlicher ist es um den Schutz des Innenohres vor Knochenleitungsstörlärm bestellt. Ein Antiphon nützt hier gar nicht, der einzige Schutz besteht in einem vollwertigen gesunden Hörorgan mit maximaler Lärmtoleranz. Doch wird bei Lärmintensitäten von etwa 130 db Luftschall der auf dem Knochenleitungsweg zum Innenohr gelangende Lärmpegel von etwa 80 db so stark sein, daß auch hier trotz antiphonischer Dämpfung der Luftschalleitung die Gefahr der Berufsschwerhörigkeit droht (Dohi, Neuberger).

Aus der Erkenntnis der ungeschützten Knochenleitung und der vielfach auf diesem Wege erfolgenden Traumatisierung des Innenohres werden in letzter Zeit Schallschutzmasken propagiert (Matzker) bzw. Schallschutzhelme

(P a r i s s e) bei Lärmgefährdung angewendet. Diese Bestrebungen verdienen um so mehr Unterstützung und Beachtung, als die bisher zu beobachtenden maximalen Lärmpegel von rund 130 db durch die jüngste technische Entwicklung überschritten und Werte von 150 db bis 160 db erreicht werden (Prüfstände für Turboaggregate, Bodenpersonal von Düsenflugzeugen).

Zusammenfassend müssen wir bekennen, daß mit dem bisher verwendeten Antiphon-Lärmschutz nur bei konstitutionell vollwertigem Sinnesorgan und einem Störpegel, der etwa 110 db bis 120 db nicht überschreitet, eine annähernd volle Schutzwirkung zu erzielen ist. Jede Abweichung des Hörorgans in Richtung einer biologischen Minderwertigkeit oder einer anderweitigen manifesten Ohrerkrankung läßt die Luftleitungsantiphone genau so zu einem bloßen Palliativum herabsinken, wie eine Zunahme des Lärmpegels über die erwähnten Werte die Schutzwirkung illusorisch macht. Jede noch so komplizierte Konstruktion oder raffinierte Materialzusammensetzung des Antiphons ist nicht imstande, bei genügend hohem Lärmniveau den Einfluß der Knochenleitung auf das traumatisierende Geschehen einzudämmen und die Berufsschwerhörigkeit zu verhindern. Diese letztere Tatsache erfordert kategorisch die wirksame Lärmbekämpfung im Betrieb selbst. Denn der individuelle Schutz wird um so aussichtsreicher, je mehr das allgemeine Lärmniveau gesenkt werden kann. Damit aber weitet sich das Problem von einem medizinischen zu einem technischen und sozialen aus, welches zu seiner Lösung nicht nur der Einsicht einzelner, sondern der Mitarbeit aller bedarf. Vor allem wird es notwendig sein, jene legislatorischen Grundlagen zu schaffen, welche eine allgemeine Lärmkontrolle und damit eine wirksame Lärmbekämpfung ermöglichen. Erst in diesem Rahmen wird dem medizinischen Individualschutz ein voller Erfolg beschieden sein können.

Literatur: A t k i n s o n, M.: Excerpta med. XI, 7, Nr. 1378. — B o r n s c h e i n, H. und K r e j c i, F.: Arbeitsphysiologie, 15 (1954), S. 305—310. — B u n c h, C. C.: J. Amer. med. Assoc., 118 (1942), S. 588—593. — C a u s s e, R.: Compt. Rendus des Seances de la Soc. de Biol., 139 (1945), S. 465. — D a v i s, H.: J. Industr. Hyg. u. Toxicol., 27 (1945), S. 56/57. — D i c k s o n, E. D. D.: Medical-Press, 6009 (1954), S. 10—12. — D i s h o e c k, H. X. E.: Nederl. Tijdschr. Geneesk., 1954, S. 1342—1347. — D o h i, K.: Zbl. f. HNO.-Hk., 51 (1955), S. 319. — F o s b r o k e, J.: Journal Lancet, 19 (1831), S. 645—648. — G h i r l a n d a, M.:

Otol. eu. ital., 21 (1953), S. 374—398. — Goldener, A.: Rach. Otolaryngol., 42 (1945), S. 407—411. — Koch, H.: Arbeitsmed. u. Arbeitsschutz, 4 (1954), S. 177/178. — Kryter, K. D.: J. Speech a. Hearing Disorders, Monogr. Suppl. I (1950). — Larsen, B.: Acta otolaryng. Suppl., 36 (1939), S. 3—255. — Lawrence, M. und Blanchard, C. L.: Indust. Med. and Surg., 23 (1954), S. 193—200. — Lüscher, E.: Lehrb. d. Ohrenhk. Wien: Springer-Verlag. 1952. — Lurie, M. H.: Laryngol., 54 (1944), S. 375—386. — MacLaren, W. B. und Chaney, A. L.: Indust. Med., 16 (1947), S. 109—115. — Maspetiol, R.: Acta otol. ect. belg., 8 (1954), S. 218—235. — Maspetiol, R., Degement und Trouche: Exc. med., XI. Jg., 1954, Nr. 448. — Matzker, J.: Zschr. Laryngol. usw., Jg. 34, H. 5, S. 341—348. — Mauthner: Handb. d. Neurol. d. Ohres, II. Teil, 1, S. 401. — Derselbe: Zschr. Hals usw. Hk., 29 (1931), S. 2—5. — McCoy, D. A.: Arch. of Otolaryng., 39 (1944), S. 327—330. — Milojevic, B.: Zbl. Ohrenhk., 51 (1954), S. 241. — Neuberger, F.: Mschr. Ohrenhk., Jg. 87 (1953). — Parisse, J.: Rev. méd. Liège, 9 (1954), S. 568—573. — Perlmann, H. B.: Arch. Otolaryngol., 34 (1941), S. 429 bis 452. — Peyser, A.: Acta oto-laryngol. (Stockh.), 41 (1952), S. 3/4. — Quist-Hanssen, Sv.: Excerpta med. Sect. XI, VI (1953), Nr. 11. — Ruedi, L. und Furrer, W.: Pract. oto-rhino-laryng., Basel, 6 (1944), S. 255—265. — Sacher, A.: Mschr. Ohrenhk., 61 (1927), S. 337—359. — Sataloff, J.: Arch. of Otolaryng., 58 (1953), S. 62—80. — Schweisheimer, W.: Rayon Text. Mon., 26 (1945), S. 593. — Topolnik, Z. und Milojevic, B.: Zbl. Ohrenhk., 51 (1954), S. 224. — Trouczynska, J.: Med. Pracy, 5 (1954), S. 209—216. — Zwislocki, J.: 1. Industrielle Organisation 1951, H. 2; 2. Bundesarbeitsblatt 1952, H. 2.

Zur lokalen Anwendung von Antihistaminen in der Oto-Rhino-Laryngologie

Von

H. Pichler

Wien

Die Rolle des Histamins beim Zustandekommen allergischer Reaktionen legte es nahe, nach Stoffen zu suchen, die imstande sind, die Wirkungen des Histamins aufzuheben. Seit B o v e t und S t a u b die erste Substanz dieser Art herstellten, haben die Antihistamine (A. H.) eine große wissenschaftliche Bedeutung erlangt und werden zur Beeinflussung verschiedener pathophysiologischer Vorgänge ausgedehnt therapeutisch verwendet. Leider zeigen A. H.-Körper aber bei interner Applikation mitunter eine Reihe von unangenehmen und unerwünschten Seiteneffekten, welche zur Unterbrechung der internen Medikation zwingen können. Es lag daher nahe, auch an eine lokale Applikation zu denken, um an der gewünschten Stelle eine wirksame Konzentration zu erreichen und ohne Störungen allgemeiner Natur aufrecht zu erhalten.

Histamin erweitert die Kapillaren, erhöht die Gefäßpermeabilität, bewirkt Plasmaaustritt aus der Blutbahn und lokale Ödembildung. Der Angriffspunkt liegt direkt in der Zelle, unabhängig vom Nerven. Sowohl bei physiologischen als auch pathologischen Prozessen kann es zu einer Ausschüttung kleinerer Histaminmengen kommen, wobei schon Verdünnungen von 1 : 20 Milliarden im zirkulierenden Blut erkennbare Wirkungen auslösen. D a l e unterscheidet eine „endogene" und „exogene" Histaminreaktion, d. h. im ersten Fall sind die Histamin freisetzenden und auf Histamin reagierenden Zellen die gleichen, im zweiten Fall liegt der Ort der Histaminausschüttung getrennt vom Wirkungsort, so daß der Wirkstoff erst auf dem Blutweg zu seinem eigentlichen

Angriffspunkt gelangt. Dies scheint uns für die Therapie
mit Antihistaminen berücksichtigungswert.

Grundlegende pharmakologische Untersuchungen zeigten, daß die spezifische Wirkung der A. H. durch eine Blok-
kierung der Histaminrezeptoren erreicht wird. Es besteht
eine ziemlich genaue Parallele zwischen der A. H.-Wirkung
dieser Stoffe und ihrer antiallergischen Wirkung (H a l -
p e r n). Auch bei lokaler Anwendung ist es möglich, einen
Histamineffekt zu beeinflussen oder weitgehend zu neutrali-
sieren. A. H. bewirken eine Änderung der Grenzflächeneigen-
schaften (analog den Lokalanästheticis), und zwar im Sinn
einer Herabsetzung der Membranpermeabilität (F l e c k e n -
s t e i n, S t a u b u. a.).

Bei lokaler Anwendung finden wir eine histaminant-
agonistische, lokalanästhetische, permeabilitätsherabsetzende
sowie eine entzündungshemmende Wirkung. Ferner wird eine
antimykotische und eine prophylaktische, durch Strahlen-
absorption bedingte Lichtschutzwirkung beschrieben. Der
ausgezeichnete antipruriginöse Effekt ist vorwiegend durch
die lokalanalgetische Wirkung bedingt. Von Interesse ist
ferner eine leichte bakteriostatische Wirksamkeit, welche in
unserem Fach nicht unerwünscht ist. Bei der lokalen Anwendung ist für den Laryngologen in erster Linie die A. H.-
Schleimhautreaktion interessant und in zweiter Linie die A. H.-
Hautreaktion, welche mehr den Dermatologen beschäftigt.

Zur chemischen Struktur der A. H. sei bemerkt: Es
gibt heute bereits eine verwirrend große Anzahl von A. H., die
aber chemisch meist nahe verwandt sind. Es handelt sich
fast durchwegs um Abkömmlinge des

a) Aethylendiamins $H_2N—CH_2—CH_2—NH_2,$
b) Colamins $HO—CH_2—CH_2—NH_2,$
c) Propylamins $CH_3—CH_2—CH_2—NH_2;$

also alle Stoffe enthalten die charakteristische Gruppe

$$\diagdown X—CH_2—CH_2—N\diagup$$

wobei X = N, S, O oder C sein darf.

Von den bekannteren A. H. gehören in die Gruppe
a) Antergan, Neoantergan, Pyribenzamin, Synopen,
Phenergan, Antistin, Soventol u. a.,
b) Diphenhydramin (Benadryl, Dibendrin, Drylistan),
Decapryn u. a.,
c) Trimeton (Avil), Synistamin (Chlortrimeton), The-
phorin u. a.

Es sei nun in Kürze über die seit 1951 an der I. Universitätsklinik für Ohren-, Nasen- und Kehlkopfkrankheiten durchgeführten Tierversuche und klinischen Untersuchungen bei lokaler A. H.-Anwendung berichtet:

A. Verträglichkeitsprüfungen: Durchgeführt am Kaninchenauge mit steigenden Konzentrationen. Es wurde jeweils das rechte Auge jedes Tieres eingetropft, das linke Kontrollauge nicht. Als Konzentrationen wurden gewählt: $0.25^0/_{00}$, $0.5^0/_{00}$, $1^0/_{00}$, $3^0/_{00}$, $5^0/_{00}$, 1%. Lösungen von Diphenhydramin (Drylistan) in physiologischer NaCl-Lösung. Sowohl bei einmaliger als auch bei durch mehrere Wochen wiederholten Applikationen zeigten die Augenbindehäute keinerlei Reizerscheinungen bci diesen Konzentrationen. Vergleichsuntersuchungen wurden später am Menschenauge mit $1^0/_{00}$-Lösung durch mehrere Wochen durchgeführt. Auch hierbei traten keinerlei Reizerscheinungen auf. Es steht dies im Einklang mit anderen Autoren, welche lokale Reizerscheinungen erst bei Konzentrationen über 2% finden konnten.

B. Wirksamkeitsprüfungen: Es wurde die Methode von Heubner und Grabe verwendet, wobei durch Einbringung eines Tropfens einer 30%igen Allylsenföllösung in den Bindehautsack von Kaninchen- und Katzenaugen eine starke Entzündung entsteht. Eine $1^0/_{00}$ige Diphenhydraminlösung erwies sich hierbei deutlich antiphlogistisch wirksam, eine Kombination mit Vasokonstriktoren zur Wirkungsverlängerung vorteilhaft. Weitere Versuche fanden mit der Kombinationslösung Coldistan statt und ergaben eine gute Wirksamkeit: Die durch das Senföl bewirkte Entzündung, Chemosis und Hornhauttrübung bildet sich bei A. H.-Behandlung wesentlich rascher zurück als am Vergleichsauge. Bei Coldistanbehandlung waren die Entzündungserscheinungen nach 4 Stunden praktisch vollkommen abgeklungen, während sie an den Kontrollaugen auch nach 12 bis 15 Stunden noch deutlich zu sehen waren. Letztere Versuche wurden gemeinsam mit Werner am Wiener Pharmakologischen Institut durchgeführt.

Demmler und Klingbeil erbrachten den Nachweis des Histaminantagonismus an Haut- und Schleimhautstellen, wie sie auch die entzündungshemmende Wirkung von Soventol histologisch sichern konnten.

b) Zur lokalanästhetischen Wirkung seien für Diphenhydramin einige Zahlen genannt: Eine $1^0/_{00}$ige Benadryllösung entspricht einer $1/_4\%$igen Novocainlösung, d. h. Benadryl ist zirka 2·5mal (nach einzelnen Autoren bis 10mal) stärker lokalanästhetisch wirksam als Novocain. Die Dauer

der Lokalanästhesiewirkung beträgt bei einer Lösung von
1 : 500 12 Minuten, bei 1 : 10.000 2 Minuten und eine Lösung
von 1 : 20.000 ist wirkungslos (Leavitt und Code,
Dews und Graham).

c) Zur bakteriostatischen Wirkung sei bemerkt: Die
obere bakteriostatische Wirksamkeitsgrenze liegt gegenüber
Staphylokokken z. B. für Benadryl bei 1 : 300, für Phenergan
bei 1 : 20.000. Sie liegt gegenüber Escherichia coli für Soventol bei 1 : 5000 und gegenüber Gonokokken für Antistin bei
1 : 10.000. Diese Wirkung wird teilweise mit dem Histamin-
stoffwechsel der Keime erklärt.

Unsere klinischen Erfahrungen wurden an
einem Material von 210 ambulanten und stationären Patienten im Laufe von drei Jahren gewonnen. Zur Verfügung standen uns folgende Präparate: Coldistan, Antistin-Privin,
Antistinlösung allein, verschiedene Lösungskonzentrationen
von Diphenhydramin und Synistamin, Rhinodrin und Dermo-
drinsalbe, Allercursalbe, Soventolgelee und Phenergansalbe.
A. H. bewährten sich uns bei folgenden Indikationen: Allergische und entzündliche Erscheinungen im Nasen-Rachen-
raum, Rhinitis vasomotoria (als Tropfen, Spray und Salbe),
zur Bekämpfung von Überempfindlichkeitsreaktionen an
Haut und Schleimhäuten, z. B. nach Penicillin oder bei
Pantocainüberempfindlichkeit; bei Berufsallergien, bei katarrhalischen Infekten der oberen Luftwege (als Salbe unterstützt von Tabletten oder Injektionen); bei chronischen
Nebenhöhlenaffektionen in Kombinationsbehandlung mit
Antibioticis (z. B. als Kieferhöhlenfüllungen); bei Pruritus
des Gehörganges und Gehörgangsekzem (als Salbe und
Gelee); bei chronischen Otitiden in gewissen Fällen bei medi-
kamentöser Überempfindlichkeit, zur Verminderung von
Sekretionsvorgängen, zur Schrumpfung von Schleimhaut-
hyperplasien (als Coldistanstreifchen).

Zusammenfassend sei festgestellt: Die Lokalbehandlung mit A. H. hat einen meist prompten, aber doch
vorwiegend symptomatischen Effekt, der in der Regel nicht
von anderen kausalen Maßnahmen entbindet. Eine gewisse
Heilwirkung ist in vielen Fällen nicht zu leugnen, insbesondere bei allergischen Schleimhautprozessen. Die Kombination mit antibakterieller Therapie oder Desensibilisierungs-
maßnahmen leistet Ausgezeichnetes, in manchen Fällen ermöglicht die A. H.-Medikation erst die Weiterführung der
anderen medikamentösen Behandlung. Die Lokalbehandlung
ist individuell zu handhaben, Art und Häufigkeit der Dar-
reichung sowie die Konzentration der Lösungen ist zu vari-

ieren. In der Regel genügen 1- bis 5⁰/₀₀ige Lösungen und 1- bis 2%ige Salben, über eine 2%ige Konzentration sollte wegen der Gefahr einer lokalen Reizung nicht gegangen werden. Vorsicht ist bei mit A. H. vorbehandelten Fällen geboten. Wichtig ist zu wissen, daß zu häufiger Gebrauch von Lokal-A. H. auch sensibilisieren und eine neue Allergie auslösen kann. Wir sahen zwei Verschlechterungen in diesem Sinn. Bei 70% unserer Patienten sahen wir einen guten bis zufriedenstellenden Effekt, bei 20% eine mäßige bis schwache Wirkung, bei 19 Patienten keine eindeutige Wirkung und bei 2 Patienten Verschlechterungen. Als Nebenwirkung wurde gelegentlich ein „Brennen" angegeben, das aber immer nach kurzer Zeit schwand. Bei den Salben wird die kühl- und juckreizstillende Wirkung sehr angenehm empfunden. Lokale Schädigungen, wie zu starke Austrocknung, Schleimhautatrophien usw., sind bei kritischer kontrollierter Anwendung nicht zu befürchten. Bei unbefriedigenden Behandlungserfolgen und Sensibilisierungserscheinungen ist das Präparat sofort zu wechseln, manchmal genügt auch der Wechsel der Salbengrundlage allein.

Abschließend sei betont, daß die lokale A. H.-Anwendung im Hals-Nasen-Ohren-Bereich eine wertvolle Bereicherung unserer therapeutischen Möglichkeiten darstellt, auf welche nachdrücklich hingewiesen werden soll.

Literatur: Aaron: Canad. Med. Ass. J., 61 (1949), S. 301. — Bovet und Staub: C. r. soc. Biol., 124 (1937), S. 547; 125 (1937), S. 818. — Dale: J. Pharm. exp. Ther., 4/167 (1912/13), S. 517. — Derselbe: Brit. med. J., 281 (1948). — Demmler, W. und Klingbeil, M.: Aerztl. Wschr., 9 (1954), S. 10. — Dews und Graham: Brit. J. Pharm. Chemoth., 1 (1946), S. 278. — Felkel, J.: Wien. med. Wschr., 11 (1954), S. 219. — Fredenhagen, H.: „Praxis", 17 (1947), S. 288. — Fleckenstein und Hardt: Klin. Wschr., 360 (1949). — Haas, H.: Histamin u. Antihistamine, I. u. II. Edition Cantor, Aulendorf i. Württ. 1951. — Halpern: Arch. Int. Pharm., 68 (1942), S. 339. — Derselbe: Arch. Int. Pharm., 74 (1947), S. 314. — Leavitt und Code: Proc. Soc. exp. Biol. Med., 65 (1947), S. 33. — Marchetti, Galvagno und Reimondo: Prensa med. Argent., 37 (1950), S. 1980. — Moeller, K. O.: Pharmakologie. Basel: Benno Schwabe. 1953. — Santo: Wien. med. Wschr., 521 (1950). — Staub: Schweiz. med. Wschr., 818 (1946). — Derselbe: Helv. Physiol. Acta, 4 (1946), S. 654. — Stuettgen: Münch. med. Wschr., 767 (1950).

Die Tympanoplastik bei Cholesteatom

Von

W. Hartenau

Wien

Die Cholesteatomeiterungen stellen wohl die gefährlichste und heimtückischeste Form der chronischen entzündlichen Mittelohrerkrankung dar. Haben doch schon vor 40 Jahren S c h e i b e und S c h l i t t l e r an Hand von Sektionsprotokollen von an chronischer Ohreiterung Verstorbenen nachgewiesen, daß bei allen diesen Fällen sich ein Cholesteatom fand. Die Prognose wird immer zweifelhaft sein und in der Mehrzahl der Fälle führt die sich selbst überlassene unbehandelte chronische Cholesteatomeiterung zu lebensgefährlichen labyrinthären und intrakraniellen Komplikationen (B r o c k). Eine Dauerheilung durch konservative Maßnahmen zu erreichen, wird — so sagt B r o c k in unserem Handbuch — „ein seltenes glückliches Ereignis" bleiben, denn Rezidive sind sehr häufig, ja fast die Regel und durch keinerlei vorbeugende Maßnahmen zu verhüten. Trotz der unleugbar guten Erfolge der konservativen Therapie besonders seit der antibiotischen Aera muß der Patient dauernd in ohrenärztlicher Kontrolle bleiben und ein Ausbleiben der Sekretion ist noch kein Beweis für die Heilung. Wie oft sind doch Patienten indolent und verständnislos für diese Forderung und zwingen so den Arzt, zur Beseitigung dieser Gefahr eine operative Therapie, das ist die Radikaloperation des Mittelohres, vorzuschlagen. Sie ist außerdem auch dann indiziert, wenn eine zielbewußte konservative Therapie nicht zum Versiegen der Eiterung führt, es zu Eiterretention kommt oder gar eine Komplikation droht.

Es sind somit die Cholesteatome das Hauptindikationsgebiet für die Radikaloperation. Der Eingriff beschränkt sich in erster Linie darauf, alles Erkrankte aus Paukenhöhle, Recessus und Warzenfortsatz zu entfernen und möglichst gut übersehbare Verhältnisse für die spätere Nachbehandlung zu schaffen. Dabei wird allerdings — abgesehen von den reinen Attikprozessen, wo man unter Umständen die viel schonendere konservative Radikaloperation ausführen kann — auf die Erhaltung der Gehörknöchelchenkette und der übrigen Organe der Paukenhöhle wenig Rücksicht genommen. Die Folge sind zum Teil recht beträchtliche Verminderungen der Hörfunktion. Auch die Trockenlegung des Ohres durch die Operation kann keinesfalls garantiert werden. So fanden sich nach einer Zusammenstellung der Ergebnisse nach Radikaloperation aus unserer Klinik vor 2 Jahren nur in 45% der Fälle trockene Operationshöhlen und nur in 32·5% eine Hörverbesserung, während in 22·5% das Gehör gleichgeblieben und sich in 45% der Fälle sogar verschlechtert hat (B u r i a n, H a r t e n a u und W i t h a l m). S i e b e n m a n n berichtet über 63% Besserung und 14% Verschlechterung des Hörvermögens.

In dem Maße, als mit dem siegreichen Eindringen der Antibiotika in unser Fach die otogenen Komplikationen rapid abnahmen und uns nicht mehr vor schwierige Probleme stellten, trat der Wunsch in den Vordergrund, die Organfunktion möglichst zu erhalten bzw. zu verbessern. So waren es vor etwa 5 Jahren deutsche Forscher, die unter dem Namen Tympanoplastik ein Operationsverfahren propagierten, das im wesentlichen in folgendem bestand: Neben der Sanierung des Organs, d. h. Entfernung alles Krankhaften, wieder eine funktionstüchtige Paukenhöhle aufzubauen, die eine Schallübertragung auf das Innenohr gewährleistet. Die günstigen Erfolge, die in den letzten Jahren mit diesem Operationsverfahren erzielt wurden, sind an die Namen M o r i t z, T h u l l e n, W u l l s t e i n und Z ö l l n e r geknüpft. Wir haben aber Prof. Z ö l l n e r selbst über sein Operationsverfahren berichten hören, ich glaube daher auf eine Darstellung des Operationsvorganges verzichten zu können. Wir hielten uns an der Klinik im wesentlichen an die von ihm und W u l l s t e i n gegebenen Bedingungen und operationstechnischen Anweisungen.

Bezüglich der gestellten Forderung, daß ein Ohr vorerst trocken sein muß, bevor man eine Plastik ausführt, glauben wir, bei den Cholesteatomeiterungen eine Ausnahme machen zu dürfen, da sich diese im Gegensatz zu den Schleimhauteiterungen operativ durch die Wegnahme

alles Erkrankten relativ leicht beeinflussen lassen (Z ö l l -
n e r). Wir haben fast immer in intratrachealer Narkose operiert, da man so wesentlich ungestörter unter der Lupe bzw.
dem Mikroskop arbeiten kann. Es wurde immer der retro-
aurikuläre Weg zur Eröffnung des Warzenfortsatzes benützt
und die Operationshöhle möglichst klein gehalten; auf die
Wegnahme peri- und retrolabyrinthärer Zellen wurde besonderer Wert gelegt, da wir sie für ein allfälliges Aufflackern von Entzündungsprozessen und somit Rezidiveite-
rungen aus der Operationshöhle mitverantwortlich machen.
Die Cholesteatommatrix haben wir immer radikal entfernt
und haben auch bis jetzt bei über 50 operierten Fällen
kein Rezidiv gesehen. In letzter Zeit wurde zur besseren
Uebersicht bei der Nachbehandlung und rascheren Austrocknung der Operationshöhle immer eine weite Gehör-
gangsplastik nach der Körnerschen Methode mit gleichzeitiger Knorpelexzision aus der Cymba conchae angelegt.

Ich erlaube mir, Ihnen nun, sehr verehrte Damen und
Herren, an Hand einer übersichtlichen Tabelle kurz über
die Ergebnisse zu berichten. Dabei wurden diese auch
im Hinblick auf den Zustand des Trommelfelles, die Verhältnisse der Schalleitungskette, das verwendete Hautmaterial
und den Operationstermin aufgeschlüsselt.

Wir haben insgesamt 50 Patienten operiert, einen davon an beiden Ohren. 7 Patienten sind zur Nachuntersuchung leider nicht erschienen. Wir überblicken somit
die Ergebnisse bei 44 operierten Cholesteatomen. 34 Fälle,
das sind mehr als drei Viertel, haben trockene Operationshöhlen, wobei ich glaube, daß die Verhältnisse noch günstiger werden, da 4 feuchte Operationshöhlen unter die
Gruppe der in den letzten Monaten operierten Fälle fallen
und erfahrungsgemäß davon sicher noch einige trocken
werden. Ebenso dürfte eine geringe Resultatverbesserung
auch für das Hörvermögen später zu erwarten sein. Dieses
ist in 29 Fällen, das ist in zwei Drittel der Fälle, gebessert
und in etwa 30% gleichgeblieben, nur 2 Fälle hören schlechter als vor der Operation. Die relativ große Zahl (15 Fälle
von 44), bei denen wir keine Gehörverbesserung erreichten,
rekrutiert sich zum Teil aus den Fällen, wo schon eine
ziemliche Innenohrläsion bestanden hat, da ja gerade die
älteren Cholesteatomeiterungen eine typische progressive
Schwerhörigkeit machen, die sich aus einer Schalleitungs-
und Innenohrkomponente zusammensetzt (B r o c k), somit
auch eine wesentliche Verbesserung des Hörvermögens
nicht zu erwarten war. Postoperativ bestanden in der über-

Tab. 1. Gesamtübersicht

	Anzahl der Fälle	Nicht erschienen	Untersucht	Operations-höhle		Gehör			Postoperative Beschwerden			Sekundär-perforation
				Trocken	Feucht	Gebessert	Idem	Verschlechtert	Keine	Ohr-geräusche	Vertigo	
Attik-Antrumcholesteatom	51	7	44	34	10	29	13	2	40	4	2	6
Trommelfell:												
Größtenteils erhalten	18	3	15	13	2	9	5	1	15	—	—	4
Fehlt	33	4	29	21	8	20	8	1	25	4	2	2
Schall-Leitungskette:												
Intakt	4	1	3	2	1	3	—	—	3	—	—	—
Unterbrochen, Steigbügel vorhanden	27	4	23	20	3	15	8	—	21	2	2	—
Fehlt vollständig	11	2	9	6	3	5	3	1	9	—	—	—
Fehlt Ersatz durch Prothese	9	—	9	6	3	6	2	1	7	2	2	—
Hautplastiklappen:												
Autolappen	32	5	27	22	5	19	6	2	25	2	1	3
Konservierter Lappen	19	2	17	12	5	11	6	—	15	2	1	3
Zeit der Operation:												
II/1953	14	1	13	12	1	8	5	—	13	—	—	—
I/1954	18	4	14	12	2	11	2	1	13	1	—	—
II/1954	10	1	9	6	3	5	3	1	8	1	1	—
I/1955	9	1	8	4	4	5	3	—	6	2	1	—
Kinder unter 14 Jahren	13	2	11	7	4	9	2	—	11	—	—	—

wiegenden Mehrzahl der Fälle keine Beschwerden. 4 Patienten litten noch unter Ohrgeräuschen, 2 klagten über Schwindel. Sekundärperforationen sahen wir nur 6mal. Das Trommelfell konnten wir zum Teil bei 18 Patienten erhalten, sie zeigten eine bessere Tendenz zur Austrocknung der Höhle als die Totalplastiken, während die Hörverbesserung nicht so günstig ist. Vielleicht wurde manchmal das Trommelfell zu wenig mobilisiert bzw. hat es vielleicht durch späteren Narbenzug wieder seinen Kontakt mit dem Steigbügel verloren. Was nun die Verhältnisse der Schalleitungskette anbelangt, fanden wir in 90% der Fälle eine Unterbrechung — fast immer in der Amboß-Stapesverbindung. Die Resultate bei erhaltenen Stapes sind aber im Hinblick auf das Gehör fast gleich denen, wo die ganze Kette fehlte und nur die Fußplatte vorhanden war. 9mal wurde entsprechend der Anregung Wullsteins eine Columella-Prothese aus Supramid bzw. Polystan in die ovale Fensternische eingefügt. Wie schon Zöllner bereits berichtete, ist aber ihre Verwendung nicht nötig, da wir ohne sie auch — wie Sie hier sehen — fast analoge Ergebnisse haben. Die Zahlen sind allerdings für eine endgültige Beurteilung viel zu klein. Bezüglich des verwendeten Hautmaterials sind die Unterschiede zwischen autoplastischem und konserviertem Homoiolappen (Burian) nicht so bedeutend, daß die wesentlichen Vorteile, die der konservierte Lappen bietet, davon aufgehoben werden. Wir haben im letzten Jahre fast nur mehr mit konservierten Lappen gearbeitet, die uns von der Plastikstation und den beiden Chirurgischen Kliniken nach plastischen Operationen (z. B. Mammaplastik) zur Verfügung gestellt wurden. Sie wurden vom subkutanen Fettgewebe befreit und dann steril in Tyrode-Lösung aufgehoben. Auch Zöllner verweist nachdrücklich darauf, daß ja nur die kräftige Textur der Cutis überlebt, und Burian konnte zeigen, daß die Epidermisschicht auch bei autoplastischen Lappen in toto abgestoßen wird. Wir haben schließlich auch den Zeitpunkt der Operation in Vergleich gezogen und sehen daraus nur, daß in der letzten Zeit operierte Fälle in einem größeren Prozentsatz noch feuchte Operationshöhlen haben, was sich, wie bereits erwähnt, noch später zum Besseren ändern dürfte. Die Hörresultate sind so ungefähr überall die gleichen. Bei Kindern sind, wie bereits bekannt, die funktionellen Resultate auffallend gut, was wir hier nur bestätigen können. Allerdings neigen sie sehr zu Sekretion aus der Operationshöhle, anscheinend durch Einwuchern von Schleimhautepithel aus der Tube.

Die Ergebnisse sind sicher schon im Hinblick auf die früheren Resultate nach Radikaloperation sehr ermutigend. Freilich gibt es immer Fälle, wo die konservative Radikaloperation nicht zu Unrecht die Methode der Wahl bleiben wird. Ueberhaupt gilt für uns der Grundsatz Neumanns: so radikal wie nötig, aber so konservativ wie möglich vorzugehen und z. B. Trommelfellteile wie funktionstüchtige Gehörknöchelchen möglichst zu erhalten. Zweck unseres operativen Vorgehens ist es, nicht nur ein gefährliches Ohrleiden durch einen Eingriff zu heilen, sondern diesen außerdem so auszuführen, daß eine möglichst günstige Funktion des Ohres erreicht werde.

Literatur: B r o c k, W.: Handb. d. HNO.-Hk., Bd. 7, S. 204 ff. — B u r i a n, K.: Z. f. Laryngologie, Jg. 34, S. 525. — B u r i a n, H a r t e n a u und W i t h a l m: Wien. klin. Wschr., Jg. 66, S. 334. — M o r i t z, W.: Z. f. Laryngologie, Jg. 29, S. 578. — N e u m a n n, H.: Mschr. f. Ohrenhk. Suppl. Band 1921. — S c h e i b e: Zit. n. Brock. Handb. d. HNO.-Hk. — S c h l i t t l e r: Zit. n. Brock, Handb. d. HNO.-Hk. — S i e b e n m a n n: Zit. n. Brock, Handb. d. HNO.-Hk. — T h u l l e n: Zit. n. Zöllner. Acta otolaryngolog. — W u l l s t e i n, H.: Arch. Ohr-, Nas.-, Kehlk.Hk., 161, S. 422. — D e r s e l b e: Anzeige und Ausführung d. Eingriffe am Ohr, Nase und Hals. Stuttgart: G. Thieme. 1952. — Z ö l l n e r, F.: Arch. Ohr-, Nas-, Kehlk.-Hk., 161, S. 414. — D e r s e l b e: Acta otolaryngolog., Jg. 1954, Fasc. 4, S. 370. — D e r s e l b e: Acta otolaryngolog., Jg. 1955, Fasc. 2, S. 168.

Tympanoplastik und Mastoidektomie

Von

A. Riccabona

Wien

Da trotz der antibiotischen Therapie die chronische Mittelohreiterung nicht an Häufigkeit abgenommen hat, stellt diese nach wie vor einen hohen Prozentsatz der Ursachen, die zur Schwerhörigkeit führen, dar. Vor allem sind es die Entzündung selbst und die geweblichen Folgen im Mittelohr, die lange Zeit fast ausschließlich der Grund der Hörstörung sind. Es kommt durch die chronische Otitis zur bleibenden Trommelfelldurchlöcherung, zur Granulationsbildung an der Gehörknöchelchenkette, die zu narbiger Behinderung der Schwingungsfähigkeit führt. Die Kette kann aber auch selbst erkranken, besonders beim Cholesteatom. Ferner kommt es zu Gewebsproliferation am Trommelfell in der ganzen Pauke und an den Fenstern, bis schließlich zu diesen Schalleitungsbehinderungen auch ein Perzeptionsschaden im Innenohr kommt.

Bis vor kurzem war die Therapie der chronischen Otitis media fast ausschließlich eine konservative, die sich mit den gegebenen proliferativen Veränderungen abfand und nur wenn das Leben bedroht war operativ mit der Radikaloperation einschritt. Aus dieser vitalen Indikation, zu der auch das abgesunkene Gehör gehörte, ist es auch verständlich, daß auf die Funktion nicht allzu großer Wert gelegt wurde. Anderseits war zum Zeitpunkt der Operation der Zustand der Funktion und des Mittelohres ein solcher, daß kaum mehr viel zu zerstören war.

Seit ungefähr 10 Jahren wird zur Hörverbesserung nach chronischer Otitis media die Tympanoplastik gemacht und es wurden damit schon reichlich, auch ausge-

zeichnete, Erfahrungen gesammelt. Es gilt als ziemlich allgemeiner Standpunkt, daß zur Tympanoplastik die Entzündung im wesentlichen abgeheilt sein soll, daß keine
Sekretion bestehe und der Zustand der Schleimhaut befriedigend sei. Z ö l l n e r meint, wir sollen die Mühe nicht
scheuen, auch in jahrelanger konservativer Behandlung diesen Zustand herbeizuführen. Daher geben auch die besten
Resultate diese Fälle von Attikcholesteatom, bei denen
die Eiterung gering und leicht trockenzulegen ist und bei
denen die Pauke selbst und vor allem die Fenster wenig
alteriert sind. Bei Cholesteatomen also, die das Tympa-
num fast gar nicht in Mitleidenschaft ziehen. Viel schwieriger ist das Problem der Hörverbesserung bei den Fällen,
bei denen eine behandlungsresistente chronische Otitis media mit zentraler Perforation bis zum Totaldefekt des
Trommelfelles besteht, aber der Limbus noch erhalten ist,
also bei den Eiterungen ohne Cholesteatom.

Einerseits liegt die Schwierigkeit darin, daß ein re-
aktionsloser Zustand, wie er zur Plastik erwünscht wäre,
oft nicht zu erzielen ist, anderseits bereitet gerade in
diesen Fällen die Deckung des Trommelfelldefektes große
Schwierigkeiten, wenn man nicht dem Standpunkt W u l l -
s t e i n s folgen will und die Paukenhöhle praktisch ausschaltet und den Lappen direkt auf den Stapes legt.

Am schwierigsten zu verschließen sind kleine bis
mittelgroße zentrale Perforationen der Pars tensa, besonders die im vorderen unteren Quadranten. Es besteht aber
gar kein Zweifel, daß gerade diese Form der chronischen
Entzündung manchmal schneller und mehr zur Schwerhörigkeit führt als epitympanale Cholesteatome, die, solange sie auf das Epitympanon beschränkt bleiben, meist
ein relativ gutes Gehör haben. Es lag also nahe, zu untersuchen, ob das Fortschreiten der Otitis media und damit
sowohl der proliferativen Veränderungen. als auch der
Verschlechterung des Gehöres nicht zu einem Zeitpunkt
Einhalt geboten werden kann, in dem das Innenohr noch
normal und die Schalleitung noch in einem annehmbaren
Zustand ist, also nicht untätig zuzusehen, bis sich die hör-
verschlechternden Vorgänge entwickeln, sondern diese zu
verhindern.

Wir beschäftigen uns seit 20 Jahren mit dieser Form
der Otitis und haben gesehen, daß man bei einer großen
Anzahl der Fälle durch rechtzeitige Operation nicht nur
einen weiteren Hörverlust verhindern, sondern in den meisten Fällen eine beachtliche Hörverbesserung erzielen kann.

Ich kann hier nicht auf die Diagnose und Entstehung der chronischen Mastoiditis eingehen, doch sind diese Fälle gar nicht so selten. Um aber kurz und bündig zu zeigen, was ich meine, kurz ein paar Fälle:

1. B. H., 40 Jahre alt. Seit dem 13. Lebensjahr chronische Otitis beiderseits. Sie ist blind und aktive Musikerin. 1952 sinkt das Gehör trotz ständiger fachärztlicher Behandlung unter 2 m Konversationssprache ab. Mastoidektomie. Nach $^1/_2$ Jahr hört sie 10 m Konversationssprache, die Trommelfellperforation ist geschlossen, das Ohr praktisch normal, und dieser Zustand hält bis heute an.

2. T. Josef, 21 Jahre alt. Nach Diphtherie seit dem 6. Lebensjahr Otitis media chronica beiderseits. Beiderseits große zentrale- herzförmige Perforationen. Fast ständig sezernieren die Ohren. Tonsillektomie und Adenotomie ohne Effekt. Gehör: Konversationssprache 2 und $2^1/_2$ m. Mastoidektomie. Nach 1 Jahr sind beide Trommelfellperforationen geschlossen. Das Gehör für Konversationssprache beiderseits 10 m, und dieser Zustand ist seit 1946 gleich.

3. J. K., 42 Jahre alt. 1943 beiderseitige Trommelfellruptur nach Granatexplosion. Beiderseits chronische Otitis, rechts wird das Ohr auf Behandlung schnell trocken und das Gehör bleibt gut. Verschlechterung nur, wenn das Ohr fließt. Links fließt das Ohr ständig. Gehör: Konversationssprache 1 m.

Er kommt, weil er wieder eine Exazerbation rechts hat, die auf konservative Behandlung rasch gebessert wird, nicht wegen des linken Ohres, „mit dem nichts mehr zu machen sei". Trotzdem Mastoidektomie links. Nach 2 Jahren fließt das rechte nicht operierte Ohr und das Gehör ist hier auch nach Trockenlegen auf 4 m Konversationssprache abgesunken und liegt jetzt unter dem des linken Ohres, das seit der Operation trocken ist. Die Perforation blieb aber bestehen. Gehör: 6 m Konversationssprache.

4. P. Elfriede. Chronische Otitis media links seit dem 1. Lebensjahr, mit zentraler Perforation hinten. Mastoidektomie und Winkler-Plastik mit 8 Jahren (1942). Tuberkulose konnte damals nicht verifiziert werden. Seither fließt aus der Antrumbucht immer wieder Eiter ab, da ein chronischer osteomyelitischer Prozeß besteht, der weder auf antibiotische- noch auf antituberkulöse Therapie ganz verschwindet. Da aber die Pauke von diesem Prozeß abgeschlossen ist, die Trommelfellperforation sich geschlossen hat, ist das Gehör bis heute, das sind 13 Jahre, normal.

Sie sehen also, daß in diesen Fällen durch die Mastoidektomie die chronische Otitis zur Abheilung gebracht wurde, daß sich in den meisten Fällen auch die Trommelfellperforation geschlossen hat, so daß schließlich ein Zustand erreicht wurde, der dem normalen schon sehr nahe kommt.

Ich habe auch Fälle wegen chronischer Otitis media, die über 10 Jahre bestanden hat, so operiert. Diese wurden anläßlich einer gerichtlichen Begutachtung von anderer Seite als St. p. Mastoidektomie, Gehör normal, befundet. Wir haben anderseits gesehen, wie abhängig die Otitis von der periantralen Eiterung war, und glauben, daß in einer Reihe von Fällen das Rezidiv der Otitis und die Unterhaltung der chronischen Eiterung im Mittelohr von einem Knochenprozeß aus erfolgt, der im Antrum und seiner Umgebung gelegen ist. An Hand von Rezidivmastoiditen konnte ich mit meinem Assistenten J e z e k zeigen, daß das Innenohr ganz besonders dann in Mitleidenschaft gezogen wird, wenn die perilabyrinthären Knochengebiete erkrankt sind. Wir haben in diesen Fällen anfangs prinzipiell nur den Warzenfortsatz ausgeräumt und durch Fortnahme der hinteren Gehörgangswand bei Stehenlassen der Brücke kontrolliert, ob der Hohlraum auch tatsächlich geschlossen oder epithelisiert wird, zumindest ob die Pauke vom Antrum getrennt bleibt. Mit dieser Operation haben wir ausgezeichnete Hörverbesserungen erzielt und in vielen Fällen haben sich nach einigen Wochen bis zu 3 Jahren, mit einer dementsprechend zweckmäßigen Nachbehandlung, die Trommelfellperforationen schließen lassen. Heute verwenden wir zum Abschluß der Paukenhöhle den Surdille-Lappen; in anderen Fällen mit ausgezeichnetem Erfolg sowie auch zur Tympanoplastik den „Burianschen Konservenlappen". Freilich ist dieses Idealziel nur in einem gewissen Prozentsatz der Fälle zu erreichen; aber es soll gleich vorweggenommen werden, gerade in solchen Fällen, die sich zu einer Tympanoplastik nicht sehr gut eignen. In den anderen Fällen kommt es meist so weit, daß die Entzündung in der Pauke abheilt, die Perforation bestehen bleibt und das Gehör auch über längere Zeit nicht weiter abnimmt. Gerade in diesen Fällen, bei denen die bleibende Perforation den Einblick in die Pauke gewährte, konnten wir beobachten, wie sich das Fehlen der Eiterung auswirkt. Die Schleimhaut wird blaß, Granulationen verschwinden, auch Verdickungen nehmen zusehends ab; allein dadurch wird das Gehör besser. Erst wenn l ä n g e r e Zeit nach dieser Operation das erwartete Ergebnis nicht erreicht wird und ein positives Prothesenphänomen den Verschluß der Perforation wünschen läßt, der durch übliche Behandlung nicht erreicht wird, machen wir die Tympanoplastik, jetzt unter wesentlich besseren Bedingungen. Wir gehen also so vor: heilt eine chronische Otitis media auf konservative Therapie nicht ab, wird untersucht, ob es sich um eine chronische Mastoiditis handelt oder ein Cholesteatom vorliegt.

Beim Cholesteatom wird zuerst die konservative Radikaloperation gemacht und unter der Lupe Attik und Mittelohr inspiziert. Vor allem muß hier mit Sorgfalt die Matrix präpariert werden, um nicht Reste zurückzulassen. Dann muß der Zustand der Kette untersucht werden, soweit das nicht vor der Operation audiometrisch oder mit der Schallsonde möglich ist. Denn die Kette soll, soviel nur möglich ist, geschont und erhalten werden.

Und nur wenn sie am Amboß-Steigbügel kariös und unterbrochen ist, werden die Knöchelchen entfernt und der Lappen, wie Wullstein es angibt, am Stapes aufgelegt. Da die Stapesfixation fast immer audiometrisch festgestellt werden kann, vermeiden wir alle Manipulationen an den Fenstern, soweit es irgend möglich ist.

Besonders aber bei der chronischen Otitis ohne Cholesteatom kann man wohl narbige Verwachsungen durchtrennen, Granulationen aber soll man völlig in Ruhe lassen, sie verschwinden spontan, wenn der Knochenprozeß und die chronische Eiterung ausgeschaltet sind.

So werden Nebenverletzungen am besten vermieden und die Heilung erfolgt mit weniger Narbenbildung. Denn wenn auch Manipulationen an den Fenstern bei derben Narbenbildungen meist keine entzündlichen Reaktionen nach sich ziehen, werden diese bei Granulationen, die ja ein Schutzwall sein können, immer wieder einmal auftreten und dann zur Labyrinthitis oder zu Störungen führen, für die heute oft der Name Labyrinthose gebraucht wird, da gröbere Liquorveränderungen bei der antibiotischen Therapie fehlen. Der Effekt der Operation wird dann nicht erreicht, sondern das Gehör verschlechtert sich dann meist bis zur Taubheit.

Zusammenfassend möchte ich sagen, daß es mir vor allem scheint, daß die chronische Otitis media noch immer zu spät operiert wird, also erst zu einem Zeitpunkt, der wohl quo ad vitam rechtzeitig war, quo ad functionem aber zu spät. Die chronische Entzündung hat dann meist schon Veränderungen gesetzt, die lokal in der Paukenhöhle auch durch die beste Tympanoplastik nicht mehr völlig beseitigt werden können und im Innenohr irreparabel sind. Vor allem sehen wir in viel größerer Zahl die sezer-

nierenden Fälle, die meist durch die übliche antibiotische
Behandlung nicht für längere Zeit zur Abheilung kommen,
die uns also zwingen, einen Eingriff vorzunehmen, bevor
die Bedingungen, die für die Tympanoplastik wünschenswert sind, eingetreten sind.

Wir erreichen nun mit der Mastoidektomie und der
Resektion der hinteren Gehörgangswand nicht nur das Abheilen der chronischen Eiterung, sondern in vielen Fällen
einen solchen Zustand, der eine weitere Plastik entweder
überflüssig macht oder die Voraussetzungen zur Plastik
wesentlich schneller schafft.

Diagnostische Möglichkeiten der Otologie bei Hirntumoren

Von

N. Hibler

Bad Ischl, Oberösterreich

Obwohl die Otoneurologie nur einen relativ kleinen Beitrag zur Diagnose von endokraniellen Krankheitsprozessen leisten kann, ist sie im Lauf der Jahre ein so umfangreicher Wissenszweig geworden, daß es unmöglich ist, in der mir zur Verfügung stehenden Zeit mehr als einen Gesamtüberblick zu geben. Ich muß und werde mich daher nur auf die wichtigsten Erkenntnisse beschränken, vor allem soweit sie für den praktischen Arzt von Bedeutung und soweit es sich um gesichertes Wissensgut handelt. Auch in der Otoneurologie ist dank der Technik, die uns immer mehr und genauere Untersuchungsmethoden durch ihre modernen audiometrischen Apparate zur Verfügung stellt, noch vieles in Fluß.

Für die Beurteilung der cochlearen und vestibulären Funktion, die ja den Otoneurologen in erster Linie eine Handhabe zur Feststellung eines pathologischen Geschehens im Endokranium gibt, sind eine größere Anzahl von Methoden bekannt, einfache und kompliziertere, Methoden, die auch ein praktischer Arzt durchführen kann, und andere, die nur durch kostspielige Apparaturen, wie sie Kliniken und größeren Instituten zur Verfügung stehen, anwendbar sind.

Ein gewisses Bild von der Funktion des Cochlearis und Vestibularis kann sich auch der praktische Arzt ohne größere Hilfsmittel machen. Ein halbwegs ruhiger Raum steht jedem zur Verfügung. Aus dem Verhältnis von Flüster- und lauter Sprache kann er sich einen groben Überblick schaffen, ob es sich bei einer Hörstörung um eine Schalleitungs- oder Perzeptionsschädigung handelt. Ist die Hörleistung des einzelnen Ohres bei lauter Sprache wesentlich besser als bei

Flüstersprache, dann spricht dies für eine Nerven- bzw. Innenohrschwerhörigkeit. Ist der Unterschied nur gering, für eine Mittelohrschwerhörigkeit, die ja bei der Begutachtung eines durch einen endokraniellen Prozeß bedingten Hörverlustes nicht ins Gewicht fällt. Mit einer gewöhnlichen Schulstimmgabel kann der Begutachter Rinne, Weber und Schwabach beurteilen. Auch die vestibuläre Funktion kann von einem praktischen Arzt annähernd geprüft werden. Falls nach Einbringen von 10 ccm Wasserleitungswasser in den Gehörgang kein Nystagmus auftritt, ist die Annahme einer Untererregbarkeit berechtigt. Schlägt der Nystagmus lebhaft und über 2 Minuten, darf eine Uebererregbarkeit angenommen werden.

Die Literatur, die sich mit otoneurologischen Problemen beschäftigt, ist äußerst umfangreich. Aus meist wenigen Beobachtungen wurden eine Reihe von Regeln aufgestellt, die durch ständige Ausnahmen viel von ihrer Gültigkeit einbüßten. So beschreibt N y l e n einen Vertikalnystagmus nach oben bei Kopflagerung nach hinten als suspekt für einen supratentorial gelegenen Prozeß, G ü t t i c h beobachtete mehrmals das Fehlen einer kalorischen Reaktion bei Tumoren des 4. Ventrikels, kalorische Uebererregbarkeit bei Fehlen des experimentellen Nystagmus bei der Drehprüfung oder umgekehrt wurde als typisch für einen pathologischen Prozeß im Septum pellucidum beschrieben, zweimal konnte ich dies selbst beobachten, ebenso oft machte ein Prozeß in diesem Bereich keine abnorme vestibuläre Reaktion, wie auch immer wieder supratentorielle Tumoren keinen verti kalen Lagenystagmus hervorrufen und bei Tumoren des 4. Ventrikels normale vestibuläre Funktion festzustellen war. Es ist eben nicht nur von ausschlaggebender Bedeutung, wo der Tumor sitzt, sondern auch in welcher Richtung die Druckwirkung im einzelnen Fall am größten ist, auf welche Weise die Blut- und Liquorzirkulation gestört wird usw. Bei diesem komplizierten Ineinandergreifen aller möglichen Faktoren, die in vivo kaum zu differenzieren sind, ist es leicht begreiflich, daß es immer wieder zu Fehldiagnosen kommt und bei der Operation oder Obduktion überraschende Befunde erhoben werden, die man vorher überhaupt nicht ins Kalkül gezogen hat.

In der anatomischen Einteilung, vordere, mittlere und hintere Schädelgrube, interessiert den Ohrenarzt bei Tumorverdacht am meisten die hintere, da in ihr der Cochlear- und Vestibularnerv verläuft und er bei pathologischen Prozessen in diesem Bereich am ehesten in der Lage ist, dem

Neurologen und Neurochirurgen in der Diagnosebildung behilflich zu sein. Eine einseitige, hochgradige Schwerhörigkeit oder Taubheit bei kalorischer Unter- oder Unerregbarkeit spricht bei Tumorverdacht für ein Acusticus-Neurinom oder ein solches des Kleinhirnbrückenwinkels an der Seite der Hörstörung. Dabei ist zu beachten, daß eine gewisse Hörverminderung auch auf der gesunden Seite nicht gegen die Annahme spricht, da sie nach Übereinstimmung vieler Autoren (N y l e n, G r a f, K r i s t e n s e n usw.) in 30% der Krankheitsfälle vorkommt.

Ist die cochleare, eventuell auch die vestibuläre, Störung beiderseits ziemlich gleich stark, dann spricht dies für einen beiderseitigen Acusticus-Tumor, wie er praktisch nur beim Morbus Recklinghausen vorkommt. Es ist also dann in dieser Richtung weiterzuforschen.

Kann bei einer einseitigen Hörstörung und abnormer vestibulärer Reaktion ein Blickrichtungs-Nystagmus nach allen Richtungen festgestellt werden, dann spricht dies für eine Druckwirkung auf den Hirnstamm und läßt auf einen ausgedehnten Tumor mit allen seinen prognostisch ungünstigen Auswirkungen schließen. Man kann sich also mit dieser Beobachtung bereits mit einiger Sicherheit ein Bild über die Ausdehnung des pathologischen Prozesses machen.

Vor einigen Jahren konnte ich zeigen, daß auch eine gewisse Artdiagnose bei Prozessen im Kleinhirnbrückenwinkel durch den otoneurologischen Befund möglich ist, wenn man nämlich die Patienten in kurzen Abständen (8 bis 14 Tagen) in bezug auf ihre cochlear-vestibuläre Reaktion kontrolliert. Bleiben die Befunde gleich, dann spricht dies für das Vorliegen eines kompakten Tumors. Sinkt das Gehör in diesem kurzen Intervall ab, dann ist ein entzündlicher Prozeß (Arachnitis) anzunehmen. Schwanken die Ergebnisse der vestibulären Reaktion, dann handelt es sich in diesem Fall um eine Zyste oder einen zystisch degenerierten Tumor. Eine Erklärung für dieses Verhalten versuchte ich damals zu geben. Es würde zu weit führen, heute darüber zu diskutieren.

Im Gegensatz zu den Kleinhirnbrückenwinkel-Tumoren fehlen beim Kleinhirnprozeß selbst Schädigungen des Cochlearis häufig oder sind nur unbedeutend. Der Vestibularis dagegen ist stets, und zwar meist in Form einer Uebererregbarkeit, reaktionsgeändert, wobei außerdem noch die rotatorische Komponente des experimentellen Nystagmus selbst in den Vordergrund tritt.

Selbstverständlich erlaubt nicht schon jede cochleare und vestibuläre Störung die Diagnose Tumor. Gerade heute, im Zeitalter der Kreislaufstörungen und neurozirkulatorischen Dystonien, begegnen wir auf Schritt und Tritt der Krankheitserscheinung, die wir unter dem Sammelnamen Ménièrescher Symptomenkomplex gesammelt hatten und die unter allen möglichen abnormen Cochlear-Vestibularfunktionen in Erscheinung tritt. Wir sind daher bei vestibulären und cochlearen Ausfällen nur dann zur Diagnose Acusticus-Tumor berechtigt, wenn der Neurologe diese Vermutung ausspricht, wie ja überhaupt der Otoneurologe nur Handlanger des Nervenarztes ist. Trotzdem kommen auch Fälle vor, in denen der Otologe das letzte Wort zu sprechen hat und von seiner Entscheidung die Frage Tumor oder nicht bzw. Operation oder nicht abhängt. Dazu ist allerdings eine gewisse Erfahrung nötig.

Kann also der Otologe bei pathologischen Prozessen der hinteren Schädelgrube mit einiger Sicherheit zur Klärung der Diagnose, vor allem der Seitenlokalisation, beitragen, dann fällt dies bei Tumoren der mittleren Schädelgrube schon wesentlich schwerer. Meist gelingt es nur einen erhöhten Hirndruck zu bestätigen, wenn eine vestibuläre Uebererregbarkeit ohne Seitendifferenz besteht. Aber schon eine einseitige läßt nicht immer darauf schließen, daß der erhöhte endokranielle Druck an der Seite der vestibulären Störung höher ist. Nach eigenen Erfahrungen verursachten 50% der pathologischen Prozesse des Temporal-, Parietal- oder Okzipitalhirnes keine abnorme Reaktion des Cochlearis und Vestibularis. Bei den anderen 50% verhalten sich nun die Tumoren der Parietooccipital- oder Occipitalregion insofern auffällig und für die otologische Lokaldiagnostik bedeutsam, daß über die Hälfte, genauer 60%, die Hörstörung auf der Seite des Tumors haben, während die vestibuläre Abnormität, meist in Form einer Übererregbarkeit, auf der Tumorgegenseite anzutreffen ist. Wodurch diese Diskrepanz verursacht wird, ist vorderhand nur hypothetisch zu erklären. Der fortgepflanzte erhöhte Hirndruck scheint bei bestimmt gelagerten Tumoren der mittleren Schädelgrube wesentlich stärker zur kontralateralen Seite zu wirken als zur Tumorseite. Da der Vestibularis in seiner Reaktion, wie bekannt, empfindlicher auf den mechanischen Druck ist als der Cochlearis, wäre dadurch die lebhaftere kalorische Reaktion auf der Tumorgegenseite zu erklären, während der Cochlearis noch keine Schädigung zeigt. Die Hörstörung ist bei diesen Fällen nie hochgradig und es könnte angenommen werden, daß sie nur durch eine Schädigung der sekundären Hörbahn hervorgerufen ist und nicht durch eine direkte Druckwirkung auf den Cochlearis.

Es handelt sich allerdings bei dieser Annahme um rein theoretische Ueberlegungen, die bisher weder klinisch noch experimentell genügend untermauert sind. Bei der Subtilität dieser ganzen Materie ist die Findung unumstößlicher Dogmen allerdings sehr schwierig und vielleicht in absehbarer Zeit überhaupt unmöglich.

Die vordere Schädelgrube ist im Endokranium die Gegend, in der der Otoneurologe die wenigste Möglichkeit hat, zur Diagnose eines pathologischen Geschehens etwas beizutragen. Wieder ist nur der erhöhte Hirndruck, meist durch eine vestibuläre Uebererregbarkeit, zu bestätigen, während Seitendifferenzierungen praktisch ausgeschlossen sind. Stirnhirn- und Hypophysentumoren machen in bezug auf den Cochlearis und Vestibularis fast nie Erscheinungen, es sei denn, sie wären bereits so ausgedehnt, daß der endokranielle Ueberdruck im Vordergrund des Krankheitsgeschehens steht. Das Olfactorius-Meningeom bedingt zwar stets eine Anosmie, doch ist deren Charakter für einen tumorösen Prozeß auch nicht typisch und von einer postgrippösen z. B. nicht zu unterscheiden. Somit sind unsere Erkenntnisse in diesem Bereich des Endokraniums rasch erschöpft und die otoneurologischen Möglichkeiten zumindest heute noch recht unbefriedigend.

Meine Damen und Herren, ich habe versucht, Ihnen in kurzen Umrissen darzulegen, wann und wie der Ohrenarzt in der Lage ist, einen Beitrag in der so wichtigen Diagnose eines Erkrankungsprozesses im Endokranium zu leisten, wobei noch zu betonen ist, daß die Frühdiagnose von ausschlaggebender Bedeutung wäre.

Wie Sie gehört haben, ist diese Möglichkeit bei pathologischen Prozessen der vorderen Schädelgrube am geringsten, bei solchen der hinteren Schädelgrube am größten. In jedem Fall ist natürlich die engste Zusammenarbeit mit dem Neurologen und Neurochirurgen Grundbedingung, da wir ja zu dem ganzen Gebäude dieser schwierigen Diagnostik nur einen kleinen Baustein beitragen können. Falls dieses Zusammenwirken aber gut organisiert ist, lassen sich auch durch die Otoneurologie wichtige Erkenntnisse erzielen, die für das Schicksal des Patienten von ausschlaggebender Bedeutung sind.

Neue Wege in der Migränebehandlung

Von

Dr. med. Franz Krammer

Bad-Schallerbach, Kurheim St. Raphael

Die Migräne ist durch ihr periodisches Auftreten und ihre meistens nur einseitig lokalisierten pochenden Kopfschmerzen gekennzeichnet. Die Anfälle treten fast immer völlig überraschend auf und gehen mit allgemeiner Nervosität und Erbrechen einher. Sie werden meist durch visuelle und emotionelle Störungen eingeleitet.

Die eigentlichen U r s a c h e n der Migräne sind uns noch unbekannt. Die auslösenden Ursachen freilich können verschiedener Art sein. Nur eines steht fest, nämlich, daß die Migräne eine typische Folgeerscheinung der ungeheuren Zivilisationsschäden der Gegenwart ist und sich in erschreckendem Ausmaße verbreitet. Die Migräne zu verhindern, sie durch die Prüfung neuer Mittel und Wege zu bekämpfen, ist eine Aufgabe, die sich wirklich lohnt und die in Anbetracht der großen Zahl von Migränepatienten, denen Hilfe gebracht werden muß, auch von ungeheurer praktischer Bedeutung ist. Man hat versucht, eine Reihe von Theorien aufzustellen, die die Entstehung der Anfälle erklären sollten. Keine dieser Theorien hat restlos befriedigt, obwohl jede für sich eine gewisse Bedeutung besitzt und als Arbeitshypothese wertvoll ist. So wurden endokrine Störungen, Allergien, Aenderungen im Mineralhaushalt des Körpers, toxische Einflüsse, Augenstörungen oder Traumen des Halses als Ursachen herangezogen.

Heute neigt man zur Auffassung, daß eine Reihe von Störungen der Blutversorgung des Gehirns und der Hirnhaut als unmittelbare Ursache der Aura des Anfalles und der damit verbundenen Symptome angenommen werden kann (A. P. F r i e d m a n, New York).

Die Anhänger dieser Theorie neigen zur Ansicht, daß ein Krampf der Gehirnarterien den Sehstörungen und wahrscheinlich auch allen anderen Symptomen der schmerzlosen Prodromalphase zugrunde liegen könnte. Diesem Stadium folgt dann eine Erweiterung der Gefäße, vorwiegend im Gebiet der Carotis externa. Diese Dehnung der Gefäßwände hat eine erheblich erhöhte Pulsationsamplitude der Arterien zur Folge und wird als die unmittelbare Ursache der Kopfschmerzen angesehen. Die dilatierten Gefäße sind äußerlich sichtbar. Bei länger andauernder Erweiterung werden sie ödematös. In diesem Stadium geht der anfänglich pochende und quälende Schmerz, der durch die heftige Pulsation in den Gefäßen auf das unangenehmste manifest wird, in ein dumpfes anhaltendes Kopfweh über. Auf dieses Stadium folgen gelegentlich schmerzhafte Krämpfe einzelner Kopf- und Halsmuskeln, welche länger dauern als der Migräneanfall selbst. Während der eigentliche Migränekopfschmerz durch eine Reizung der schmerzempfindlichen Nervenendigungen in den befallenen Gefäßwänden des Kopfes zustande kommt, wird der eben geschilderte Muskelschmerz durch eine Reizung der Nerven der Muskulatur hervorgerufen. Die Erkenntnis, daß dem Migränesyndrom pathologische Vorgänge im Gefäßsystem zugrunde liegen, war für unsere therapeutischen Maßnahmen bestimmend.

Diese Auffassung wurde vor allem von Wolff, Graham, Hansel, Schneider, Pette, Hofmann, Friedman und anderen vertreten und publiziert. Macy und Horton schildern den Ablauf eines Migräneanfalles als einen in drei ziemlich scharf abgegrenzte Phasen gegliederten Vorgang:

1. Konstriktorische Phase: Kein Schmerz, aber Skotom und kortikale Störungen.

2. Dilatatorische Phase: Unmittelbare Schmerzursache.

3. Oedematöse Phase.

Die oben angeführten Autoren sind also, wie sich das aus dem bereits Geschilderten ergibt, der Ansicht, daß der Migränekopfschmerz ein Gefäßwandschmerz sei. Demnach treten nach Prodromalerscheinungen, die oft Störungen des Geruchs-, des Geschmacks- und nicht selten des Gesichtssinnes mit sich bringen, auch Störungen der Körperempfindungen auf. Der Patient fühlt sich irgendwie verändert. Diese Prodrome sind im allgemeinen nur von kurzer Dauer. Es kommt dann zu den oben geschilderten Augensymptomen mit oder auch ohne hemianopischem Defekt des Gesichtsfeldes, der im Gegensatz zu sonstigen, auf anderer Basis beruhenden Gesichtsfelddefekten nicht schwarz, sondern farblos ist. Diese Farblosigkeit gilt als das typische Charakteristikum für das Migräneskotom, dessen Zustandekommen man sich durch heftige Gefäßkontraktionen im Bereiche des Occipitallappens erklärt und die uns das EEG. als Hypoxämien bzw. Anoxämien, erkennen läßt. Zugleich mit dem Skotom kann es zu buntem oder weißem Augenflimmern kommen. Die Dauer dieser Erscheinungen ist verschieden lang, meist nur wenige Sekunden, worauf es durch diencephale Gegenregulation zu den oben geschilderten Gefäßerweiterungen und Kopfschmerz kommt.

Nach Ansicht von H e r l i k o f f e r kann die letzte Ursache der Migräne, jene Organanomalie, die im dominanten Erbgang von Mensch zu Mensch weiter vererbt werden kann, nur im Kerngebiet des Diencephalons zu finden sein. Hier soll die Migränebereitschaft organisch manifest und das Zwischenhirn somit zum Ausgangspunkt für Fehlsteuerungen werden. Diese Fehlsteuerungen erreichen die vegetativen Nervenzentren in der Medulla oblongata. Da bekanntlich zwischen Diencephalon und Hypophyse sehr interessante inkretorische Wechselbeziehungen bestehen, würden die vielen geschlechtsgebundenen Migränezeichen, wie Beginn der Anfälle in der Pubertät, zyklische Migräne, Sistieren der Migräne während der Schwangerschaft, erklärt sein. Interessant ist es, daß bei wirklich schwerer Migräne eine gewisse diencephale Syndromatik nachzuweisen ist. Hier sehen wir neben ausgesprochen vegetativen Gefäßkrisen immer auch Persönlichkeitsveränderungen auftreten, die als Zeichen einer funktionellen Schädigung des Zwischenhirns aufgefaßt werden können. Diese Erscheinungen sind durch eine gesteigerte affektive Erregbarkeit charakterisiert, wobei das Niveau der Allgemeinenergie bis zur Initiativelosigkeit gesenkt sein kann.

Die beobachteten Ausfallserscheinungen weisen auf zwei Bezirke des Zentralnervensystems, in denen sich diese für die Migräne kennzeichnenden Vorgänge abspielen, hin:

1. das Metencephalon,
2. der Lobus occipitalis des Telencephalons.

Hirnstamm und Occipitalhirn werden beide von einem durch sympathische Fasern innervierten Gefäßsystem, den Aesten der Arteria basalis, durchblutet. Diese geht bekanntlich aus der Vereinigung der beiden Vertebralarterien hervor. Ihre sympathische Innervation erfolgt vom Ganglion stellatum aus. Sie bleibt dabei von dem sympathischen Innervationszentrum des Carotisgefäßsystems völlig getrennt. Es erscheint deshalb auch physiologisch-anatomisch plausibel, daß es sich bei einem Migräneanfall um den Effekt eines vegetativ-nervösen Reizzustandes handelt, der über den Plexus vertebralis läuft und dessen Erregungszentrum im Gonglion stellatum oder in einem in der Rautengrube gelegenen vasomotorischen Zentrum zu suchen ist.

Die sympathischen Zentren werden aber erst durch eine diencephale Fehlsteuerung in diesen pathologischen Erregungszustand versetzt und rufen dann ihrerseits die bekannte gefäßverengende Wirkung an den Aesten der Arteria vertebralis bzw. basalis hervor (Herlikoffer).

Die Migräne präsentiert sich demnach als ein Symptomenkomplex, dessen Bogen sehr weit gespannt ist. Dem muß auch die Therapie angepaßt sein. Vor allem wird man durch klinische und röntgenologische, wie auch durch im Laboratorium durchgeführte Untersuchungen in jedem einzelnen Falle raumbeschränkende Prozesse des Schädels und auch migräneartige Erscheinungen des epileptischen Formenkreises ausschließen müssen. Die typischen Anfälle, die durch die eingangs geschilderten klassischen drei Stadien der Migräne gekennzeichnet sind, wird man, da es eine spezifische Therapie der Migräne nicht gibt, vor allem mehrgeleisig behandeln müssen. Die Maßnahmen, die bei der Therapie der Migräne zu ergreifen sind, sind diätetischer, klimatischer, physikalischer, medikamentöser und psychotherapeutischer (Nowotny) Art. All das ist bekannt und gehört zum festen Bestand der Therapie. Neu ist die Koordinierung und individuelle Anpassung der therapeutischen Maßnahmen. Unser Vorgehen gestaltet sich folgendermaßen:

Zuerst eingehende klinische Untersuchung des Patienten unter genauester Berücksichtigung der oft recht schwierigen Differentialdiagnose, wobei es oft sehr schwer ist, den psychisch bedingten Kopfschmerz von der Migräne abzugrenzen. Dann wird eine gründliche Anamnese erstellt, die die Diagnose stützt. Diese Anamnese muß folgende Punkte berücksichtigen:

1. Das anfallsweise, völlig überraschende Auftreten des Kopfschmerzes, den pochenden Charakter dieses Kopfschmerzes und die im Beginn meist einseitige Lokalisation;

2. Nausea, Erbrechen, nervöse Begleiterscheinungen, die die Höhe des Anfalles kennzeichnen;

3. visuelle Störungen, die dem Kopfschmerz vorangehen und zeitlich beschränkt sind, wie Flimmerskotom, Lichtempfindlichkeit, Hemianopsie und verschwommenes Gesichtsfeld;

4. Migräneanfälle in der Familie;

5. Parästhesien, Sprachstörungen, Schwindelanfälle, Schweißausbrüche und andere vasomotorische Störungen;

6. Kupierung des Anfalles durch Ergotaminpräparate;

7. typische Charakterzüge, wie mangelnde Anpassungsfähigkeit, Schüchternheit bei Erwachsenen, Perfektionismus, Starrköpfigkeit, übermäßige Empfindlichkeit, betonter Ehrgeiz, übermäßiges Pflichtbewußtsein und Launenhaftigkeit.

Wichtig ist es, in jedem Falle Erhebung eines genauen Blutbefundes und Ausführung einer Wassermann-Reaktion zu veranlassen. Magensaftuntersuchung, Röntgenaufnahme des Schädels, gynäkologische Untersuchung sind unerläßlich. Einer der wichtigsten Faktoren vor Beginn jeglicher Therapie ist die Fokalsanierung. Wer die bemerkenswerten Erfolge nach Fokalsanierung in bezug auf Verminderung der Häufigkeit und Intensität der Anfälle erlebt hat, wird niemals auf diese Maßnahme verzichten können.

An erster Stelle der Therapie steht die Intervallbehandlung mit Hydergin. Die Wirkung dieses Medikamentes hängt aber nicht allein von seinen, Ihnen allen bekannten vorzüglichen pharmakodynamischen Eigenschaften, sondern auch von der Dosierung und der Dauer der Verabreichung ab. Mit keinem anderen Medikament läßt sich ein derartiger Erfolg bei der Behandlung der Migräne erreichen. Die Nebenerscheinungen sind relativ gering. Bei unserem Krankengut hat sich die Hydergin-Behandlung als ein absolut sicheres Mittel bewährt und in 85% aller Fälle das Ausbleiben oder die weitgehende Verminderung oder Linderung der Anfälle herbeigeführt. In einem relativ kleinen Prozentsatz sind wir mit Hydergin erfolglos geblieben. Hier haben wir nach einer Arbeit von F r i e d m a n das altbewährte Dihydroergotamin-Sandoz (DHE 45) versucht. Kontraindiziert sind Fälle von peripherer Gefäßstörung, Angina pectoris, Leber- und Nierenschädigungen, Sepsis sowie intravaskuläre Foci und Schwangerschaft. All die vielen anderen Medikamente, die heute für die Migränebehandlung empfohlen werden, wie auch die ganze Tonleiter der Analgetika und Sedativa, sind gegenüber dieser Therapie ins Hintertreffen geraten. Im Intervall geben wir je nach Schwere des Falles während mindestens 3 Monaten, womöglich aber noch länger, nach K r a y e n b ü h l 4 bis 6 Hydergin-Sublingualtabletten oder 3mal 20 bis 30 Tropfen täglich. Im Anfall selbst haben wir die besten Erfolge mit Cafergot, welches allen anderen bisher geprüften Mitteln überlegen war, erzielt. Die Dosierung des Cafergot zur Kupierung des Migräneanfalles beträgt 2 Dragées, sofort bei Beginn des Anfalles eingenommen, und nach Bedarf je ein weiteres Dragée in halbstündigen Abständen. Die Maximaldosis von 6 Dragées pro Anfall darf jedoch nicht überschritten werden. Ist die wirksame Dosis ermittelt, so soll sie bei allen späteren Anfällen auf einmal eingenommen werden. Die durchschnittlich notwendige Menge auch bei schwereren Anfällen beläuft sich auf 4 Dragées pro Anfall. Die Cafergot-Therapie darf niemals schablonenmäßig gehandhabt werden, sie muß immer individuell der Intensität des Anfalles angepaßt werden. Es ist ein Fehler, mehr als 10 Cafergot-Dragées pro Tag zu verabreichen. Ebenso ist es als falsch zu bezeichnen, wenn diese Dosis mehr als 3mal in der Woche verabfolgt wird. Von größter Wichtigkeit ist rechtzeitige Verabreichung und individuelle Dosierung. Nach unseren Erfahrungen versagt die Cafergot-Behandlung nur dann, wenn die Dosierung zu niedrig war oder die Verabreichung zu spät erfolgte. Am besten ist es, das Medikament während der Prodromalphase oder allerspätestens bei Beginn der eigentlichen Schmerzphase zu verabreichen.

Mit allen übrigen medikamentösen Methoden waren nur ungenügende Erfolge, meistens aber völlige Versager zu verzeichnen. Als weitere Maßnahme in der Migränetherapie sind Klimabehandlungen zu empfehlen. Hierzu eignen sich vor allem föhnfreie Gegenden des Mittelgebirges. An physikalischen Methoden im Intervall haben wir Kurzwellendurchflutungen, Galvanisationen des Kopfes in Längsrichtung des Schädels versucht. Auch Röntgen-Schwachbestrahlungen sollen manchmal imstande sein, die Anfallshäufigkeit und -intensität zu mildern, doch fehlen uns diesbezügliche Erfahrungen. Von größter Wichtigkeit war es, diese Patienten einer Bindegewebsmassage, die ausgezeichnete Erfolge zeitigte und die ich nicht genug empfehlen kann, zu unterziehen. Es ist selbstverständlich, daß wir in Bad Schallerbach auch die Behandlung mit Thermalbädern in die Therapie einbezogen haben. Die bekannte gefäßregulatorische Wirkung von Schwefelbädern hat sich als eine sehr empfehlenswerte Unterstützung der Migränebehandlung erwiesen. Leider wird die psychische Komponente bei der Migränetherapie gerne übersehen. Es ist das Verdienst Nowotnys, in seinem erst kürzlich erschienenen Referat auf diesen Punkt hinzuweisen. Wir haben seit langem schon in jedem Falle die Psychotherapie in die Behandlung eingebaut. Die Frage, ob es typische Migränepersönlichkeiten im psychologischen Sinne gibt, möchte ich verneinen. Doch kann man durchaus der Ansicht sein, daß gewisse Charaktereigenschaften vielen Migränepatienten gemeinsam sind. Diese Menschen sind besonders gewissenhaft, pedantisch und fast immer vom Leben enttäuscht, demzufolge unzufrieden, unglücklich und von mangelhafter Anpassungsfähigkeit an die aktuellen Lebensschwierigkeiten. Dies alles führt, wie N o w o t n y sehr richtig schildert, zu Affekten, die das Vegetativum beeinflussen und zentrale Blutgefäßspasmen und damit typische Anfälle verursachen. N o w o t n y betont, man könne sich des Eindruckes nicht erwehren, daß diese Migräneattacken larvierten Wutanfällen entsprächen und daß diese Menschen an Stelle eines Wutausbruches eben einen Migräncanfall bekämen. In allen diesen Fällen werden wir mit unseren medikamentösen, diätetischen, klimatischen und physikalischen Behandlungsmethoden den Anfall sicher kupieren, aber, um mit N o w o t n y zu sprechen, die auslösenden psychogenen Momente unbeeinflußt lassen. Wir haben deshalb in jedem Falle als wichtige Maßnahme bei der Behandlung der Migräne Psychotherapie betrieben.

Die Psychotherapie ist Weckung seelischer Kräfte zum Zwecke von Krankenheilung. Sie umfaßt Zuspruch und Eingehen auf die persönliche Not und Sorge des Kranken, die Beratung des Einzelnen, was wir mit dem Ausdruck Psychagogik bezeichnen, aber auch die Ermutigung, die Vermittlung von Freude und Lebenshoffnungen, kurzum die hilfreiche Hand zur Anpassung an die Gegebenheiten des täglichen Lebens und die Hilfe, die Schwierigkeiten desselben zu überwinden. Hiezu gehören auch übende Verfahren, und da hat sich das autogene Training von S c h u l z als die beste Methode erwiesen. Der Migränekranke, der meist aus den Kreisen der gehetzten, beruflich Ueberlasteten, unter dem Druck der Umwelt stehenden Menschen stammt, lernt hier konzentrative Entspannung, die er sich auf 6 Gebieten (Muskeln, Blutgefäße, Herz, Atmung, Leiborgane und Kopf) aneignet.

Das autogene Training weist in zwei Grundrichtungen, Lebenssteigerung und Fehlerbeseitigung. Der Migränekranke braucht beides. Es wird aber in manchen Fällen auch die Anwendung analytischer Verfahren, um Störungen des Seelenlebens von ihrer Ursache her anzugehen, notwendig sein.

Diätetische Maßnahmen sind ebenfalls ein wichtiges Hilfsmittel. Im Vordergrund stehen Saftkuren (etwa 2mal wöchentlich ein Safttag und Rohkost). Diese Methode wird von den Patienten leider schlecht vertragen und nur selten konsequent durchgeführt. Deswegen habe ich mich entschlossen, unseren Migränepatienten eine eiweißarme, vitaminreiche, gemischte Kost mit geringen Mengen Kohlehydraten zu empfehlen. Diese wirkt recht günstig und wird von den Patienten auch längere Zeit hindurch gerne genommen. Eine Beschränkung des Alkoholgenusses ist unbedingt erforderlich. Vor allem aber, und das ist eine wichtige Voraussetzung für jeden Erfolg, soll der Nikotingenuß radikal eingestellt werden. Das Nikotin ist ein Gefäßgift und durchaus dazu angetan, die Anfallsbereitschaft des Migränikers in ganz erheblichem Ausmaße zu steigern.

Mein Krankenmaterial umfaßt 182 Fälle, wovon 112 weiblichen und 70 männlichen Geschlechtes sind. Unter diesen 182 Fällen sind rund 90 schwere oder schwerere Fälle, die wöchentlich mindestens einmal einen Anfall hatten, 92 Fälle sind leichter, meist zyklischer Natur, bei denen die Anfälle monatlich im Zusammenhang mit der Regelblutung auftraten. Bei 14 weiteren Patienten traten die Anfälle nur bei besonderen Aufregungen und bei seelischen Spannungen ein- bis zweimal im Jahre auf. Mit unserer oben geschilderten Therapie haben wir in 85% der Fälle länger anhaltende Anfallsfreiheit, in 37% der Fälle sogar während Jahren anhaltende Anfallsfreiheit erzielt. Bei 20% der Patienten konnte die Intensität der Anfälle verhindert, die Häufigkeit aber nur in geringem Ausmaße beeinflußt werden. 5% der Fälle blieben trotz aller Mühe unbeeinflußt.

Z u s a m m e n f a s s e n d möchte ich betonen, daß die Migränebehandlung heute keineswegs als aussichtslos zu betrachten ist. Sie beansprucht aber viel Mühe, Liebe, verständnisvolles Eingehen auf die Eigenart des Patienten und leider auch erheblichen Zeitaufwand. Dank der Intervallbehandlung mit Hydergin kann aber auf lange Zeit hinaus Anfallsfreiheit erzielt werden. Durch die Anfallsbehandlung mit Cafergot kann die Migräne auch kupiert werden. Nebenbei aber müssen unbedingt noch physikalische Therapie, diätetische Maßnahmen und vor allem Psychotherapie samt dem ausgezeichneten autogenen Training nach S c h u l z herangezogen werden. Wer sich diesen Mühen unterzieht und diese mehrgeleisige Migränetherapie konsequent durchführt, wird als Lohn schöne Erfolge erzielen und des Dankes seiner Patienten sicher sein.

Fortschritte der Physiologie des Auges

Von

Prof. Dr. **G. Schubert**

Wien

Mit 1 Abbildung

Wenn einleitend die Forschungsergebnisse auf dem Gebiete der physiologischen Optik Gegenstand der Betrachtung sind, so muß gesagt werden, daß sich diese seit ihrem klassischen Zeitalter, das im wesentlichen von H e l m - h o l t z und H e r i n g begründet wurde, grundlegend gewandelt hat. Seinerzeit bildete nur die Gliederung der Rezeptorfläche, also das retinale „Korn" die strukturelle Basis, mit welcher die physikalische Bildgliederung einerseits, die Feinheit der optischen Wahrnehmung anderseits in direkte Beziehung gesetzt wurden. Ein weiterer wesentlicher Anteil des Sinnesorgans „Auge", nämlich die zwischen Retina und visuellem Cortex zwischengeschalteten gewaltigen synaptischen Anlagen, wurde gänzlich außer acht gelassen, d. h. es wurde für jede Rezeptoreinheit ein einfaches Leitungssystem vindiziert. Noch heute kann man in vielen Lehrbüchern das Ergebnis einer derartigen Betrachtungsweise dargestellt finden: Das Auflösungsvermögen (Minimum separabile) — durch grobe Bestimmung mit einer Bogenminute ermittelt — entspricht einer Abbildung der beiden Punkte auf 2 Foveazapfen, die einen „ungereizten" zwischen sich lassen, da die durchschnittliche Dimension der Foveazapfen eben diesem Winkelmaß entspricht. Anderseits übertrifft das Minimum perceptibile, die sogenannte „Nonius-Sehschärfe" mit maximal 5 Winkelsekunden weit die Punktsehschärfe. Die Wahrnehmungsschärfe für räumliche Lageunterschiede unterschreitet also bei weitem die Feinheit des retinalen Kornes auch dann, wenn die kleinsten Foveazapfen berücksichtigt werden. Die bekannte Erklärung H e r i n g s hiefür ist: Alle in einer Geraden liegenden Zapfen besitzen

den gleichen Lagewert. Fallen die Bilder der beiden Linien
— wie es bei Bestimmung der Nonius-Sehschärfe der Fall
ist — auf 2 benachbarte Zapfenreihen, dann werden sie
eben nicht in einer Geraden gesehen. Das ist also auch der
Fall, wenn die Bilder nicht um Zapfenbreite voneinander
abweichen. Es wurde also bisher angenommen, daß zumindest in der Fovea die Zapfen jene letzten Einheiten des
optischen Empfangsapparates darstellen, deren Erregung
sich durch eine besondere Lokalisationsweise von der eines
benachbarten Elementes, aber nicht mehr in sich selbst
unterscheidet.

Dieser alten Anschauung gegenüber steht einmal die
durch neuere morphologische Untersuchungen (Polyak)[1]
erhärtete Tatsache, daß bereits in den nervösen Strukturen
der Retina die Gliederung nach Rezeptoreinheiten weitestgehend aufgehoben ist. Niemals — auch in der Fovea
nicht — wird die Erregung von einem Zapfen nur von
einer Ganglienzelle abgeführt. Tatsächlich kann eine retinale
Ganglienzelle die Erregungen von vielen, z. B. in der Retina
der Katze von durchschnittlich 1000 Rezeptoreinheiten aufnehmen. Es besteht also eine weitestgehende Ueberlappung.
Weiterhin ist sichergestellt, daß eine Rezeptorregion, welche
in der Fovea durch die Oberfläche eines Zapfens gegeben
ist, in der Sehrinde einem 100fach größeren Feld entspricht,
d. h. das cortikale „Korn" ist viel feiner als das retinale.

Ein gewaltiges Synapsenlager ist schon in den retinalen
nervösen Strukturen gegeben. Seine Funktion geht weit über
eine einfache Erregungsübertragung und damit Erregungs-
leitung hinaus. Denn hier finden nicht nur Summationen,
sondern auch Bahnungen und vor allem Hemmungen von
Erregungen statt. Elektrophysiologische Untersuchungen
haben dies eindeutig erwiesen. Schon Hartline[2] und
Granit[3] konnten mit grober Methodik, Barlow[4] und
Kuffler[5] mittels Mikroelektroden und Mikrobeleuchtung
nachweisen, daß es unter den retinalen Ganglienzellen verschiedene Typen gibt: Solche, welche bei Belichtung aktiviert werden (reine „on"-Elemente), ferner solche, welche
nur entladen, wenn die Belichtung zu Ende ist (reine „off"-
Elemente), und endlich solche, welche sowohl bei Belichtung wie bei deren Ausschaltung aktiviert werden („on-
off"-Elemente). Von Hartline[6] wurde auch der Begriff
des „rezeptorischen Feldes" aufgestellt; darunter ist die gesamte Rezeptorfläche zu verstehen, deren Belichtung in der
mittels Mikroelektrode abgetasteten Ganglienzelle Impulse
auslöst. In der Katzenretina besitzt dieses Rezeptionsfeld

einen Durchmesser von 0·8 bis 2 mm, was wiederum erweist, daß eine gewaltige Ueberlappung bestehen muß. Wie verwirrend aber die Verhältnisse liegen, zeigt die Feststellung, daß ein und dieselbe Ganglienzelle als on-, off- und on-off-Element reagieren kann, je nachdem, welcher Bereich des Rezeptorfeldes belichtet wird, ja es kann z. B. eine reine „on"-Entladung durch Vergrößerung der Reizfläche, der Reizintensität, Herabsetzung der Umfeldhelligkeit oder Verschiebung des Lichtreizes in eine „on-off"-Entladung umgewandelt werden. Werden innerhalb des gleichen Rezeptorfeldes 2 Lichtreize gesetzt, so kommt es ja nach den genannten Bedingungen zu den verschiedensten Bahnungs- und Hemmungserscheinungen. Die bei Belichtung des gesamten Rezeptorfeldes resultierende Aktivität der zugehörigen Ganglienzelle entspricht daher stets einem komplizierten funktionellen Gleichgewicht zwischen erregenden und hemmenden Prozessen. Ueberraschend ist auch die hohe Spontanaktivität. Diesbezüglich gibt es wiederum verschiedene Typen von Ganglienzellen; bei manchen vermindert z. B. Dunkeladaptation die Spontanaktivität, bei anderen Helladaptation. Bei lang andauernder konstanter Belichtung ändert sich die Aktivität dauernd, konstante Verhältnisse bestehen höchstens nur während sehr kurzer Zeit. Die physikalische Bildeinwirkung läßt mithin in der Ganglienzellschicht und daher auch im Fasersystem des Optikus ein räumlich-zeitliches Impulsmuster entstehen. Was die räumlichen Verhältnisse betrifft, so entspricht dieses Muster nicht mehr dem retinalen Bild, sondern steht zu diesem nur in einer bestimmten Korrelation. Bezüglich der zeitlichen Verhältnisse läßt sich sagen, daß die einzelnen Anteile des Impulsmusters in ihrer Aktivität ständig wechseln. Dieser Wechsel betrifft einmal das Ausmaß der Frequenzänderung, ferner die Geschwindigkeit derselben. Es sind also zumindest 2 Parameter im Signalsystem zum Cortex. Auf Grund welchen Parameters die Helligkeitsempfindung und die farbigen Empfindungen ausgelöst werden, muß heute noch dahingestellt bleiben.

Die oben angeführte Ueberlappung, d. h. die Möglichkeit der Aktivierung jeder einzelnen Ganglienzelle von vielen Rezeptoreinheiten her dient der Integration, d. h. der Bereitstellung möglichst vieler wechselseitig, und zwar kurzfristig, tätiger Elemente im Ableitungssystem pro Einheit der Bildfläche, und zwar dann, wenn nur Leuchtdichten auf großem Feld ohne Bildmuster geboten werden. Es ist aber zugleich auch das Prinzip der räumlichen Differenzierung im Leitungssystem verwirklicht dann, wenn Bildmuster aufgelöst werden sollen. Dafür spricht schon die morphologische Grundlage der Differenzierung, nämlich die Tatsache, daß in der Fovea rein zahlenmäßig auf einen Zapfen 2 Ganglienzellen kommen, also die Zahl der ableitenden Optikusfasern doppelt so groß ist wie die Zahl der Zapfen (V i l t e r[7]). Das „Signalsystem" ist also so organisiert, daß wohl eine Ganglienzelle von einer großen Zahl von Zapfen, z. B. 1000, her erregt werden kann, aber es können niemals 1000 b e n a c h b a r t e Zapfen ihre Erregungen nur einer Ganglienzelle vermitteln. In diesem Falle wäre im Signalsystem eine räumliche Differenzierung des Erregungsmusters unmöglich, welche die unmittelbare Voraussetzung ist für eine entsprechende räumliche Anordnung des Erregungsmusters in der „zentralen" Retina, d. i. in der Area 17. Je feiner das optisch dargebotene retinale Bildmuster ist, desto mehr bedingen die Fixationsschwankungen des Auges den notwendigen Aktivitätswechsel der retinalen Ganglienzellen (siehe unten S. 2). Auf jeden Fall aber ist die optische Wahrnehmungsschärfe in weitem Ausmaß eine Synapsenfunktion. Die Schärfe des physikalischen Bildes auf der musivisch gegliederten Rezeptorfläche schafft nur den optimalen Erregungseingang in das retinale Synapsenlager. Im Synapsenlager des Corpus gen. lat. findet nach den Untersuchungen von T a l b o t und M a r s h a l l[8] am anthropoiden Affen eine weitere Einengung der Orte ständig wechselnder Aktivität statt. Hier wird also mit ,die große Härte der photographischen Platte geschaffen, nach deren Prinzip das Sinnesorgan Auge arbeitet.

Die bis jetzt vorliegenden elektrophysiologischen Untersuchungen am visuellen Cortex bzw. an der Area 17 wurden fast ausschließlich unter elektrischer Reizung der aufsteigenden Leitungen durchgeführt. Bei adäquater Reizung, d. i. bei retinaler Belichtung, wurden auch hier verschiedene Reaktionstypen der einzelnen Neurone sichergestellt, analog den retinalen on-, off- und on-off-Elementen (B a u m - g a r t n e r[9]). Dieser Befund sowie die Tatsache einer bestehenden Spontanaktivität, welche schon im α-Rhythmus des EEG ihren Ausdruck findet, läßt den Schluß zu, daß auch das kortikale Erregungsmuster wiederum durch eine ständig wechselnde Aktivität seiner integrierenden Anteile charakterisiert ist. Daß nur der Erregungswechsel die primäre Grundlage einer optischen Wahrnehmung überhaupt darstellt, läßt sich in gewissem Sinne auch experimentell erweisen: Bekanntlich gibt es auch bei strengster Fixation

keine Augenruhe, sondern es bestehen sogenannte Fixationsschwankungen, welche eine absolute Ruhe des Auges von
mehr als 1 Sekunde Dauer unmöglich machen. Wird ein
von einem kleinen Spiegel eines Haftglases reflektiertes
Bild fixiert, welches die Phasen dieses Fixationsnystagmus
mitmacht, dann verschwindet das fixierte Objekt, wenn
es genügend fein ist, sofort und für dauernd (R i g g s,
R a t c l i f f und C o r n s w e e t)[10]. Es ist also nicht die
Statik, sondern lediglich die Dynamik des Erregungsvor-
ganges der für die Wahrnehmung ausschlaggebende Faktor.

Das retinale Bild wird also schließlich und endlich
in ein räumlich-zeitliches Erregungsmuster im cortikalen
Neuronengitter transformiert, welches Muster aus Orten
höchster, ständig wechselnder, neuraler Aktivität besteht.
Wahrgenommen werden aber nicht die Orte dieser Aktivität im cortikalen Raster, sondern nur ihre Gesamtanordnung. Ist doch das Sehfeld des Menschen wie jedes Sehding immer ein Kontinuum, das Sinnessystem des menschlichen Auges jedoch nicht, auch nicht in seinem zentralsten
Anteil. Dieser liefert sozusagen von einem Sehding nur eine
Lochkarte mit vielen „Marken". Wahrgenommen wird aber
nur deren Gesamtanordnung. Es findet also eine sensorische
Integration statt. Dieser liegt die Zusammenarbeit der
Area 17 mit den angrenzenden höheren Assoziationsfeldern
der Area 18 und 19, aber auch mit anderen Rindenfeldern
zugrunde, wobei sich wiederum verschiedene Stufen der
Integration unterscheiden lassen. Hierauf sei hier nicht
näher eingegangen.

Mittels der Methoden der Elektrophysiologie gelang es
nicht nur in Erregungsverhältnisse der nervösen Anteile
des Sehorgans näheren Einblick zu gewinnen. Eine dieser
Methoden, nämlich die Elektroretinographie, hat in jüngster
Zeit Eingang in die Klinik gefunden und damit auch eine
praktische Bedeutung gewonnen.

Bereits seit etwa 90 Jahren ist bekannt, daß bei Belichtung des Auges eine kurzdauernde Potentialdifferenz
zwischen vorderem und hinterem Augenpol auftritt, die
ihren Ursprung in der Netzhaut besitzt und analog dem
Ekg. bzw. EEG. als Elektroretinogramm (ERG.) aufgezeich-
net werden kann. Erst der modernen Verstärkertechnik
sowie der Entwicklung besonderer, in Haftschalen einge-
bauter Elektroden ist es aber zu danken, daß das ERG.
heute praktisch von jedem menschlichen Auge abgeleitet und
registriert werden kann. Leider wurden die meisten bisherigen Untersuchungen mit einer ausgesprochen primitiven

Reiztechnik durchgeführt, so daß der tatsächliche diagnostische Wert des ERG. derzeit noch nicht endgültig beurteilt werden kann.

Wenn man — wie es bisher bei der klinischen Elektroretinographie üblich war — niedere Reizintensitäten verwendet, so kann nur eine einfache positive Schwankung, die sogenannte b-Welle registriert werden. Werden höhere Reizintensitäten angewendet, so wird der Verlauf des ERG.

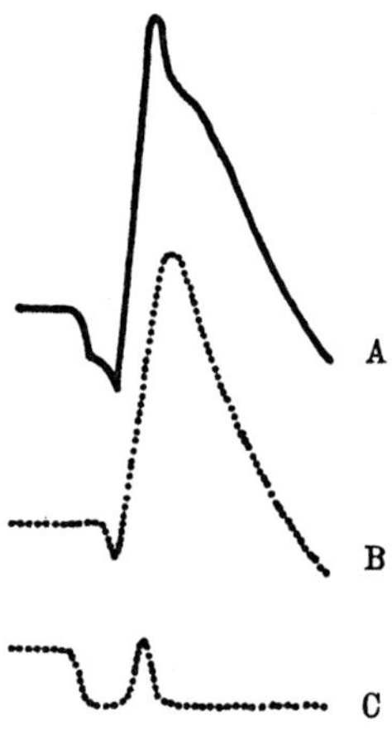

Abb. 1.   Schematische Darstellung der Zusammensetzung des menschlichen ERG. (A) aus einer skotopischen (B) und einer photopischen Komponente (C)

komplexer (Schubert und Bornschein)[11]. Es tritt vor der b-Welle eine kurzdauernde negative Schwankung, die sogenannte a-Welle auf, die selbst aus 2 Stufen besteht, ferner die sogenannte x-Welle, welche dem Gipfel der b-Welle vorangeht und von kürzerer Dauer ist. Durch Variation der Wellenlänge sowie der zeitlichen Aufeinanderfolge der Lichtreize war es möglich, dieses komplexe ERG. zu analysieren. Es erwies sich dabei als eine Ueberlagerung von photopischen und skotopischen Komponenten entsprechend der morphologischen Dualität des Stäbchen- und Zapfensystems (Abb. 1). Die Richtigkeit dieser Auffassung zeigt sich bei der Untersuchung bestimmter angeborener Anomalien. Bei kongenitaler Hemeralopie (Störung der Stäbchenfunktion) fehlt im ERG. die skotopische Komponente (Schubert und Bornschein)[11], bei der Achromasie (Störung der Zapfenfunktion) hingegen die photopische Komponente (V u k o v i c h)[12]. Eine erweiterte Reiztechnik, mit der alle erfaßbaren Reizgrößen in entsprechendem Ausmaß variiert werden können, bedeutet somit zwar einen größeren technischen Aufwand, liefert aber dafür eingehendere Informationen über die retinalen Prozesse. Ihre klinische Anwendung steht erst im Beginn, so daß es wohl noch lange dauern wird, bis die Möglichkeiten der klinischen Elektroretinographie klar abgegrenzt sein werden. Ein Anwendungsgebiet ist aber bereits heute sichergestellt. Bei primärer Retinitis pigmentosa ist das ERG. in allen Stadien der Erkrankung vollkommen ausgelöscht (K a r p e)[13], wie aus bisher 25 veröffentlichten Arbeiten verschiedener Autoren hervorgeht, die ein Beobachtungsmaterial von mehr als 100 Fällen umfassen. Im Gegensatz hiezu ist das ERG. bei der sogenannten sekundären Retinitis pigmentosa entweder normal oder lediglich von etwas niedrigerer Amplitude. Die Auslöschung des ERG. bildet also neben der Nachtblindheit und der fortschreitenden Gesichtsfeldeinengung das dritte und dabei einzige spezifische Kardinalsymptom der primären Retinitis pigmentosa. Diese Auslöschung des ERG. ist aber nicht nur in differentialdiagnostischer und damit prognostischer Hinsicht bemerkenswert. Sie ist bereits im frühesten Stadium der Erkrankung nachweisbar, d. h. zu einem Zeitpunkt, wo noch keine nennenswerte Funktionsstörung vorliegt. In solchen Fällen besteht zwischen der Auslöschung des ERG. und der nahezu normalen Funktion des Auges ein krasser Gegensatz. Für seine Erklärung existieren vorläufig nur Hypothesen, wie beispielsweise die Annahme eines inneren Kurzschlusses in der Netzhaut. Hier ist allerdings zu berücksichtigen, daß die Aetiologie der Retinitis pigmentosa heute ein ebenso ungeklärtes Problem darstellt wie ihre Therapie. Einige wenige Fingerzeige in dieser Richtung verdanken wir ebenfalls der Elektroretinographie. Von mehreren Tierarten ist bekannt, daß bei ihnen eine der menschlichen Retinitis pigmentosa in jeder Beziehung sehr ähnliche erbliche Retinopathie auftreten kann. Dabei kommt es, ebenso wie bei der menschlichen R. pigmentosa, zu einer kompletten Auslöschung des ERG. Es besteht vielleicht die Möglichkeit, mit derartigen Tieren das Problem der R. pigmentosa von allgemeineren Gesichtspunkten aus experimentell zu bearbeiten.

Auf dem Gebiet des Farbensehens hat die von G r a - n i t[3] aufgestellte Dominatoren- und Modulatoren-Lehre Auf-

sehen erregt. Sie beruht auf Ergebnissen elektrophysiologi-
scher Untersuchungen vornehmlich an der Katzenretina.
Es bestehen aber berechtigte Zweifel darüber, ob die von
Granit mit relativ groben Elektroden abgeleiteten Potentiale tatsächlich solche des Nervus opticus sind. Nach
R u s h t o n [14] besteht der begründete Verdacht, daß es sich
bei den untersuchten Ganglienzellen um sogenannte Riesen-
ganglienzellen, also nicht um typische Strukturen des retinalen Ableitungssystems handelt. Daß die Katze absolut
farbenblind ist, sei in diesem Zusammenhang auch angeführt (G u n t e r)[15]. In den letzten Jahren häufen sich Angaben darüber (Literatur siehe bei G r a n i t[3]), daß die Stäbchen von zweierlei Art sind, d. h. daß es auch solche gibt,
die durch farbige Lichter, besonders Blau und Violett, aktiviert werden, worauf schon die jetzt sichergestellte Blau-
blindheit der Fovea hinweist (W i l l m e r[16], W i l l m e r
und W r i g h t)[17]. Auch histologisch bzw. elektronenoptisch
können 2 verschiedene Typen von Stäbchen (beim Meerschweinchen) unterschieden werden (S j ö s t r a n d)[18]. Auf
Grund der erforschten Ultrastruktur der Stäbchen sind schon
gewisse Aussagen möglich betreffend die Funktion der
einzelnen Abschnitte, was Aufnahme der Lichtenergie und
Transformation derselben in Erregung betrifft (S j ö -
s t r a n d[18]). Von den photochemischen Substanzen der Re-
zeptorelemente ist es immer noch der Sehpurpur allein,
dessen physiologisch-chemische und rein chemische Eigenschaften besonders durch die Arbeiten von W a l d[19] weitestgehend aufgeklärt wurden. Eine „Sehsubstanz" der Zapfen
ist auch heute noch nicht mit wünschenswerter Sicherheit
nachgewiesen. Es ist auch gelungen, die Sehpurpurausblei-
chung am intakten Auge der Katze durch spektrographische
Untersuchungen des vom Tapetum reflektierten Lichtes unmittelbar zu beobachten (W e a l e)[20]. Auch am menschlichen Auge konnten mit Hilfe des von der Chorioidea reflektierten Lichtes die zeitlichen Verhältnisse der Seh-
purpurausbleichung sowie die Sehpurpurkonzentration
an verschiedenen Stellen der dunkeladaptierten Retina gemessen werden (C a m p b e l l und R u s h t o n[21]). Auch
andere alte Probleme der Grundlagenforschung, wie die
Bestimmung der absoluten Reizschwelle, wurden in jüngster Zeit wieder eingehend bearbeitet (B o u m a n und
D o e s s c h a t e)[22]. Hingegen harren viele praktisch ophthalmologisch wichtige Fragen seit Jahrzehnten der Aufklärung.
So sei nur hingewiesen auf die Frage der Doppelinnervation
der Ziliarmuskulatur, welche jüngst von M e e s m a n n[23]

und M o n j è [24] wieder aufgegriffen wurde. Auch eine end-gültige Klarstellung des Akkommodationsmechanismus des menschlichen Auges steht trotz zahlreichen Publikationen hierüber noch aus.

Ueberblickt man die im vorstehenden kurz skizzierten Ergebnisse auf dem Gebiete der Physiologie des mensch-lichen Sehorgans, so erscheint wohl die allgemeine Schluß-folgerung berechtigt, daß die Grundlagenforschung auch hier ihre eigenen Wege gegangen ist, die an praktisch ophthalmologisch wichtigen Problemen vorbeiführen.

L i t e r a t u r : [1] P o l y a k, S.: The Retina, Chicago 1942. [2] H a r t l i n e, H. K.: Amer. J. Physiol., 121 (1938), S. 400. — [3] G r a n i t, R.: Sensory Mechanisms of the Retina, Oxford Univ. Press 1947. — [4] B a r l o w, H. B.: J. Physiol., 119 (1953), S. 69. — [5] K u f f l e r, St. W.: J. Neurophys., 16 (1953), S. 37. — [6] H a r t l i n e, H. K.: J. Opt. Soc. Amer., 30 (1948), S. 239. — [7] V i l t e r, V.: C. r. Biol., 143 (1949), S. 830. — [8] T a l b o t, S. A. und M a r s h a l l, W. H.: Assoc. for Research in Ophth. 12. Meeting 1941. — [9] B a u m g a r t n e r, G.: Ber. ges. Physiol. u. exper. Pharmak., 172 (1954), S. 118. — [10] R i g g s, L. A., R a t c l i f f, L. und C o r n s w e e t, J. C.: J. Opt. Soc. Amer., 43 (1953), S. 495. — [11] S c h u b e r t, G. und B o r n s c h e i n, H.: Ophthal-mologica, 123 (1952), S. 396. — [12] V u k o v i c h, V.: Ophthal-mologica, 124 (1952), S. 354. — [13] K a r p e, G.: Acta Ophthalm. Suppl., 24 (1945). — [14] R u s h t o n, W. A. H.: Nature, 164 (1949), S. 743. — [15] G u n t e r, R.: J. comp. a. Physiol. Psychol., 47 (1954), S. 169. — [16] W i l l m e r, E. N.: Nature, 153 (1944), S. 774. — [17] W i l l m e r, E. N. und W r i g h t, W. D.: Nature, 156 (1945), S. 119. — [18] S j ö s t r a n d, F. S.: J. cell. comp. Physiol., 42 (1953), S. 45. — [19] W a l d, G.: Fed. Proceed., 12 (1953), S. 606. — [20] W e a l e, R. A.: J. Physiol., 122 (1953), S. 322. — [21] C a m p b e l l, F. W. und R u s h t o n, W. A.: J. Physiol. 126 (1954), 36 P. — [22] B o u m a n, M. A. und T e n D o e - s c h a t e, J.: Ophthalmol., 126 (1953), S. 22. — [23] M e e s m a n n, A.: Ber. Dtsch. ophth. Ges. 1953, S. 51. — [24] M o n j è, M.: Arch. Ophth., 152 (1952), S. 357.

Neue Wege in der Diagnostik und Therapie der Augenerkrankungen

Von

K. Hruby

Wien

An Stelle des ursprünglich vorgesehenen, aber verhinderten Referenten, Herrn Prof. B ö c k, ist mir die Aufgabe zugefallen, Sie mit neuen Wegen in der Diagnostik
und Therapie der Augenerkrankungen bekanntzumachen.
Der Zweck dieser Ausführungen soll es sein, Ihnen mitzuteilen, was von der einen oder anderen Neuerung auf
ophthalmologischem Gebiete, von der Sie wahrscheinlich
bereits gehört haben, tatsächlich zu halten ist, was Sie
also Ihren Kranken, die Sie dem Augenarzt zuweisen, mit
gutem Grund in Aussicht stellen können, welche neuen
Möglichkeiten sich auf augenärztlichem Gebiete eröffnen
und welche Grenzen uns noch gezogen sind.

Die Augenheilkunde ist als gesondertes Fachgebiet
eine verhältnismäßig junge Wissenschaft, und so ist es
nicht verwunderlich, daß sie einer rascheren Fortentwicklung unterworfen ist, als dies in anderen, ehrwürdigeren
Disziplinen der Fall sein mag. Ich möchte Ihnen aber aus
der Fülle des Materials nur jene Dinge vortragen, die
Ihres Interesses wert sind. Es handelt sich dabei teils
um die Weiterentwicklung älterer Methoden, teils um tatsächliche Neuerungen.

Meine Ausführungen gliedern sich, dem Thema entsprechend, in zwei Teile. Zuerst sollen neuere d i a
g n o s t i s c h e   V e r f a h r e n besprochen werden.

I

Zu den Instrumenten, ohne die heute keine Augenklinik, aber auch kein ernst zu nehmender praktischer
Augenarzt mehr auskommen kann, gehört die S p a l t -

l a m p e. Sie ermöglicht die Untersuchung des lebenden Auges bei seitlicher, fokaler Beleuchtung mittels binokularen Mikroskops von etwa 10- bis 40facher Vergrößerung. Die Methode hat daher mit Recht die Bezeichnung Biomikroskopie des Auges angenommen. Gelingt es doch, im „optischen Schnitt" Strukturveränderungen des Auges nachzuweisen, die mit anderen Methoden nur unvollkommen oder überhaupt nicht festzustellen sind. Auch bei der Beurteilung topographischer Lagebeziehungen ist die Spaltlampenuntersuchung allen anderen Methoden überlegen. Mit der Spaltlampe kann selbst der Anfänger in der Ophthalmologie nach verhältnimäßig kurzer Einführung schon genaue Diagnosen stellen, in der Hand des Erfahrenen sind die diagnostischen und prognostischen Möglichkeiten noch entsprechend größer. Eine leichte, beginnende Iritis z. B., die sich mit anderen Mitteln kaum erkennen läßt, macht sich an der Spaltlampe durch einen Tyndall-Effekt des Kammerwassers bemerkbar, durch den sich die entzündliche Exsudation in die Vorderkammer zu erkennen gibt; im Lichtbüschel der Spaltlampe sichtbare Exsudatzellen können hinzutreten. Hornhaut- oder Linsentrübungen verschiedener Art und Aetiologie können genau lokalisiert und differenziert, Lageanomalien klar erkannt und eine Fülle von Einzelheiten kann studiert werden. Die Diagnostik des vorderen Augenabschnittes einschließlich des vordersten Glaskörperteiles hat dank der Spaltlampe im Verlaufe der letzten 3½ Jahrzehnte eine wesentliche Bereicherung erfahren. Der vor wenigen Jahren verstorbene führende Schweizer Ophthalmologe A. V o g t konnte ein großes, dreibändiges Atlaswerk mit neuen Befunden füllen.

Während also die Diagnostik des vorderen Augenabschnittes wesentliche Fortschritte machte, beschränkte man sich bei den Untersuchungen des hinteren Augenabschnittes die längste Zeit auf die Methoden der Ophthalmoskopie. Seit Erfindung des Augenspiegels durch den genialen H. v. H e l m h o l t z vor etwas mehr als 100 Jahren ist die Ophthalmoskopie durch Konstruktion leistungsfähiger und doch einfach zu handhabender Ophthalmoskope zwar wesentlich vervollkommnet worden, allen diesen Methoden ist aber die Beobachtung im d i f f u s e n L i c h t gemeinsam. Es gilt dies auch für die binokularen Instrumente, welche die stereoskopische Untersuchung des Augenhintergrundes gestatten.

Keinem Augenarzt würde es einfallen, den vorderen Augenabschnitt im diffusen Licht zu untersuchen, wenn er dies — und sei es auch nur mit freiem Auge — bei seitlicher fokaler Beleuchtung tun könnte. Der Gedanke, auch den hinteren Augenabschnitt an der Spaltlampe zu untersuchen, war daher recht naheliegend, der praktischen Ausführung standen aber bedeutende technische Schwierigkeiten im Wege. Das größte Hindernis besteht darin, daß das Bild des beleuchteten Hintergrundes je nach der Refraktion des untersuchten Auges mehr minder weit gegen das Unendliche hinausgerückt erscheint, das Spaltlampenmikroskop aber nur für die Beobachtung solcher Objekte eingerichtet ist, die innerhalb seiner relativ geringen Objektivbrennweite liegen. Grundsätzlich kann das Bild des Augenhintergrundes mittels entsprechend starker Konvex- oder Konkavlinsen in den Beobachtungsbereich des Mikroskops gerückt werden. Die Konvexlinse entwirft ein umgekehrtes Bild des Hintergrundes in ihrem vorderen Brennpunkt, es ist das Prinzip des Spiegelns im umgekehrten Bilde. Für die Spaltlampenuntersuchung des hinteren Augenabschnittes wurde diese Methode schon 1932 von dem Amerikaner E v a n s versucht und in neuerer Zeit von dem Aegypter E l B a y a d i und von meinem Mitarbeiter R o t - t e r wieder aufgegriffen und verbessert. Die Vorteile des Verfahrens sind das große Sehfeld und die weitgehende Maßstabkonstanz der Abbildung, unabhängig von den Refraktionsverhältnissen des untersuchten Auges; die Nachteile sind die große Beobachtungsdistanz vom Patientenauge und die Bildumkehr. Mehr Erfolg war der Spaltlampenmikroskopie des hinteren Augenabschnittes mittels Konkavlinsen beschieden. Das Sehfeld ist zwar kleiner als bei Benützung einer Konvexlinse und die Vergrößerung ist von der Refraktion des Auges nicht so unabhängig, man kann aber im aufrechten Bild und bei geringem Mikroskopabstand untersuchen. Schon vor fast 40 Jahren errechnete K o e p p e ein Kontaktglas mit annähernd planer Oberfläche, das die Brechung der Hornhaut gewissermaßen aufheben und auf diese Weise den Augenhintergrund in den Sichtbereich des Spaltlampenmikroskops rücken sollte. Trotz Modifikationen dieses Kontaktglases durch L i n d n e r, Goldm a n n u. a. m. konnte es sich infolge der damit verbundenen Schwierigkeiten und Unannehmlichkeiten für den Patienten nicht recht durchsetzen. Erst die Einführung eines Vorsatzglases von starker Minuswirkung, das dem Patientenauge nur möglichst angenähert wird und im Gegensatz zum Kontaktglas auch die Untersuchung der Funduspheripherie ermöglicht, ließ die Spaltlampenmikroskopie des hinteren Augenabschnittes zu einer Routinemethode werden. Alle modernen Spaltlampengeräte sind heute bereits mit einer solchen Untersuchungslinse ausgestattet. Diese Geräte sind außerdem durch enge optische und mechanische Koppelung des Beleuchtungs- und Beobachtungssystems einfacher zu handhaben als ältere Modelle. Der für die Untersuchung des hinteren Augenabschnittes erforderliche kleine Winkel zwischen optischer Beobachtungs- und Beleuchtungsachse wird an der Spaltlampe von Haag-Streit (Bern) durch ein Reduktionsprisma (Goldmann) erzielt, die neue Zeiß-Lampe und die modernen englischen und amerikanischen Geräte wurden so eingerichtet, daß das Beleuchtungssystem vor bzw. unter dem Mikroskop hindurchgeschwenkt werden kann, wodurch beliebige Winkelreduktionen ohne jegliches Zusatzgerät möglich geworden sind.

Wie zu erwarten stand, konnte die Spaltlampe auch im hinteren Augenabschnitt eine ganze Reihe von Veränderungen aufdecken, die mit den Methoden der Ophthalmoskopie nur unvollkommen oder überhaupt nicht zu erkennen sind. So wissen wir z. B. heute, daß sich der Glaskörper mit zunehmendem Alter immer häufiger von der Papille und Netzhaut ablöst und sich nach vorne zur Glaskörperbasis hin mehr minder stark retrahiert bzw. kollabiert. In achsenmyopen Augen tritt dieses Ereignis noch früher ein als in anderen Fällen, und auch bei zahlreichen Augenerkrankungen (Uveitis, Retinitis pigmentosa, Netzhautablösung u. a. m.) sowie nach bulbuseröffnenden Operationen und durchbohrenden Verletzungen wird eine Glaskörperabhebung beobachtet. Der Patient wird dabei häufig durch Photopsien, die durch Zug an der Netzhaut zu erklären sind, und mehr noch durch entoptisch wahrgenommene Trübungen beunruhigt, die in der hinteren Glaskörpergrenzschicht lokalisiert sind, aus präformiertem gliösem Gewebe bestehen und auf die Netzhaut einen Schatten werfen. Diese Art von Glaskörpertrübungen, die vordem nicht richtig gedeutet werden konnten, ist einer wirksamen Therapie natürlich nicht zugänglich. Auch die hintere Glaskörperabhebung ist nicht beeinflußbar, in den meisten Fällen allerdings auch praktisch ohne Bedeutung. Wir wissen aber, daß in gewissen, ungünstig gelagerten Fällen durch die Trägheitsbewegungen des abgehobenen Glaskörpers ein Netzhautriß entstehen kann. Dabei kommt es nicht selten auch zu kleineren oder stärkeren Blutungen in den Glaskörperraum, so daß der Patient neben den bereits bekannten Glaskörpertrübungen neu hinzugekommene bemerkt. Ich rate daher meinen Patienten mit hinterer Glaskörperabhebung, bei plötzlichem Auftreten neuer entoptisch wahrnehmbarer Trübungen zur Kontrolluntersuchung zu kommen. Bei primären Netzhautrissen kann man sodann mit der Spaltlampe den Zusammenhang des abgehobenen Glaskörpers mit dem Rißlappen oder einem frei schwebenden Rißdeckel (Ausriß) klinisch nachweisen. Es gibt aber — wenn auch etwas seltener — eine andere Gruppe primärer Netzhautdefekte, die offenbar durch Atrophie und Degeneration der Netzhaut selbst zustande gekommen sind und keinen Zusammenhang mit dem Glaskörper zeigen.

Wir können ferner an der Spaltlampe auch sehr flache Netzhautabhebungen mit Sicherheit erkennen, was mit dem Augenspiegel nicht immer möglich ist. Praktisch sehr wichtig ist weiter die Unterscheidung echter Netzhautdefekte von verdünnten Netzhautpartien. Auch dies gelingt mit Sicherheit nur biomikroskopisch. Tatsächliche Netzhautdefekte müssen bei der Operation einer Netzhautabhebung durch Elektrokoagulation verschlossen werden, andernfalls kann es nicht zur Heilung kommen; Elektrokoagulationen an überflüssigen Stellen zerstören aber nutzlos die inneren Augenhäute. Besonders wichtig ist dies verständlicherweise bei Lochverdacht am hinteren Pol, der Stelle des schärfsten Sehens.

Auch für die Differentialdiagnose zwischen sekundärer Netzhautabhebung bei malignen Aderhautblastomen, Aderhautabhebung, Netzhautzysten, idiopathischer Netzhautablösung und membranösen Bindegewebsneubildungen bei Retinitis proliferans leistet die Spaltlampe unschätzbare Dienste. Ebenso bei der Differenzierung pathologischer Zustände in der Macularegion, die infolge ihrer Gefäßfreiheit ophthalmoskopisch wenig Einzelheiten bietet. Im normalen Fundus lassen sich Netzhaut und Aderhaut im optischen Schnitt kaum voneinander trennen. Die Trennung des Netzhautstreifens vom Aderhautstreifen mit unverändert erhaltener Fovea centralis spricht für ein einfaches zentrales Netzhautödem. Die durchgehende Trennung der Streifen mit zentraler Einziehung des Netzhautstreifens (Amorsbogen) findet sich bei seröser zentraler Chorioretinitis. Sie wird ophthalmoskopisch oft nicht erkannt und als „retrobulbäre Neuritis" mißdeutet. Bei einer zentralen Netzhautablösung schlechthin laufen beide Streifen parallel nebeneinander und der Netzhautstreifen hat seine zentrale Einziehung verloren. In anderen Fällen wieder deckt die Spaltlampenmikroskopie ein zystoides Maculaödem auf, das — namentlich in seinen Anfangsstadien — ophthalmoskopisch kaum sichtbar ist. Die frühzeitige Diagnose ist aber praktisch wichtig, da nur bei rechtzeitiger Einleitung einer geeigneten Therapie — wir geben nach dem Vorschlag von B a n g e r t e r retrobulbäre Atropininjektionen zur Verbesserung der Blutzirkulation am hinteren Augenpol — die Zerstörung der zentralen Netzhautpartien hintangehalten werden kann. Das zystoide Maculaödem tritt z. B. häufig im Verlaufe einer chronischen Iridocyclitis auf und führt, wenn es nicht rechtzeitig erkannt und behandelt wird, zu schweren Störungen des zentralen Sehens.

Eine weitere wichtige Sparte der Biomikroskopie des Auges, die im Verlaufe der letzten Jahre weiterentwickelt wurde, ist die Untersuchung der Kammerbucht, die G o n i o - s k o p i e. Der Kammerwinkel ist bekanntlich der Hauptabflußweg des Kammerwassers und seine Morphologie spielt daher in der Erforschung und Behandlung des Glaukoms eine wichtige Rolle. Die Gonioskopie, zu deren Ausführung besondere Arten von Kontaktgläsern notwendig sind, geht auf S a l z m a n n (1915) zurück und wurde seither vor allem von T r o n c o s o (1925) und G o l d m a n n (1938) -weiterentwickelt. In jüngster Zeit hat v a n B r e u n i n g e n ein „Pyramiden-Gonioskop" angegeben. Wir benützen vorwiegend das Kontaktglas von G o l d m a n n, das den Kammerwinkel in einer Spiegelfläche sichtbar macht. Die Bedeutung der gonioskopischen Befunde erhellt daraus, daß heute die verschiedenen Typen des primären Glaukoms vielfach nach der Weite des Kammerwinkels klassifiziert werden, wobei sich allerdings die neuen Bezeichnungen „Engwinkelglaukom" und „Weitwinkelglaukom" mit den althergebrachten Bezeichnungen „inflammatorisches Glaukom" bzw. „Glaucoma simplex" praktisch decken. Beim Engwinkelglaukom verlegt gewöhnlich die Iriswurzel den Zugang zur Kammerbucht, so daß eine Iridektomie das Hindernis beseitigen kann. Beim Weitwinkelglaukom ist der Zugang zur Kammerbucht frei, das Filterwerk des Kammerwinkels aber oft sklerosiert, verfilzt und durch Pigmenteinlagerungen verlegt, so daß nur eine fistulierende Glaukomoperation den Augendruck zur Norm zurückführen kann. Am zweckmäßigsten ist natürlich eine Operation, die sowohl den Zugang zur Kammerbucht freilegt als auch die Filtration nach außen gewährleistet; uns hat sich die Iriseinklemmung bei allen primären Glaukomtypen am besten bewährt.

Auch die Wirkungsart der Glaukomoperationen bzw. die Ursache ihres Versagens im Einzelfalle kann durch gonioskopische Untersuchungen bis zu einem gewissen Grade aufgedeckt werden. Beim kongenitalen Glaukom oder Hydrophthalmus zeigt die Gonioskopie eine Verlegung des Kammerwinkels durch persistierendes embryonales Gewebe, das unter direkter Sicht mit Hilfe eines von Barkan angegebenen Kontaktglases entfernt werden kann. Diese Operation, die sogenannte Goniotomie, wird gegenwärtig als die Operation der Wahl beim Hydrophthalmus angesehen.

Eine weitere Bereicherung hat die Erforschung des Glaukoms durch die Entdeckung der Kammerwasservenen durch Ascher (1941) erfahren. Es handelt sich um dünne Gefäße, die das Kammerwasser aus dem Schlemmschen Kanal in die intra- und episkleralen Venen ableiten und an der Bulbusoberfläche als „lamellierte Gefäße" biomikroskopisch sichtbar sind. Es strömen nämlich klares Kammerwasser und Blut eine Strecke weit nebeneinander, ehe es zur völligen Vermischung kommt. Besonders deutlich und vollständig kommen die sichtbaren Kammerwasservenen nach Füllung der Vorderkammer mit Fluoreszein zur Darstellung, eine Methode, die von dem Wiener Kollegen Kleinert (1953) angegeben wurde. Diese Methode kann ohne Gefahr für das Auge routinemäßig angewandt werden, und sie gewährt Einblick in die Abflußverhältnisse des Kammerwassers am unbehandelten und behandelten Glaukomauge sowie in den Wirkungsmechanismus der verschiedenen Glaukomoperationen.

Unter den registrierenden Verfahren, die in jüngerer Zeit entwickelt wurden, sind die Retinographie, Tonographie und die Pupillographie zu erwähnen. Mit der Retinographie beschäftigen sich in der Hauptsache noch die Physiologen. Die Tonographie ist ein Verfahren zur Registrierung des Augendruckes, mit Hilfe eines empfindlichen elektronischen Tonometers während einer gewissen Zeitspanne dauernder Belastung der Hornhaut. Aus den Ergebnissen der Tonographie wurden Rückschlüsse auf die Abflußverhältnisse des Kammerwassers im normalen und glaukomkranken Auge gezogen. Es bestehen aber noch Meinungsverschiedenheiten über die Auswertung der Ergebnisse. Die Pupillographie wurde namentlich von dem Neurologen Löwenstein entwickelt und auf dem letzten Internationalen Ophthalmologenkongreß in New York vorgeführt. Mit Hilfe eines einem Fernsehapparat ähnlichen Gerätes

werden der Pupillendurchmesser und der Ablauf der Reflexe
fortlaufend registriert. Der Apparat soll nicht nur die neuro-
physiologischen Gesetze des Pupillenreflexes demonstrie-
ren, sondern durch Aufzeichnung spezifischer Reflexab-
läufe auch topische, diagnostische Hinweise liefern.

Eine weitere diagnostische Methode, um deren Vervoll-
kommnung und praktische Auswertung sich die Ophthalmologie im Verlaufe der letzten 30 Jahre zum Nutzen der Ge-
samtmedizin bemüht hat, ist die O p h t h a l m o - D y n a m o -
m e t r i e, eine Methode zur Bestimmung des Blutdruckes
in der Zentralarterie der Netzhaut. Das Verfahren wurde
von dem Franzosen B a i l l a r t begründet und arbeitet nach
ähnlichen Prinzipien wie die Messung des Blutdruckes in
der Armarterie. Nach vorheriger Bestimmung des intraokularen Druckes mit Hilfe des üblichen Tonometers wird
mittels einer Art Federwaage von außen auf den Bulbus
gedrückt und gleichzeitig mit dem Augenspiegel beobachtet,
wann die Zentralarterie zu pulsieren beginnt (diastolischer
Druck) bzw. wann sie kollabiert (systolischer Druck). Im gegebenen Augenblick wird an der Skala des Dynamometers
abgelesen und unter Berücksichtigung der vorher bestimmten Tension des Auges der Blutdruck in der Zentralarterie
an Hand einer Tabelle in mm Hg ermittelt. Es kann nicht
bestritten werden, daß dieser Methode mehr Fehlerquellen
anhaften als dem Verfahren nach R i v a - R o c c i. Die Durchführung der Dynamometrie ist auch nicht so einfach, daß
ein Mann allein damit leicht fertig wird. Es empfiehlt sich
daher, daß ein Helfer wenigstens abliest, während der Unter-
sucher drückt und ophthalmoskopiert. Der Wert der Methode
bestünde darin, daß Aufschlüsse über die Druckverhältnisse des zerebralen Blutkreislaufes gewonnen werden sollen,
als dessen Ausläufer der retinale Kreislauf angesehen wird.
Dem zerebralen Kreislauf wird bekanntlich eine gewisse
Autonomie der Regulationsvorgänge zugeschrieben, so daß
die Blutdruckmessung in der A. brachialis keine verläßliche
Grundlage bietet. Eine weitere Schwierigkeit bei der Ophthalmo-Dynamometrie besteht darin, den Brachialisdruck
und den in der Zentralarterie der Netzhaut bestimmten
Druck zueinander in Relation zu setzen. Auch hierfür sind
Tabellen ausgearbeitet worden. Als grobe Faustregel kann
gelten, daß der Druck in der Zentralarterie etwa die Hälfte
des Brachialisdruckes betragen soll. Unter Berücksichtigung
einer gewissen Fehlerbreite spricht man sodann von einer
isolierten Hypertonie bzw. Hypotonie, wenn der Zentral-
arteriendruck zu sehr nach oben bzw. nach unten abweicht.

Tatsächlich begegnet man solchen Anomalien in Fällen mit sonst ungeklärten Kopfschmerzen, die nach Behandlung mit gefäßerweiternden (Hydergin) bzw. tonisierenden Mitteln (Effortil) unter Normalisierung der Blutdruckrelationen schwinden können.

Der kürzlich verstorbene Wiener Ophthalmologe und vorzügliche Kenner der Neuro-Ophthalmologie E. B a c h - s t e t z hat im Vorjahr in der Klinischen Medizin einen Aufsatz „30 Jahre Druckmessung in der A. centr. retinae" veröffentlicht und darin offenherzige Kritik an der Methode geübt. Abgesehen von den technischen Mängeln und Fehlerquellen des Verfahrens, sieht er die größte Schwierigkeit in der Tatsache, daß dem Auge die Fähigkeit selbständiger vaskulärer Reaktionen nicht abgesprochen werden dürfe. Die Erwartung mancher Ophthalmologen, durch die Ophthalmo-Dynamometrie die klinische Diagnostik mit verläßlichen Befunden entscheidend unterstützen zu können, sei bisher unerfüllt geblieben.

Kurz gestreift seien auch noch die Bemühungen um eine o b j e k t i v e F u n k t i o n s p r ü f u n g des Auges. Sie alle wissen, daß wir bei den Bestimmungen der Sehschärfe, des Gesichtsfeldes, der Adaptation und des Farbensinnes weitestgehend auf die Angaben der Patienten angewiesen sind. Objektive Methoden würden aber nicht nur bei Begutachtungen sehr willkommen sein. Zur objektiven Bestimmung der Sehschärfe bedient man sich bewegter schachbrettartiger Muster verschiedener Größenordnung, durch deren Wahrnehmung ein synchroner Nystagmus ausgelöst werden soll (G o l d m a n n, G ü n t h e r). Aehnlich wird auch bei der objektiven Adaptometrie vorgegangen, indem dem Prüfling eine mit hellen und dunklen Streifen versehene rotierende Trommel bei herabgesetzter Beleuchtung dargeboten wird (R i e k e n). Die objektive Perimetrie beruht auf der Auslösung des Pupillenreflexes durch periphere Lichtquellen (H a r m s). Alle diese Verfahren sind aber vorläufig noch nicht so weit entwickelt, daß sie in die Reihe der Routinemethoden Eingang gefunden hätten.

Kurz erwähnen möchte ich noch zwei Untersuchungsmethoden, die in den letzten Jahren an der Züricher Augenklinik entwickelt worden sind. V e r r e y hat sich um die Analyse des durch Vorderkammerpunktion gewonnenen K a m m e r w a s s e r s bemüht. Das Punktat wird auf seinen Gehalt an Eiweiß, Zellen, Fibrin und Bakterien untersucht. Auf diese Weise wurde vor allem eine Zytologie des Kammerwassers zustande gebracht, die zwar sehr fesselnd ist, vorläufig aber nur beschränkte praktische Bedeutung erlangt hat. Aehnliches gilt auch von den Untersuchungen H u b e r s über die B l u t k a m m e r w a s s e r - s c h r a n k e durch Beobachtung des Uebertrittes intravenös injizierten Fluoreszeins in das Kammerwasser mit Hilfe der Spaltlampe.

Eine Crux des Augenarztes stellen sowohl in diagnostischer als auch in therapeutischer Hinsicht immer noch die e n d o g e n e n U v e i t i d e n dar. Eine kürzlich von F u n d e r publizierte Aufschlüsselung des Wiener klinischen Krankengutes der Jahre 1883/84, 1906, 1929 und 1951 ergab, daß die infektiösen Erkrankungen des vorderen Augenabschnittes (z. B. Gonoblennorrhoe, Trachom) oder die Keratoconjunctivitis ekzematosa stark zurückgegangen sind, die Zahl der Kranken mit operativ heilbaren Augenleiden (Katarakt, Glaukom, Netzhautablösung) deutlich zugenommen hat, die Häufigkeit der Fälle mit endogener Uveitis aber durch all den Wechsel der Zeiten unverändert geblieben ist. Der Gedanke, daß wir etwa mit der Tuberkulose, Lues, Fokalinfektion usw. keineswegs noch alle ätiologischen Faktoren dieser Augenleiden erfaßt haben, ist naheliegend. In neuerer Zeit wurden die T o x o p l a s m o s e und L e p t o s p i r o s e des Auges diskutiert. Während sich die konnatale Toxoplasmose durch ein kennzeichnendes Fundusbild, nämlich einen Herd nach abgelaufener zentraler Chorioretinitis — früher als angeborenes Maculakolobom beschrieben — zu erkennen gibt, sind die Ansichten über die toxoplasmogenen Augenerkrankungen des Erwachsenen noch geteilt. Manche Autoren glauben, eine bestimmte Form der zentralen exsudativen Chorioretinitis als toxoplasmotisch auffassen zu dürfen, aber auch Fälle von Iridocyclitis oder Neuritis optica sollen toxoplasmogener Natur sein. Die Leptospirose kann am Auge mit einer Konjunktivitis beginnen, im weiteren Verlauf werden benigne, aber auch chronische Formen von Iridocyclitis mit schlechter Heilungstendenz beobachtet. Noch eine weitere Form der chronischen Uveitis stand in letzter Zeit im Mittelpunkt des Interesses, nämlich die s y m p a t h i s c h e O p h t h a l - m i e. Dem jetzigen Vorstand der Erlanger Augenklinik S c h r e c k gelang der Nachweis, daß es sich bei dieser gefürchteten Augenerkrankung um einen Prozeß handelt, der vom sympathisierenden Auge ausgehend über den Sehnerven und das Chiasma das zweite Auge erreicht. Als Erreger wurde eine Art Rickettsie beschrieben, die nur auf lebenden Nährböden wächst und auf das Auge des Huhnes übertragbar ist.

II

Wenn wir nun zu therapeutischen Neuerungen in der Augenheilkunde übergehen, so wollen wir uns zunächst der konservativen und abschließend der operativen Therapie zuwenden. Ueber die Bedeutung der Sulfonamide und Antibiotika für die Ophthalmologie viel zu sagen erübrigt sich wohl, da hierüber in den letzten Jahren immer wieder Aufsätze verfaßt und Vorträge gehalten worden sind. Wie bereits angedeutet wurde, sind die infektiösen Erkrankungen des vorderen Augenabschnittes infolge der verbreiteten Anwendung dieser Mittel stark zurückgegangen und haben ihren Schrecken verloren. Wir können für den Unterricht an den Kliniken keine frischen Trachomfälle mehr bekommen, und ähnlich ist es auch mit der Gonoblennorrhoe. Die letzten dieser Fälle, die wir nach Kriegsende noch gesehen haben, konnten wir in der Mehrzahl mittels Tropfbehandlung mit Penicillinlösungen in kürzester Zeit zur Heilung bringen. Das Trachom wird da, wo es noch vorkommt, durch lokale Anwendung von Aureomycin oder Terramycin erfolgreich behandelt, doch stößt die systematische Bekämpfung dieses Augenleidens in unkultivierten Ländern auf große äußere Schwierigkeiten. Bei banalen bakteriellen Konjunktivitiden werden heute mit Erfolg Tyrosolvin- oder Nebacetintropfen verordnet. Bei den gefürchteten Hornhautinfektionen (Ulcus serpens) ist der Erregernachweis nicht immer mit Sicherheit möglich, und daher sind Mittel mit breitem Wirkungsspektrum angezeigt. Subkonjunktivale Injektionen von Supronal mit Penicillin haben sich gut bewährt. Gegen die Virusinfektionen des Auges (Keratoconjunctivitis epidemica, Herpes febrilis) haben wir aber noch keine ähnlich wirksamen Therapeutika zur Verfügung.

Bei der Behandlung allergischer Augenerkrankungen hat sich in letzter Zeit die lokale Anwendung des Cortisons in Tropfen- und Salbenform oder als parabulbäre Injektion bewährt. So bei Keratoconjunctivitis ekzematosa, Frühjahrskatarrh, Randinfiltraten der Hornhaut, gewissen Fällen von Keratitis superficialis, bei Episkleritis und Skleritis. Ferner in Fällen von exsudativer Iritis, bei chronischer Cyclitis und in manchen Fällen von Iridocyclitis einschließlich der sympathischen Ophthalmie; in den chronischen Fällen hält die Besserung allerdings gewöhnlich nur

insolange an, als das Mittel angewandt wird; immerhin
bedeutet auch dieser Erfolg für die Kranken einen Gewinn.
Auch die Rosaceaerkrankungen des Auges, die Augenkom-
plikationen beim Zoster ophthalmicus, die Keratitis par-
enchymatosa und manche Fälle von Chorioiditis, Neuritis
optica und retrobulbärer Neuritis können günstig beeinflußt
werden; in den zuletzt genannten Fällen empfiehlt sich
die parabulbäre Injektion des Mittels. Sekundärglaukome,
die durch eine der erwähnten Augenerkrankungen verursacht
werden, können durch Cortison ebenfalls günstig beeinflußt
werden. Beim primären Glaukom ist das Mittel wertlos.

Da in vielen Fällen infektiöse und allergische Ursachen
gleichzeitig wirksam sind, ist die kombinierte Anwendung
des Cortisons mit einem Antibiotikum zweckmäßig, zumal
bekanntlich während der Cortisonbehandlung die Resistenz
gegen bakterielle Infektionen abnimmt. In den USA. sind
Kombinationspräparate von Terramycin bzw. Bacitracin mit
Cortison erhältlich, bei uns bemüht sich Schering, das Präparat „Scheroson" — eine Kombination mit Chloramphenicol — zur Verfügung zu stellen. Solche Mittel können dem
Patienten mit weniger Bedenken in die Hand gegeben werden, als reine Cortisonpräparate, die in unglücklichen Fällen
zu schweren Schäden geführt haben. Bei bakteriellen Infektionen und infektionsgefährdeten Hornhauterkrankungen
ist Cortison kontraindiziert, ebenso auch bei frischen Horn-
hautnarben. In ganz frischen Fällen von Herpes febrilis
der Hornhaut kann es mittels der kombinierten Therapie
mit Cortison und Aureomycin gelingen, die Veränderungen
zum Verschwinden zu bringen. Auch in Fällen von Skleritis
oder Keratitis disciformis hatte ich den Eindruck, daß die
Kombinationsthearapie mehr leistet als Cortison allein.

Auch die neueren Tuberkuloseheilmittel, wie
Streptomycin, PAS, Rimifon usw., haben in die Augenheilkunde Eingang gefunden, namentlich zur Behandlung der
verschiedenen Formen der Uveitis, ohne daß man von einem
sehr eindrucksvollen Erfolg sprechen könnte. Wahrscheinlich auch deshalb, weil nicht alle Fälle, die als vermutlich tuberkulös angesehen werden, tatsächlich tuberkulöser
Natur sind.

In der konservativen Therapie des primären Glaukoms werden seit einiger Zeit besonders
kräftige und nachhaltige Miotika verwendet, wie das Min-
tacol oder DFP (Floropryl). Der Vorteil dieser Präparate
wäre, daß sie weniger oft eingetropft werden müssen, als
etwa das übliche Pilocarpin. Es hat sich aber gezeigt, daß

— von den durch den kräftigen Ziliarmuskelkrampf verursachten Beschwerden abgesehen — nach längerem Gebrauch dieser Mittel Pigmentwucherungen am Pupillarsaum entstehen können, die zum Absetzen des Mittels zwingen. Während die Miotika in erster Linie durch Oeffnung der Abflußwege des Kammerwassers zur Senkung des intraokularen Druckes führen, bewirkt das in jüngster Zeit in die Glaukomtherapie eingeführte diuretisch wirkende Sulfonamid D i a m o x anscheinend eine Herabsetzung der Kammerwassersekretion. Dieses Mittel hat sich zur vorübergehenden Behandlung aller Arten von Glaukom bereits gut bewährt, ob es auch für die Dauerbehandlung empfohlen werden kann, ist im Hinblick auf die Möglichkeit gewisser Nebenwirkungen noch nicht entschieden. Für die Therapie akuter Drucksteigerungen werden bis zu 4 Tabletten pro die gegeben, für eine beschränkte Dauerbehandlung etwa 2mal täglich $1/2$ bis 1 Tablette. Vom Diamox wird auch behauptet, es fördere die Wiederherstellung der Vorderkammer nach deren Eröffnung bei Operationen oder Verletzungen oder die Wiederanlegung der Netzhaut bei idiopathischer Netzhautablösung.

Eindrucksvoller als die Fortschritte der konservativen Augenheilkunde sind vielleicht jene der o p e r a t i v e n O p h t h a l m o l o g i e. Wenn ich zuerst eine scheinbar bedeutungslose, für den Patienten aber desto unangenehmere Störung erwähnen darf, so ist dies die S t e n o s e d e r T r ä n e n w e g e, die zu lästigem Tränenträufeln mit chronischer Bindehautentzündung, Lidekzem, Ektropium, Dacryocystitis und bedrohlichen Hornhautinfektionen Anlaß geben kann. Die Beseitigung des Hindernisses, das sich zumeist an der Einmündungsstelle des Tränensackes in den knöchernen Tränen-Nasengang findet, begegnet häufig Schwierigkeiten. Wiederholte Sondierungen sind für den Patienten nicht nur unangenehm, sie können die dauernde Durchgängigkeit der Tränenwege zumeist nicht herbeiführen. So mußte man zumeist zur Dacryocystorhinostomie schreiten, der Herstellung einer direkten Verbindung zwischen Tränensack und Nasenhöhle entweder nach der Methode von T o t i u. a. vom Tränensack her oder nach W e s t von der Nasenhöhle ausgehend. Diese Eingriffe sind mit der Bildung eines Knochenfensters verbunden, im Verhältnis zu dem Zustand, den sie beheben sollen, relativ groß und auch nicht immer erfolgreich. Versuche, den vom eröffneten Tränensack aus kürettierten Tränen-Nasengang durch Intubation eines Röhrchens aus Tantalum, Supramid oder Protoplast durchgängig zu erhalten, war auch kein befriedigender Erfolg beschieden. In jüngster Zeit werden mit Hilfe einer Hohlsonde Nylonfäden von ½ mm Stärke eingeführt und etwa 1 Monat lang liegen gelassen; diese Methode ist einfach und anscheinend erfolgversprechend.

Die wichtigste und häufigste Operation des Augenarztes ist immer noch die S t a r o p e r a t i o n, in der Hauptsache handelt es sich dabei um die Katarakta senilis. Die vollständige Entbindung der Linse ohne Zurücklassung eines Nachstars gilt heute allgemein als die Operationsmethode der Wahl (intrakapsuläre Operation). Gleichzeitig soll auch die Pupille rund und funktionstüchtig erhalten bleiben. Der Zeitpunkt der Operation ist vom Stadium der Katarakt unabhängig und im wesentlichen dem Patienten überlassen, d. h. die Operation kann jederzeit ausgeführt werden, sobald es die beruflichen und persönlichen Erfordernisse ratsam erscheinen lassen. Jedenfalls soll aber eine senile Katarakt vor Eintritt in das hypermature Stadium, das Komplikationen mit sich bringen kann, entfernt werden. Die intrakapsuläre Entbindung der Linse wird auf verschiedene Weise vorgenommen. Die reine Extraktion mittels eines Sauglöffels hat sich hierzulande nicht eingebürgert. In der Regel wird die sogenannte Extraktion ausgeführt, ein Verfahren, bei dem die Linse durch Pinzettenzug an der Kapsel und gleichzeitigen Druck mittels Muskelhakens in der unteren Limbusregion zur Entbindung gebracht wird. Die Entfernung der Linse durch Druck allein wird in den Standardwerken der Augenchirurgie wegen vermeintlicher Gefahren abgelehnt oder nicht mehr erwähnt. Es handelt sich dabei eigentlich um die älteste Methode der intrakapsulären Staroperation überhaupt. Indessen entbehrt die sogenannte Extraktion nicht eines gewissen Widerspruches, insofern nämlich, als an der Linsenkapsel gezogen werden muß, ohne daß sie zerreißen soll. Besonderen Schwierigkeiten begegnet man in jenen Fällen, in denen die Linsenkapsel kaum zu fassen ist, bzw. beim Zufassen sehr leicht zerreißt, so namentlich beim intumeszenten Star. Es gibt Operateure, die in diesem Stadium überhaupt nicht operieren wollen und den Patienten vertrösten. Um diesen Schwierigkeiten aus dem Wege zu gehen, habe ich vor wenigen Jahren die E x p r e s s i o n d e r L i n s e wieder aufgegriffen und sie zunächst beim intumeszenten Star mit gutem Erfolg angewandt. Späterhin habe ich die Extraktion immer mehr zugunsten der Expression aufgegeben und operiere heute alle Katarakte mittels der Expressionsmethode, die ich allerdings gegenüber früheren Verfahren modifiziert habe. Als eine sehr wichtige Maßnahme erscheint mir die regelmäßige Anlegung von Zugfäden durch die Sehnen der vier Geraden, die mit geeigneten Klemmen belastet werden. Diese Zugfäden haben einen mehrfachen Zweck: sie immobilisieren das Auge während der Operation, sie wirken am eröffneten Auge dem Glaskörperprolaps entgegen, sie erleichtern durch Anspannung der Zonulafasern deren Zerreißung und damit die intrakapsuläre Operation und sie machen schließlich die Fixation des Bulbus mit einer Pinzette während des Starschnittes überflüssig, so daß auf den Augapfel keinerlei Druck wirkt und die Iris kaum einmal ins Messer fällt. Auf diese Weise konnte ich mittels Expression eine höhere Quote intrakapsulärer Staroperationen erreichen, als mittels Extraktion bei relativ geringerer Häufigkeit von Glaskörpervorfällen.

Die Staroperation ist aber auch noch durch andere Maßnahmen zu einer recht sicheren Operation geworden. Eine vorgelegte Korneoskleralnaht verhindert im Verein mit seitlichen peripheren Iridektomien schwere postoperative Wundsprengungen mit Iris- oder Glaskörpervorfall und reduziert den postoperativen Hornhautastigmatismus, die antibiotische Prophylaxe und Therapie hat schwere postoperative Infektionen, die früher sehr gefürchtet waren und gewöhnlich mit dem Verlust des Auges endeten, zu einer großen Seltenheit werden lassen. Neue blutdrucksenkende Mittel, wie Pendiomid, tragen dazu bei, die an sich schon seltene Gefahr einer expulsiven Blutung noch weiter herabzudrücken.

In den letzten Jahren ist man schließlich dazu übergegangen, die entfernte Linse nach Staroperationen durch i n t r a o k u l a r e i n g e p f l a n z t e k ü n s t l i c h e L i n s e n von annähernd gleicher optischer Wirkung zu ersetzen, so daß der Staroperierte nicht mehr gezwungen ist, die Unannehmlichkeiten einer Starbrille auf sich zu nehmen. R i d l e y in England hat „Acrylic-lenses" empfohlen und nach extra- oder intrakapsulären Staroperationen eingepflanzt. Besonders wertvoll wäre die Methode bei einseitiger Aphakie, die oft schon bei jungen Menschen nach Verletzungen entstehen kann und bisher in der Regel zum Verlust der Stereoskopie geführt hat. Die Bemühungen R i d l e y s stellen eine medizinische Pioniertat mit allen ihren Begleiterscheinungen dar. Verblüffende Erfolge stehen neben Mißerfolgen, so daß neben Befürwortern des Verfahrens auch Warner nicht gefehlt haben. Der Gedanke wurde von ande-

ren Autoren in anderer Weise realisiert, nämlich durch
Einfügen einer geeigneten Linse vor die Pupille in die
Vorderkammer. Möglicherweise wird dieser Methode mehr
Erfolg beschieden sein. Die o p e r a t i v e B e h a n d l u n g
d e s G l a u k o m s hat durch verschiedene elektrochirurgi-
sche Methoden eine gewisse Bereicherung erfahren. Am
besten bewährt hat sich unter diesen Verfahren die Z y k l o -
d i a t h e r m i e, d. h. die diathermische Stichelung der Zi-
liarkörperregion. Dieser Eingriff ist einfach und praktisch
gefahrlos. Er kann wiederholt und selbst in solchen Fällen
noch angewandt werden, wo andere Glaukomoperationen bereits versagt haben. Ja, die Operation ist in solchen Fällen
oft die allein noch mögliche. Der einzige Nachteil ist, daß
durch die Vernarbung des koagulierten Gebietes die Möglichkeit weiterer, vor allem fistulierender Glaukomoperationen
am gleichen Orte verbaut wird. Deshalb wird diese Operation von uns vorzugsweise nasal unten ausgeführt, wo
andere Glaukomoperationen kaum in Betracht kommen.
Während die Zyklodiathermie früher zumeist nur als
Ultima ratio angewandt wurde, erobert sie sich allmählich
ein größeres Indikationsgebiet. So haben wir sie auch als
primäre Operation in vorgeschrittenen Glaukomfällen versucht, in welchen nach anderen Eingriffen erfahrungsgemäß
ein postoperativer Zusammenbruch der restlichen Funktion
zu befürchten ist. Die Ziliarkörperstichelung wird auch in
solchen desolaten Fällen toleriert, und im Falle des Versagens kann im Bereiche der übrigen Quadranten immer
noch ein anderer Eingriff angeschlossen werden.

Auch in der c h i r u r g i s c h e n B e h a n d l u n g d e r
N e t z h a u t a b l ö s u n g wurden im Verlaufe der letzten
Jahre neue Wege beschritten. Ich durfte vor zwei Jahren
schon an dieser Stelle darüber berichten. Die Ablatiochirurgie wurde bis vor kurzem im wesentlichen von zwei
Grundprinzipien beherrscht. Auf der einen Seite standen
die auf einen gezielten Verschluß der aufgefundenen Netzhautdefekte abgestellten Methoden, in erster Linie die Elektrokoagulation; auf der anderen Seite die Verfahren der
Bulbusverkürzung, der Verkleinerung der skleralen Augen-
hülle, in erster Linie die durchgreifende Skleralexzision nach
L i n d n e r. Dabei hat es sich gezeigt, daß der Rißver-
schluß allein für die Wiederanlegung der Netzhaut nicht
immer ausreicht, namentlich in Fällen von geschrumpfter
Netzhaut oder Glaskörperschrumpfung; anderseits war von
der Bulbusverkürzung kein bleibender Erfolg zu erwarten,
wenn Netzhautdefekte übersehen oder bei der Operation

nicht berücksichtigt worden sind. Der Gedanke, die beiden
Grundprinzipien der Ablatiochirurgie miteinander zu ver-
einigen, war demnach sehr naheliegend. Tatsächlich wurde
er auch in verschiedenen Teilen der Welt in verschiedener
Art aufgegriffen. Nach unseren Erfahrungen ist von einer
Kombination des diathermischen Rißverschlusses mit einer
durchgreifenden Skleralexzision der beste Erfolg zu erwarten, und wir haben die kombinierte Ablatiooperation
im Verlaufe der letzten 7 bis 8 Jahre in zunehmendem
Maße mit Erfolg ausgeführt. Dadurch sind nicht nur die Erfolgsaussichten im Einzelfalle — insbesondere in infausten
Fällen — verbessert worden, es wurde außerdem der Kreis
der einer Operation überhaupt noch zugänglichen Ablatio-
fälle erweitert, so daß heute nur noch wenige und völlig
hoffnungslose Fälle abgewiesen werden. Bei höhergradiger
Kurzsichtigkeit geht die Bulbusverkürzung schließlich mit
einer willkommenen Abnahme der Myopie einher, während
die operative Behandlung der Achsenmyopie ohne Netzhautablösung sehr schwierig ist. Die Entfernung der klaren
Linse nach F u k a l a ist als Myopieoperation wegen der Gefahr einer späterhin auftretenden Netzhautablösung, eines
Sekundärglaukoms usw. von allen namhaften Augenchirurgen
aufgegeben worden. Auch die von L i n d n e r als möglich
hingestellte Skleralexzision am achsenmyopen Auge ist bei
anliegender Netzhaut ein großes Wagnis. Der Japaner S a t o
hat kürzlich eine Methode empfohlen, die durch radiäre
periphere Inzisionen der Hornhaut zu deren Abflachung
und dadurch zur Verringerung der Myopie führen soll.
Aehnliche Operationen hat S a t o auch zur operativen Beeinflussung des Hornhautastigmatismus und des Hornhaut-
kegels angegeben.

Nicht unerwähnt lassen möchte ich die Bemühungen
von F r a n c e s c h e t t i zur o p e r a t i v e n B e h a n d l u n g
d e r P e r i p h l e b i t i s r e t i n a l i s. Bekanntlich handelt
es sich um eine Erkrankung der peripheren Netzhaut-
venenäste, vermutlich tuberkulöser Genese. Das Leiden tritt
vorzugsweise bei jüngeren Männern auf und kann durch
rezidivierende Blutungen in den hinteren Augenabschnitt
zu schweren Komplikationen (sekundäre Netzhautabhebung, Sekundärglaukom) und zur Erblindung führen. Der
erwähnte Autor ist darangegangen, den erkrankten Netz-
hautbezirk durch Elektrokoagulation ähnlich dem Vorgehen
bei der Netzhautablösung auszuschalten und auf diese
Weise weitere Blutungen zu verhindern. Diese Therapie
verspricht nach unseren vorläufigen Erfahrungen einen we-

sentlichen Fortschritt gegenüber dem früheren, meist wenig wirksamen konservativen Vorgehen.

Zum Schluß noch einige Worte über die H o r n h a u t - ü b e r p f l a n z u n g. Sie ist durch eine Reihe von Verbesserungen im Verlaufe der letzten Jahre zu einer Routineoperation geworden. In erster Linie wird sie als optische Keratoplastik ausgeführt, um das durch Hornhauttrübungen reduzierte Sehvermögen möglichst weitgehend wiederherzustellen. Die Probleme der Keratoplastik gipfeln in drei Punkten. Der erste ist ein organisatorisches Problem und betrifft die Beschaffung der Spenderaugen. Da wegen bestimmter Erkrankungen enukleierte Augen mit klarer Hornhaut (z. B. bei intraokularen Tumoren) selten zur Verfügung stehen, muß auf Leichenaugen zurückgegriffen werden, die kurze Zeit post mortem entfernt werden müssen. Dabei sind wir auf das Verständnis der Prosekturen angewiesen. Die beiden anderen Probleme betreffen die Operation selbst; sie beinhalten die Sicherung des Transplantates und den Schutz des Patientenauges bei der Trepanation. Die Sicherung des Transplantates wird am einfachsten und doch sicher genug durch mehrfach gekreuzte oberflächliche Fäden bewirkt, die am Limbus verankert werden. Rand-zu-Rand-Nähte sind zwar noch sicherer, technisch aber weitaus schwieriger, und bei ungeeignetem Instrumentarium und ungenügender Uebung wird der Erfolg durch zu starke Traumatisierung des Transplantates vereitelt. Zum Schutz der tieferen Teile des Patientenauges während der Hornhauttrepanation hat L i n d - n e r empfohlen, mittels geeigneter Kanüle kontinuierlich Ringer-Lösung in die Vorderkammer zu spritzen und so ein „Wasserkissen" zu bilden. Diese Methode bewährt sich auch bei anderen Operationen, so bei der Goniotomie, der Operation des Keratokonus nach S a t o oder bei der Durchtrennung vorderer Synechien.

Damit sind die wichtigsten Neuerungen auf ophthalmologischem Gebiete in kurzen Zügen aufgezeigt worden.

Zur modernen Schielbehandlung

Von

U. R. Nemetz

Wien

Mit 6 Abbildungen

Das Schielen bedeutet für den Betroffenen weit mehr als nur einen kosmetischen Fehler. Es bedeutet eine Störung des normalen binokularen Sehaktes, die zumindest im Fehlen des räumlichen Sehens zum Ausdruck kommt.

Normalerweise wird jedes Auge auf den zu fixierenden Gegenstand so gerichtet, daß dieser in der Macula — die Netzhautstelle mit der größten Sehschärfe — abgebildet wird (Abb. 1). Dadurch wird ein deutliches Bild vom Gegenstand vermittelt und — da beide Maculae korrespondierende Netzhautstellen sind, das heißt Stellen, die über die Sehrinde dieselbe Projektion in den Raum haben — wird auch das Einfachsehen durch Ueberlagerung und Verschmelzung der Seheindrücke beider Augen gewährleistet. Wenn aber ein Auge — zum Beispiel das rechte — nach einwärts schielt, so wird der betrachtete Gegenstand im nichtschielenden linken Auge in die Macula projiziert, im schielenden rechten Auge jedoch infolge der abwegigen Augenachse an einer anderen Netzhautstelle — im obigen Beispiel nasal von der Macula (Pseudomacula) (Abb. 2). Die Folge davon ist Doppeltsehen, da Macula des linken Auges und Pseudomacula des rechten Auges nicht korrespondierende Stellen sind und daher ihre Projektion in den Raum in zwei verschiedenen Richtungen erfolgt. Entsprechend der geringeren Sehleistung der Netzhaut außerhalb des Maculabereiches wird das in der Pseudomacula projizierte Bild am schielenden rechten Auge um so undeutlicher gesehen, je peripherer diese Stelle liegt.

Diese störenden Umstände (Doppeltsehen und undeut-
liches Sehen am schielenden Auge) können im Laufe der
Zeit auf zwei verschiedenen Wegen, die als Anpassungs-
vorgänge an das Schielen gedeutet werden, gemildert
werden.

1. Bei einseitigem Schielen können die an und für sich
undeutlichen Seheindrücke des schielenden Auges — ähn-

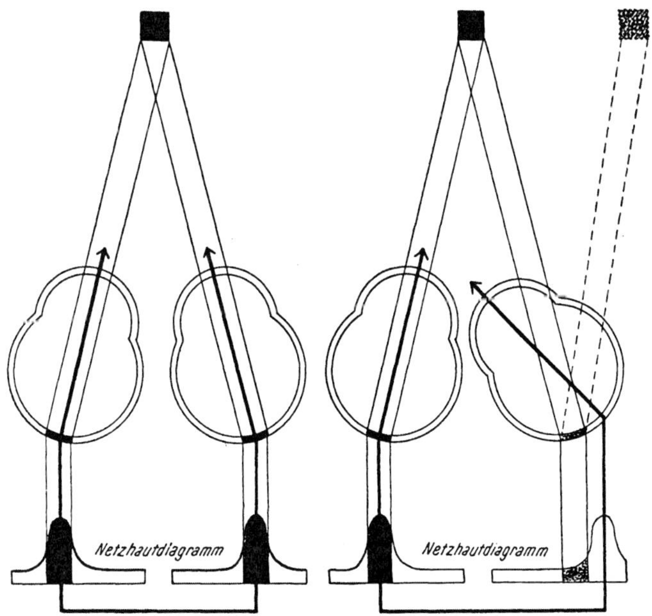

Abb. 1. Normaler binokularer Abb. 2. Strabismus convergens
Sehakt   rechts

lich wie beim monokularen Mikroskopieren — unterdrückt
werden. Das Auge wird mit der Zeit schwachsichtig-amblyop
(Abb. 3).

2. Beim wechselseitigen Schielen bleiben beide Augen
infolge abwechselnder Uebernahme der macularen Fixation
sehtüchtig. In diesem Fall werden die auftretenden Doppel-
bilder durch Verlagerung der Projektion der Netzhaut am
schielenden Auge vermieden: Die Macula des nichtschielenden und die Pseudomacula des schielenden Auges verhalten

sich wie korrespondierende Punkte (anomale Korrespondenz). Die an der anomalen Korrespondenz nur unwesent-
lich beteiligte Macula des schielenden Auges wird bis zur
Uebernahme der Fixation in ihrer Funktion unterdrückt
(Zentralskotom) (Abb. 4).

Diese fehlerhafte Sehweise, die um so schwerer beeinflußt werden kann, je länger das Schielen besteht, ist

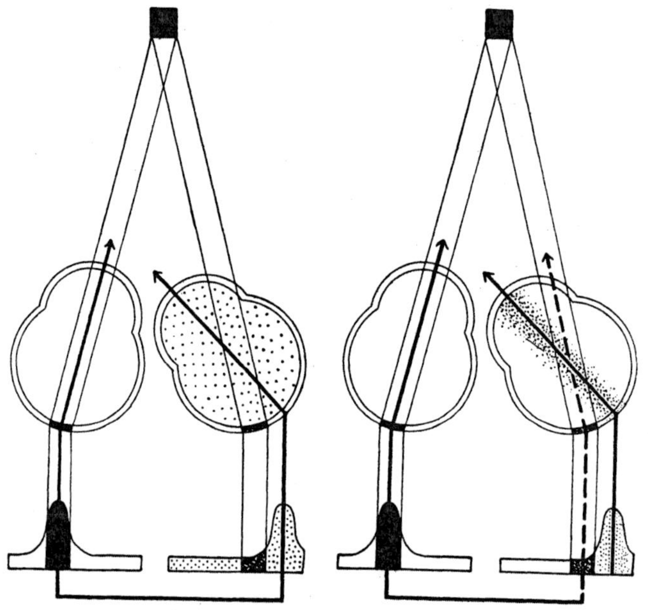

Abb. 3. Normale Korrespondenz   Abb. 4. Anomale Korrespondenz
Amblyopie rechts   Zentralskotom rechts

für viele Menschen ein Hindernis bei der Ergreifung eines
Berufes, der normales beidäugiges Sehen voraussetzt. Das
fehlende räumliche Sehen ist häufig Ursache von Unfällen
und bei Erkrankung des sehtüchtigen Auges mit folgendem
Verlust oder Abnahme des Sehvermögens an diesem Auge
erwächst nicht nur dem Betroffenen eine erhöhte Benach-
teiligung, sondern beim heutigen Versicherungswesen auch
dem Staate eine zusätzliche Belastung, die bei einer Schiel-
häufigkeit von 3 bis 4% ins Gewicht fällt.

Die Durchführung der Schielbehandlung, die sich über
Monate und Jahre erstreckt, erfordert auch heute noch viel

Geduld und Verständnis von seiten des Kindes, der Eltern und des Arztes und kann in vier Behandlungsabschnitte eingeteilt werden:

1. Vom Beginn des Schielens an — meist in den ersten Lebensmonaten oder Jahren — soll das Kind regelmäßig unter ärztlicher Kontrolle stehen. Jede Refraktionsanomalie, die unter Atropinskiaskopie bestimmt wird, soll sobald als möglich durch das ständige Tragen der entsprechenden Korrektionsbrille behoben werden.

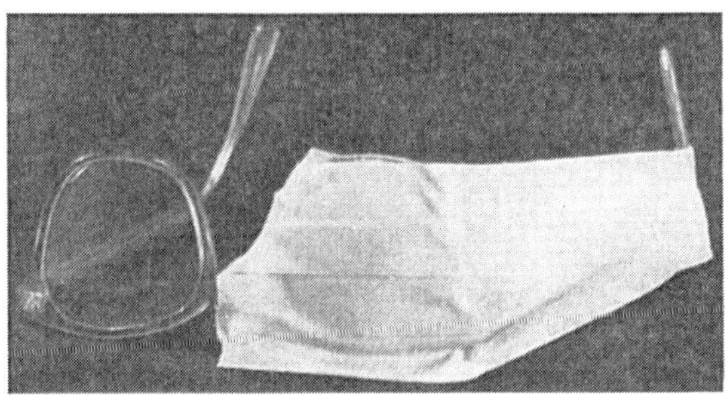

Abb. 5

2. Bei vorhandener Amblyopie eines Auges sollte mehrere Wochen unter ärztlicher Kontrolle ein Okklusionsverband am nichtamblyopen Auge angelegt werden. Die Nachteile des direkt auf die Gesichtshaut angehefteten Verbandes (Ueberempfindlichkeit gegenüber dem Klebestoff, Ekzeme in der warmen Jahreszeit, usw.) lassen sich durch den Okklusionsverband an der Brille vermeiden (Abb. 5 und 6).

3. Bei hochgradiger Amblyopie mit einem Sehvermögen von weniger a's 6/60 liegt häufig eine abwegige Fixation des Auges vor. In diesen Fällen ist die Okklusionsbehandlung wenig wirksam und soll durch aktive Amblyopiebehandlung in der von Bangerter gegründeten Sehschule ersetzt werden: Eine Reihe von Apparaten, die von Bangerter so konstruiert wurden, daß sie schon vom dreijährigen Kinde bedient werden können, ermöglichen in sinnreicher Zusammenarbeit mit Gehör und Tastsinn sowie Gedächtnis eine wirksame Behandlung jeder auch noch so hochgradigen Amplyopie. Die Uebungen in der Sehschule werden 2 bis 3mal wöchentlich für je eine Stunde durchgeführt und erstrecken sich über 2 bis 3 Monate. Bei Bedarf können

sie nach mehrwöchiger Unterbrechung wieder aufgenommen werden. Das sehtüchtige Auge wird nur während der Uebungsstunde durch Verband ausgeschaltet, in der übrigen Zeit wird das Kind durch keine Okklusion am Auge behindert.

4. Wenn die Amblyopie des schielenden Auges bis zu einem Sehvermögen von 6/24 oder 6/18 gebessert wurde,

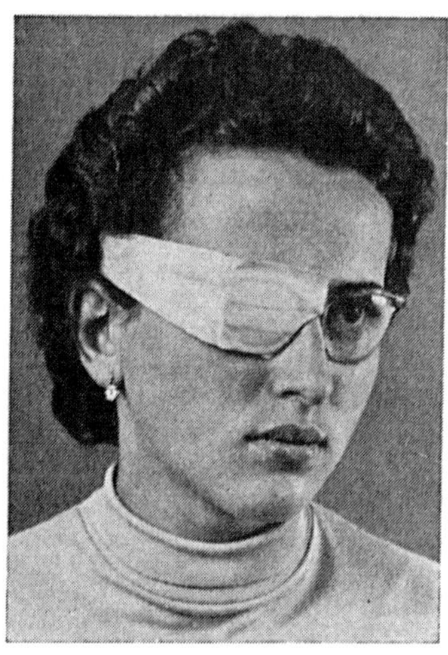

Abb. 6

beginnen zusätzlich die beidäugigen Uebungen an einer Reihe anderer Apparate, vor allem an einem der handelsüblichen Synoptophore. Zweck dieser Uebungen ist die normale Zusammenarbeit beider Augen anzubahnen und den natürlichen Sehvorgang (normale Korrespondenz) zu kräftigen. Die Schieloperation, die ebenfalls zu diesem Zeitpunkt durchgeführt wird, beeinflußt nur den motorischen Teil des binokularen Sehaktes. Ausschlaggebend für den dauernden Erfolg der Schieloperation ist die Normalisierung des binokularen Sehaktes in sensorischer Hinsicht durch Uebungen, die sowohl vor als auch nach der Operation durchgeführt werden sollen.

Das günstigste Alter für den Beginn der Behandlung in der Sehschule ist das 3. bis 4. Lebensjahr; die Schieloperation soll nicht vor dem 4. Lebensjahr erfolgen. Unter

diesen Voraussetzungen kann die Behandlung noch vor
dem Schulalter abgeschlossen werden.

Die Behandlungsergebnisse an über 600 Kindern, die
in den letzten 3 Jahren die erste Sehschule des
Landes an unserer Klinik besuchten, machen es
wünschenswert, daß durch Errichtung weiterer Sehschulen
die systematische Schielbehandlung weiter ausgebaut wird.

Spätergebnisse nach Gallenblasen- und Gallenwegsoperationen wegen akuter Cholecystitis

Von

M. Wenzl

Wien

Obwohl die akute Cholecystitis ähnliche Komplikationen und Gefahren wie die akute Appendizitis bietet, bestehen hinsichtlich der chirurgischen Therapie noch immer große Divergenzen. Im folgenden sollen einige dieser Probleme an Hand von Spätergebnissen nach operativ behandelter akuter Cholecystitis beleuchtet werden.

Als Grundlage dafür dienen Nachuntersuchungen von 1039 Patienten, die in den Jahren 1932 bis 1952 an der II. Chirurgischen Universitätsklinik in Wien wegen Gallenblasen- und Gallenwegserkrankungen operiert wurden (Tab. 1).

Aus dieser Zusammenstellung geht hervor, daß die Mortalität nach Operationen wegen akuter Cholecystitis fast 4mal so hoch ist als nach chronischen Gallenblasenerkrankungen.

Folgende Faktoren geben Aufschluß über die Ursache der hohen Mortalität nach Operationen wegen akuter Gallenblasen- und Gallenwegserkrankungen:

1. Die Ergebnisse stammen fast durchwegs aus der v o r a n t i b i o t i s c h e n Aera.

2. Eine Aufschlüsselung der Todesursachen zeigt, daß 8'8% der Fälle an operativ-technischen Fehlern, 4'8% an Komplikationen von seiten der Grundkrankheit (Cholangitis, Pankreatitis usw.) und 6'2% an internen Komplikationen zugrunde gingen.

3. Die akute Cholecystitis ist — vom Standpunkt des Chirurgen aus gesehen — im Gegensatz zu den chronischen Fällen eine Alterserkrankung. Eine dekadenweise

Tabelle 1

Gesamtzahl der Fälle	Operationen wegen chronischer Gallen-blasen- und Gallenwegserkrankungen	Operationen wegen akuter Gallen-blasen- und Gallenwegserkrankungen
1039	814	225
Postop. Mortalität	48 (5·8%)	47 (20·8%)
Zahl der Cholecystektomien	621	159
Postop. Mortalität der Cholecystektomien	22 (3·5%)	17 (10·6%)
Zahl der Cholecystektomien, kombiniert mit Eingriffen an den Gallenwegen und Notoperationen (Stomien)	193 (23·7% von der Gesamtzahl der Fälle)	66 (29·3% von der Gesamtzahl der Fälle)
Postop. Mortalität nach Ektomien, kombiniert mit Eingriffen an den Gallenwegen und Notoperationen	26 (13·5%)	30 (45·6%)

Aufschlüsselung des vorliegenden Krankengutes hat gezeigt, daß 61·4% der akuten Fälle zwischen dem 6. und 8. Lebensdezennium zu liegen kommen, während auf die chronischen Fälle im gleichen Lebensabschnitt nur 37·9% der Fälle entfallen. Diese Feststellung läßt die höhere Mortalität der akuten Fälle teilweise erklären, weil — wie aus Tab. 2 zu entnehmen ist — die postoperative Mortalität progredient mit dem Alter steigt.

Tabelle 2

| | Altersstufen | | | | | |
| | bis 30 | 30—40 | 40—50 | 50—60 | 60—70 | 70—80 |
	Jahre					
Zahl der Fälle	6	25	57	70	52	15
Mortalität	1	5	5	15	13	8
%	16·6	20	8·7	21·4	25	53·3
	16·4%			31·3%		

Bis zum 60. Lebensjahr beträgt demnach die Mortalität 16·4%, während diese nach dem 60. Lebensjahr auf 31·3% ansteigt.

4. Die Geschlechtsverteilung zeigt bei den akuten Fällen ein Verhältnis von Frauen zu Männern wie 3 : 1, bei den chronischen Fällen dagegen wie 5 : 1. Dieses relative Ueberwiegen der männlichen Patienten bei den akuten Fällen ist ebenfalls zu einem Teil für die höhere Mortalität verantwortlich, weil die Mortalität bei den männlichen akuten Fällen wesentlich höher ist als bei den Frauen. In unserem Krankengut ist die Mortalität bei den Männern mit 27·7% gegenüber 18·7% bei den Frauen um ein Drittel höher. Diese Feststellung ist auf ein Ueberwiegen der tödlichen internen Komplikationen in der postoperativen Phase gegenüber den Frauen zurückzuführen. Gliedert man die Todesursachen in 3 Gruppen (Tab. 3),

Tabelle 3

Todesursachen	Männer	Frauen
Operativ bedingt	7·4%	9·4%
Durch das Grundleiden bedingt.............	7·4%	4·1%
Interne Komplikationen	12·9%	4·1%

so zeigt sich, daß wohl der Prozentanteil der operativen bzw. durch die Grundkrankheit bedingten Todesursachen bei den Männern und Frauen nicht wesentlich differiert, hingegen bei den Männern die tödlichen internen Komplikationen mit 12·9% deutlich über die der Frauen mit 4·1% überwiegen. Das Ueberwiegen der internen Komplikationen' läßt sich durch die differente Altersverteilung bei Männern und Frauen erklären. Während bei den Männern 70% der Fälle auf das 6. bis 8. Lebensdezennium entfallen, ist bei den Frauen der Prozentsatz in den Dezennien vor und nach dem 60. Lebensjahr fast gleich (42 : 57%).

5. Ein weiterer wesentlicher Punkt ist die Art des gewählten Eingriffes.

Tabelle 4

Gesamtzahl der Fälle	Zahl der Cholecystektomien	Zahl der Cholecystektomien, kombiniert mit Eingriffen am Choledochus	Notoperationen
225 Mortalität 20·8%	159 (70·6%) 17 (10·6%)	50 (22%) 25 (50%)	16 (7·1%) 5 (31·2%)

Tab. 4 zeigt den prozentualen Anteil der einzelnen Operationsarten am Gesamtmaterial. Auffallend ist dabei die geringe Anzahl der Notoperationen. Ferner ist daraus zu ersehen, daß die Mortalitätsquote nach Gallenblasen- und Gallenwegsoperationen wegen akuter Cholecystitis in erster Linie auf Eingriffe, bei denen Manipulationen am Choledochus ausgeführt wurden, und erst in zweiter Linie auf die sogenannten Notoperationen zurückzuführen ist.

6. Vielfach wurde darauf hingewiesen, daß die Ergebnisse nicht nur von der Art des Eingriffes, sondern ganz wesentlich von der Wahl des Operationstermines abhängig sind. Grundsätzlich unterscheidet man 3 Stadien, in denen ein operativer Eingriff ausgeführt werden kann:

Stadium I oder Frühstadium umfaßt die ersten drei Tage nach Beginn der klinischen Symptome.

Stadium II, auch als kritische Periode bezeichnet, erstreckt sich ungefähr vom 4. bis 12. Tag nach Beginn der akuten Attacke. Dies ist die Zeit der fortgeschrittenen

Erkrankung, allgemeiner Stoffwechselstörungen und lokaler Komplikationen.

Stadium III beginnt nach dem 12. Tag und ist durch das Abklingen der akuten Symptome charakterisiert. Dies ist die Zeit der sogenannten Intervalloperation.

Fast alle Chirurgen stimmen überein, daß das Stadium II den ungünstigsten Termin für einen Eingriff darstellt. Nur rapide Progredienz des lokalen Geschehens sowie drohende oder stattgefundene Perforation lassen in diesem Stadium einen Eingriff gerechtfertigt erscheinen. Die Meinungen prallen jedoch noch recht hart aneinander, wenn es gilt, Für und Wider abzuwägen, ob der Eingriff prinzipiell im Frühstadium oder eher im Intervall äusgeführt werden soll. Die Mehrzahl der Chirurgen entscheidet sich derzeit für die Operation im Frühstadium.

Tab. 5. Mortalität nach Cholecystektomie wegen akuter Cholecystitis in den einzelnen Stadien

	Stadium		
	I	II	III
Zahl der Cholecystektomien ...	79	56	24
Mortalität	7 (8·8%)	10 (17·8%)	0

Tab. 5 zeigt, daß auch im vorliegenden Material die Mortalität im Stadium II am höchsten ist, während im Stadium I eine wesentlich geringere und im Stadium III keine Mortalität aufzuweisen ist.

Auf Grund unseres Materials — das infolge der an der Klinik immer streng gehandhabten Indikation zur operativen Therapie der akuten Cholecystitis als relativ klein zu bezeichnen ist — kann nur neuerlich betont werden, daß zwischen dem 4. und 12. Tag nur bei vitaler Indikation operiert werden sollte. Ich möchte mir daraus jedoch nicht erlauben, strikte der Früh- oder der Intervalloperation den Vorrang zu geben. Es erscheint vielmehr nach wie vor angezeigt, erst nach individueller Beurteilung jedes Falles die Entscheidung über den zu wählenden Operationstermin zu fällen.

Abgesehen von den postoperativen Todesfällen, starben weitere 56 Fälle im Laufe der Jahre. Von 43 dieser Spättodesfälle blieb die Todesursache unbekannt. Von 13 mit bekannter Todesursache starb keiner an den Folgen der

Grundkrankheit. Die Beurteilung der Spätergebnisse der zur Zeit der Nachuntersuchung noch 122 Ueberlebenden wurde nach strengstem Maßstabe durchgeführt. Nur jene Fälle wurden als vollkommen geheilt angesprochen, die keinerlei Beschwerden aufwiesen. Hingegen wurden schon Fälle, die nur über vage Oberbauchbeschwerden, Meteorismus, Obstipation oder Diarrhoen, Uebelkeiten, seltene kolikartige Schmerzen, eventuell kombiniert mit passagerem Ikterus, klagten oder Narbenhernien aufwiesen, vorausgesetzt, daß die Beschwerden weniger intensiv als vor der Operation waren, als gebessert bezeichnet.

Eine Gegenüberstellung der Heilungsergebnisse nach Gallenblasen- und Gallenwegsoperationen wegen akuter bzw. chronischer Affektionen zeigt, daß — nach diesen Gesichtspunkten betrachtet — unter den nachuntersuchten Fällen kein ausgesprochen schlechtes Spätresultat ermittelt werden konnte (Tab. 6). Der sowohl bei den akuten als auch bei den chronischen Fällen ermittelte Prozentsatz an vollständigen Heilungen muß als ausgezeichnet angesehen werden.

Tabelle 6

Art der Erkrankung	Zahl der Fälle	Geheilt	Gebessert	Ungeheilt
Akut	122	104 (85·2%)	18 (14·7%)	0
Chronisch.......	612	494 (80·7%)	118 (19·3%)	0

Stellt man die Heilungsergebnisse der einzelnen Operationsarten bei akuten und chronischen Fällen gegenüber, so zeigt sich ungefähr das gleiche Bild (Tab. 7).

Tabelle 7

Operations-art	Cholecystektomien		Cholecystektomien, kombiniert mit Gallenwegsoperationen und Notoperationen	
	Geheilt	Gebessert	Gebessert	Geheilt
Akut.....	89 (86·4%)	14 (13·5%)	15 (78·9%)	4 (21%)
Chronisch	419 (80·7%)	100 (19·2%)	75 (80·6%)	18 (19·3%)

Wenn auch — wie schon erwähnt wurde — die Mortalität bei den Männern nach akuten Gallenblasen- und

Gallenwegsoperationen wesentlich höher ist als bei den Frauen, so muß doch die Prognose hinsichtlich der Heilungsergebnisse als gleich gut bezeichnet werden. 85·7% vollkommene Heilungen bei den Männern stehen 85·1% bei den Frauen gegenüber.

Unsere Nachuntersuchungen gestatten, retrospektiv zu folgenden Problemen Stellung zu nehmen und daraus Schlußfolgerungen zu ziehen:

1. Die Mortalität nach Operationen wegen akuter Cholecystitis ist wesentlich höher als nach Operationen wegen chronischer Gallenblasenerkrankungen.

Die Ursache dafür ist in der für die chirurgischen Fälle der akuten Cholecystitis eigenen Alters- und Geschlechtsverteilung, die wesentlich von jener der chronischen Fälle variiert, zu suchen.

Da die Mortalität bei den männlichen akuten Gallenblasenerkrankungen — vorwiegend durch interne Komplikationen — um ein Drittel höher ist und auch in einem wesentlich höheren Lebensalter zur chirurgischen Behandlung kommt als die der Frauen, sollte bei männlichen chronischen Gallenblasenerkrankungen im Hinblick auf mögliche akute Attacken eher an eine präventive chirurgische Therapie gedacht werden.

Die hohe Mortalität jener Fälle, bei denen die Ektomie mit Eingriffen am Choledochus kombiniert wurde, weist darauf hin, daß eine Choledochusexploration im akuten Stadium nur bei zwingender Notwendigkeit ausgeführt werden sollte. Bei nur vagem Verdacht einer Mitbeteiligung des Choledochus sollte eine Exploration desselben aus diagnostischen Gründen vermieden und in gesteigertem Maße die intraoperative Cholangiographie herangezogen werden.

2. Die Wahl des Operationstermins ist von der individuellen Beurteilung jedes einzelnen Falles unter besonderer Berücksichtigung der hohen Mortalität im Stadium II abhängig zu machen. Von einer Operation im Frühstadium sollte nur dann Abstand genommen werden, wenn die Möglichkeit einer Operation im Stadium II mit einiger Sicherheit ausgeschlossen werden kann. Ist dies auf Grund klinischer und laboratoriumsmäßiger Untersuchungen wahrscheinlich, dann hat die Intervalloperation viele Vorteile für sich.

3. Die Heilungsergebnisse nach Gallenblasen- und Gallenwegsoperationen wegen akuter Cholecystitis sind ausgezeichnet und unterscheiden sich nicht von denen nach chronischen Gallenblasenerkrankungen.

Pankreasbeschwerden und -funktionsstörungen nach Gallenwegoperationen

Von

Hermann Schnetz

Salzburg

Mit 2 Abbildungen

Unter den „Rezidivbeschwerden" nach Gallenwegoperationen verdienen auch die Pankreasbeschwerden und -funktionsstörungen diagnostische und therapeutische Berücksichtigung. In früheren Arbeiten haben wir (W. Berger und H. Schnetz[1,2]) an Hand eines Beobachtungsgutes von über 200 Gallenwegskranken mit und ohne Gallenblase mit Hilfe der an der Grazer Klinik anno 1934 von W. Berger und Mitarbeitern[3,4] ausgearbeiteten Methodik der duodenalen Fermentdiagnostik und der kombinierten Inselfunktionsprüfung (H. Schnetz[5]) den Nachweis erbringen können, daß eine Pankreasmitbeteiligung im Sinne einer gleichzeitigen Störung der äußeren und inneren Pankreassekretion, nicht nur im Stadium der Exacerbation, sondern auch im Stadium der Latenz, auffallend häufig vorkommt [1, 2, 5, 6, 7]. Außerdem bot sich uns die Möglichkeit, die ermittelten Laboratoriumsergebnisse mit den klinischen Pankreasverdachtsbeschwerden zu vergleichen. Dabei zeigte sich eine weitgehende Uebereinstimmung zwischen den objektiven Funktionsstörungen und den subjektiven Pankreasbeschwerden und klinischen Symptomen. Ein Ergebnis, das sich uns in der Folgezeit wiederholt bestätigte und uns daher für die allgemein praktische und funktionelle Pankreasdiagnostik von entscheidender Bedeutung erschien. Denn gerade die Erfassung der klinisch symptomatologischen, auf eine Pankreasmitbeteiligung hinweisenden Beschwerden ist in der Sprechstunde und auch am Krankenbett stets die erste und sehr oft die einzig mögliche Untersuchung.

Bewußt haben wir, W. B e r g e r[1,2,8], H. Schnetz[6, 7,9,10], daher die „Pankreasfunktionsprüfung auf klinisch symptomatologischem Wege" seit jeher an die Spitze unseres Pankreasuntersuchungsganges gestellt. Unsere Erfahrungen und Ergebnisse wurden inzwischen mehrfach nachgeprüft, im wesentlichen bestätigt und von namhaften Autoren (G. K a t s c h und M. G ü l z o w[11], Ferd. H o f f[12], H. A. H e i n s e n[13]) im einschlägigen Schrifttum angeführt. Auch von chirurgischer Seite wurde wiederholt — in jüngster Zeit von P. F u c h s i g[14] aus der Klinik S c h ö n - b a u e r — insonderheit auf das Vorkommen der „chronisch rezidivierenden Pankreatitis nach Cholecystektomie" aufmerksam gemacht.

<h2 style="text-align:center">I</h2>

Unser Beobachtungsgut von „C h o l e c y s t e k t o - m i e r t e n m i t P a n k r e a s f u n k t i o n s s t ö r u n g e n" ist innert der letzten zwei Jahrzehnte auf nahezu 500 Fälle angestiegen. Die Kürze der vorgeschriebenen Redezeit gestattet mir nur die Wiedergabe eines s u m m a r i s c h z u - s a m m e n g e f a ß t e n B e r i c h t e s. Der Großteil der Cholecystektomierten, die uns wegen Oberbauchbeschwerden aufsuchten, lief zunächst unter Diagnosen, wie „Rezidivbeschwerden oder Adhäsionsbeschwerden oder gar Hysteroneurasthenie" oder in letzter Zeit unter der Sammeldiagnose „Postcholecystektomiesyndrom"[16]. Die Mehrzahl gab übereinstimmend an, daß n a c h der Gallenblasenentfernung zunächst ein b e s c h w e r d e f r e i e s Intervall in der Dauer von Wochen, Monaten, ja sogar Jahren bestand. Erst d a n n begannen, meist nach diätetischen Entgleisungen, nach üppigen Mahlzeiten (Vielfraß), nach akuten Infekten oder seelischen Belastungen, trotz entfernter Gallenblase wieder oder n e u Beschwerden und Funktionsstörungen, die jedem in der Pankreasdiagnostik bewanderten Arzt allein schon klinisch-symptomatologisch als p a n k r e a - t o g e n verdächtig erscheinen müssen, und zwar:

1. Als führendes Symptom der e p i g a s t r a l e Me - d i a n - bzw. L i n k s s c h m e r z, der anfallsweise nach Genuß von fetten Speisen, Blähspeisen oder Süßigkeiten auftritt, ins linke Epigastrium oder nach hinten links zur Wirbelsäule oder in das linke Schulterblatt oder nach unten in die Nieren-Kreuzgegend ausstrahlt. In bezug auf Dauer und Intensität kann dieser Schmerz variabel sein, angefangen vom leichten Druck bis zum folternden Vernichtungsschmerz. Er kann somit ein Hinterwandulkus, eine

Urolithiasis, eine Ischias, ja sogar eine Angina pectoris u. a. vortäuschen.

2. Pankreas-dyspeptische Beschwerden: vor allem Intoleranz gegenüber Fett, Blähspeisen und gar nicht selten auch gegenüber Zucker und Süßspeisen. Gerade die Zucker- und Süßspeisenintoleranz, welche uns[1,2,5,6,7,9,15] beim Studium der Pankreasfunktionsstörungen auffallend häufig untergekommen ist, wurde von uns erstmalig in die praktisch-symptomatologische Pankreasdiagnostik aufgenommen. Sie ist, wenn man darauf achtet und und darnach fragt, namentlich bei Cholecystektomierten keineswegs selten. Folgende Symptomentrias ist dabei zu berücksichtigen: a) der typische Pankreasschmerz als Zeichen der Erkrankung der Gesamtdrüse, b) die Pankreasdyspepsie als Krankheitszeichen des tubulären und insulären Apparates, c) pankreashypoglykämische Symptome in Form von Hungergefühl, Gliederzittern, Schwäche, Schweißausbrüchen, als Zeichen einer krankhaft gesteigerten Reizbarkeit des Inselapparates. Dieses Syndrom erscheint uns für die Pankreasdiagnostik in mehrfacher Hinsicht von praktischer Bedeutung. Es besagt, daß eine Störung des tubulären und insulären Pankreasapparates gleichzeitig vorliegt, daß die betreffende Hypoglykämie pankreatischer Natur ist und daß die Gesamtdrüse auf den Zucker bzw. auf Süßigkeiten krankhaft reagiert. Es liefert somit einen einfachen, aber doch recht überzeugenden klinischen Beleg für die engeren Beziehungen zwischen äußerer und innerer Sekretion. Es trägt auch dazu bei, die manchmal als „psychogen" oder als „hysteroneurasthenisch" fehlgedeuteten Beschwerden bei Cholecystektomierten als pankreashypoglykämische Symptome zu entlarven.

3. Als weiteres pankreasverdächtiges Syndrom „die Dyspepsie neben einem auffallend guten Appetit". Bekanntlich pflegen dyspeptische Beschwerden, wie die verschiedenen Nahrungsintoleranzen und dystonischen Magen-Darmsymptome bei anaziden, subaziden, katarrhalischen Zuständen mit Appetitminderung bis zum Ekel vor dem Essen einherzugehen. Guter, mitunter bis zum Heißhunger gesteigerter Appetit, neben einer Dyspepsie, ist jedoch etwas Auffallendes. Nach unseren Erfahrungen[1,2,6] ein durchaus nicht seltenes, auf eine Pankreasfunktionsstörung hinweisendes Symptom.

4. Schließlich die Hungerintoleranz. Wir verstehen darunter die vermehrte Empfindlichkeit hypoglyk-

ämisch eingestellter Kranker gegenüber längeren Pausen in der Nahrungsaufnahme. Diese letztgenannten Symptome konnten wir häufig bei Pankreopathien mit Inselreizfunktion nach Cholecystektomie wahrnehmen.

Erwähnenswert erscheint mir auch die Beobachtung, daß bei Cholecystektomierten hypoglykämische Beschwerden und Symptome beinahe doppelt häufiger zu verzeichnen waren als diabetische.

II

Hand in Hand mit diesen subjektiven Beschwerden lassen sich während oder nach akuten oder subakuten Pankreatitisattacken oder auch im Anschluß an eine provokatorische Belastung mit Fett oder Zucker bzw. Süßspeisen objektive Pankreaszeichen, meist allerdings nur vorübergehend, feststellen, und zwar: Druckempfindlichkeit im mittleren und linken Epigastrium, regionäre Hauthyperalgesien, positive Klopfzonen, ausgeprägter Meteorismus im Bereich der linken Colonflexur sowie hin und wieder indirekt auf das Pankreas hinweisende röntgenologische Symptome (Atonie des Magens-Duodenums, Motilitätsstörungen u. a.). Angesichts der Flüchtigkeit dieser Beschwerden und Symptome war das Bemühen begreiflich, mit Hilfe geeigneter Funktionsprüfungen die Störungen der äußeren und inneren Sekretion nicht nur während einer Exacerbation, sondern auch im latenten Stadium zu objektivieren und damit die Beweisdiagnose „Pankreasfunktionsstörungen" zu stellen. Dabei bedienten wir uns, je nach Lage des Falles, folgender Laboratoriumsmethoden und Funktionsprüfungen:

1. der Untersuchung des Stuhles auf Ausnützungsstörungen, eventuell nach (provokatorischer) Belastungskost,

2. der Diastasebestimmung im Harn und Blut,

3. der provokatorischen Fermententgleisung nach Prostigmin- bzw. Histaminbelastung,

4. der duodenalen Fermentdiagnostik nach oraler Oelbelastung,

5. der kombinierten Inselfunktionsprüfung nach oraler Belastung mit 50 g Glukose, 0'5 mg Adrenalin und 10 E. Insulin subkutan.

Im einzelnen auf diese genannten Methoden und Funktionsprüfungen näher einzugehen, fehlt hier die Zeit. Uns bewährten sich vor allem die zwei letztgenannten Funktionsprüfungen, mit denen wir, kombiniert und wiederholt angewandt, durch viele Jahre hindurch umfangreiche Erfahrungen sammeln konnten. Die Ergebnisse, die wir mit diesen Funktionsprüfungen und Laboratoriumsmethoden gewinnen konnten, verlangen in der Beurteilung, wie gesagt, große Erfahrung. Einzeln, für sich beurteilt, sind sie mitunter mehrdeutig. In ihrer Gesamtheit und im Verein mit den klinischen Pankreasbeschwerden und Symptomen lassen sie hingegen, wie schon eingangs erwähnt, ein beweiskräftiges, diagnostisches Urteil über das Vorliegen von objektiven Pankreasgesamtfunktionsstörungen zu. So konnten wir bei Cholecystektomierten folgende Typen von Störungen der äußeren und inneren Pankreassekretion erfassen:

1. Tubuläre und insuläre Hemmung — Hypochylia enzymatica und Diabetes mellitus, manifester oder zumindest latenter Art.

2. Tubuläre Hemmung und insuläres Reizpankreas — Hypochylia enzymatica und Hypoglykämie (Stenosetyp).

Diese beiden Typen, ganz besonders den letzteren, fanden wir außerordentlich häufig. Den schweren Fermenthemmungen lagen offenbar auch schwerere Erkrankungen des Pankreas, wie Zustände nach akuter Pankreasnekrose oder nach rezidivierenden akuten und subakuten Pankreatitisschüben, im Gefolge von Cholecystitis und Cholelithiasis zugrunde.

Klinisch symptomatologisch fand sich der oben erwähnte Beschwerdekomplex. Die innere Sekretion war, wie gesagt, häufiger in hypoglykämischer Richtung gestört; gekennzeichnet: durch hyperinsuläre Blutzuckerkurven (s. Abb. 2) und hypoglykämische Beschwerden.

3. Dissoziierte Störungen der äußeren Pankreassekretion [1, 2, 15, 17]*.

Darunter verstehen wir das Auseinandergehen der einzelnen gestörten Fermentabsonderungen: Hemmung oder

---

* Den Ausdruck „Amylasehemmung" gebrauchen wir (Berger und Schnetz) als Abkürzung für „Hemmung der Amylasewirkung" im Duodenalinhalt, die in den meisten Fällen auch eine Hemmung der Amylasesekretion bedeutet. Das gleiche gilt auch für die Trypsin- und Lipasesekretion in allen jenen Fällen, in denen der Bilirubingehalt wenigstens 20 mg% beträgt, weil dann genügend aktivierende Kräfte vorhanden sind. Bei einem Bilirubingehalt unter 20 mg% muß für Amylase, Trypsin und Lipase durch aktivierenden Gallenzusatz erst entschieden werden, ob vorhandene Hemmungswerte einem Aktivierungsmangel oder einer Absonderungshemmung entsprechen.

Reizung eines oder zweier Fermente bei Reizung oder Hemmung der Inselfunktion. Vorherrschend war der Typ Amylasereizung — Trypsin-Lipasehemmung; seltener hingegen Amylase-Lipasehemmung — Trypsinreizung oder Amylase-Trypsinhemmung — Lipasereizung. Die Inselfunktion war häufig in hyperinsulärer Richtung gestört. Diesem Kombinationstyp (dissoziierte Störung der äußeren Pankreassekretion und Inselreizung) entsprachen mehr oder minder mittelschwere bzw. leichtere cholangiogene Pankreopathien[1,2].

4. **Tubuläres Reizpankreas** — Hyperchylia enzymatica und Hyperinsulinismus (Hypoglykämie).

Dieser Kombinationstyp war an sich selten objektiv zu erfassen. Er fand sich mitunter am Ende einer ausgiebigen Pankreasfermentersatztherapie, sozusagen als überschießende Regenerationsphase im Ausheilungsstadium von Pankreasschäden, bei denen anfänglich ein Fermentmangel im Sinne einer Hypochylia enzymatica bestanden hat[1,2,9].

Bemerkenswert erscheint, daß — freilich weitgehend abhängig vom S t a d i u m der vorliegenden Pankreaserkrankung — bei ein und demselben Falle Hypofunktionen bzw. Fermenthemmungen über Hyperfunktionen, also Fermentreizungen bzw. über dissoziierte Fermentstörungen zur Normfunktion übergehen und daß analog dazu Hyperglykämien mit Hypoglykämien, namentlich im Ausheilungsstadium, phasenhaft wechseln können.

In diesem Zusammenhang sei noch ein kurzer t h e r a peutischer Hinweis gestattet. Bei einer Reihe von wiederholt untersuchten Fällen (Cholecystektomierten) konnten

---

** In Abb. 1 und 2 entsprechen die weißen Mittelfelder etwa dem normalen Streuungsbereich der einzelnen Fermente; das schraffierte obere und untere Feld umfaßt den Bereich krankhafter Fermenthemmungen bzw. Fermentreizungen. Die Amylasekurve ist dick ausgezogen_______, die Trypsinkurve ist strichpunktiert –.–.–.–, die Lipase strichliert – – – – – und die Bilirubinkonzentration punktiert .... Die Stäbe entsprechen den in 10—15 Minuten Abständen gewonnenen Saftmengen in Kubikzentimetern. Die Abszisse gibt die Zeit in Minuten an. Die fraktionierte Saftgewinnung zieht sich in der Regel 3—4 Stunden (von 7—11 Uhr vormittags) hin. Die Amylase wurde nach W o h l g e m u t h, das Trypsin und die Lipase wurden — von H L e u b n e r für das Zeißsche Stufenphotometer angepaßt — nephelometrisch bestimmt. Die Ordinate enthält die Amylase-, Trypsin-, Lipase- und Bilirubinwerte. Wir unterscheiden einen Sondenreiz- und einen Oelreizabschnitt.

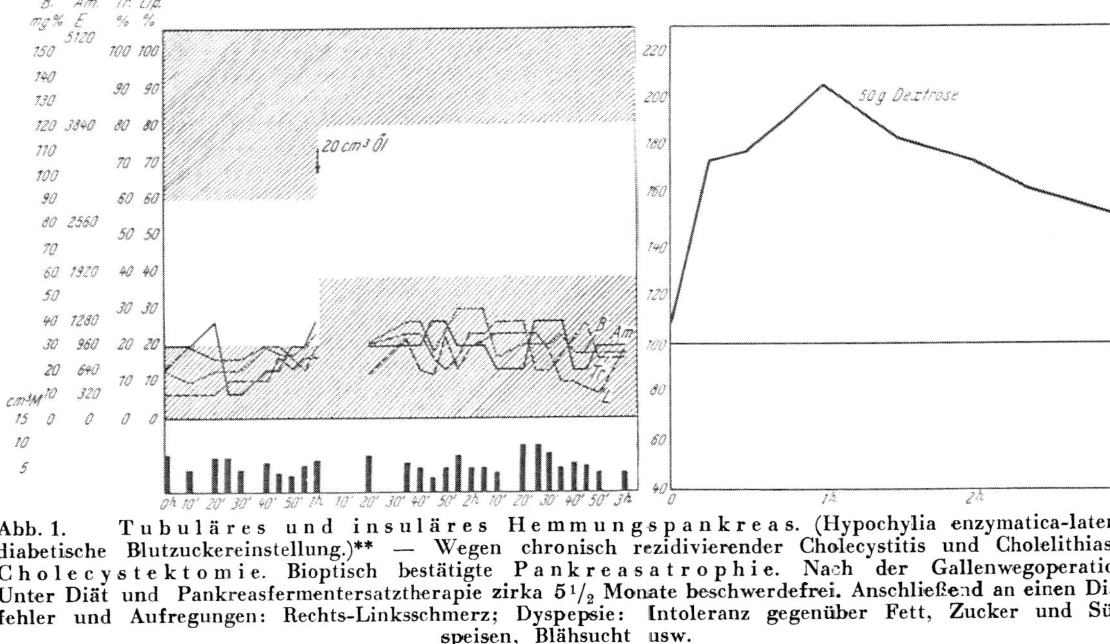

Abb. 1. Tubuläres und insuläres Hemmungspankreas. (Hypochylia enzymatica-latente diabetische Blutzuckereinstellung.)** — Wegen chronisch rezidivierender Cholecystitis und Cholelithiasis: Cholecystektomie. Bioptisch bestätigte Pankreasatrophie. Nach der Gallenwegoperation: Unter Diät und Pankreasfermentersatztherapie zirka $5^1/_2$ Monate beschwerdefrei. Anschließend an einen Diätfehler und Aufregungen: Rechts-Linksschmerz; Dyspepsie: Intoleranz gegenüber Fett, Zucker und Süßspeisen, Blähsucht usw.

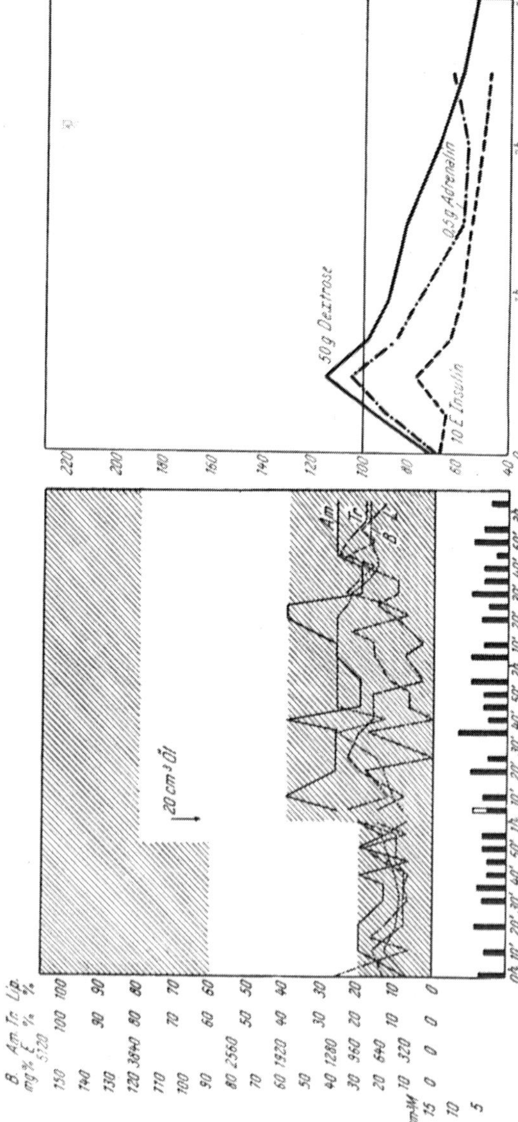

Abb. 2. Tubuläres Hemmungspankreas und insuläres Reizpankreas. (Hypochylia enzymatica — hypoglykämische Blutzuckereinstellung.) — Wegen wiederholter Gallensteinkoliken: Cholecystektomie. Bioptisch bestätigte Begleitpankreatitis. Nach der Gallenwegoperation durch zirka 3—4 Monate unter Diät und Pankreasfermentersatztherapie mehr oder minder beschwerdefrei. Anschließend an eine fettreiche Mahlzeit: cholangiogene Pankreatitisattacke (Rechts-Linksschmerz, Dyspepsie usw.)

wir die Beobachtung machen, daß unter dem Einfluß einer ausgiebigen, durch Wochen und Monate hindurch anhaltenden Pankreasfermentzufuhr (Festal, Pankreon, Combicym), unterstützt durch diätetische Schonung — in einigen Fällen wurde auch Cholecysmon i. m. verabreicht —, nicht nur eine weitgehende Besserung der gestörten äußeren Pankreassekretion, sondern auch eine normalisierende und regularisierende Wirkung der diabetisch oder hypoglykämisch gestörten inneren Sekretion erzielt werden konnte[1, 2, 6, 9]. Ein solcher therapeutischer Effekt bietet einen weiteren klinischen Beleg für die e n g e V e r k n ü p f u n g zwischen äußerer und innerer Pankreassekretion.

Z u s a m m e n f a s s e n d gibt Tab. 1 eine Uebersicht über die besprochenen Kombinationsmöglichkeiten von P a n k r e a s g e s a m t f u n k t i o n s s t ö r u n g e n und -b e s c h w e r d e n bei Cholecystektomierten.

T a b e l l e 1

Ä u ß e r e S e k r e t i o n (Tubuläre Drüse)	I n n e r e S e k r e t i o n (Inseldrüse)
H y p o c h y l i e	H y p o i n s u l i n i s m u s
a) Verminderte enterale Ausnützung, Linksschmerz, dyspeptische Symptome, Fettintoleranz, Zuckerintoleranz, Durchfälle, Toleranzverminderung	a) Verminderte Zuckertoleranz, diabetische Symptome, Toleranzverminderung
b) Duodenaler Fermentmangel und Saftmangel (H y p o-f u n k t i o n)	b) Hyperglykämie, Glykosurie
H y p e r c h y l i e	H y p e r i n s u l i n i s m u s
a) Fermentreizung, vermehrte enterale Ausnützung, gesteigerter Appetit, Zuckerintoleranz, uncharakteristische Darmsymptome, Obstipation	a) Vermehrter Zuckerbedarf, hypoglykämische Symptome, Toleranzsteigerung
b) Duodenaler Fermentüberschuß, Saftüberschuß (H y p e r f u n k t i o n)	b) Hypoglykämie

Wie bereits erwähnt, war unter den Pankreasgesamtfunktionsstörungen der Typ t u b u l ä r e H e m m u n g im Sinne einer Hypochylia enzymatica und I n s e l r e i z u n g im Sinne eines Hyperinsulinismus am häufigsten festzustellen. Weitgehend mit diesen Funktionsstörungen deckten sich die oben ausführlich geschilderten pankreatischen Beschwerden, durch deren anamnestische Erfassung allein auf klinisch symptomatologischem Wege die Stellung der Diagnose „Pankreasfunktionsstörungen" vielfach möglich ist.

Literatur: [1] Berger, W. und Schnetz, H.: Dtsch. Arch. klin. Med., 184 (1939), S. 1. — 185 (1939), S. 1. — [2] Schnetz, H.: Zschr. klin. Med., 142 (1943), S. 512—556. — [3] Berger, W., Hartmann, J. und Leubner, H.: Klin. Wschr., I (1935), S. 490. — Wien. Arch. inn. Med., 28, I (1936), S. 211. — [4] Leubner, H.: Arch. Verdgskrh., 63 (1938); Dtsch. Zschr. Verdgs.- u. Stoffw.Krh., 1 (1938), S. 145 u. 155. — [5] Schnetz, H.: Dtsch. Arch. f. klin. Med., 179 (1936), S. 466. — [6] Derselbe: Dtsch. Arch. f. klin. Med., 181 (1937), S. 325; 182 (1938), S. 550. — Neue Dtsch. Klin. (1940), S. 244. — [7] Derselbe: Klin. Med., II (1947), S. 822. — Wien. Zschr. f. inn. Med., 28 (1947), S. 356. — [8] Berger, W.: Wien. klin. Wschr., II (1933), S. 1473 u. 1507. — Klin. Wschr., II (1938), S. 1385. — [9] Schnetz, H.: Zschr. f. klin. Med., 131 (1936), S. 51. — [10] Derselbe: Der prakt. Arzt, III (1949), S. 31. — [11] Katsch, G. und Gülzow, M.: Die Krankheiten der Bauchspeicheldrüse, Handb. d. inn. Med., 4. Aufl., III/2, 1952. Springer-Verlag. — [12] Hoff, Ferd.: Med. Klinik. G. Thieme-Verlag. 1948. — Klinische Physiologie und Pathologie, 3. Aufl. G. Thieme-Verlag. 1953. — [13] Heinsen, H. A.: Die Pankreopathien, Vorträge aus der prakt. Medizin, H. 31. Ferd. Enke-Verlag. 1953. — [14] Fuchsig, P.: Wien. med. Wschr., 46 (1953), S. 860—863. — Paracelsus, Archiv. der prakt. Medizin, 1955, I. — [15] Berger, W.: 14. Kongreß-Verh. Stoffw. u. Verdgskrh. Stuttgart, 1938. — [16] Reinwein, H.: Monatskurse f. d. ärztl. Fortbildung, I (1955), S. 180. — [17] Schnetz, H.: Wien. klin. Wschr., I (1949), S. 61; 63 (1951), S. 180—182.

4. September 1955

Vorbeugung gegen Folgeerkrankungen chronischer Beinschwellung*

Von

Hans Rotter

Salzburg

Mit 4 Abbildungen

Wir kennen zahlreiche akute und chronische Krankheiten der Unterschenkel, die einen ursächlichen Zusammenhang mit chronischer Beinschwellung erkennen lassen. Einige von ihnen sind als unmittelbare Folgezustände anzusehen, andere werden durch die Beinschwellung am Abheilen gehindert und eine dritte Gruppe zieht chronische Schwellungen nach sich. Zu den akuten zählen wir die Beinvenenthrombose, den Furunkel, die Phlegmone, das Erysipel oder die Phlebitis, zu den chronischen wären Ulcera cruris, Ekzemata cruris, Zustände nach Thrombose, das Erythema induratum Bazin, aber auch die Erythrocyanosis puellarum und ähnliche Kapillarstörungen, unter anderem die Elephantiasis, sowie Oedeme zentraler Genese zu rechnen.

Schon andernorts[1] haben wir nachgewiesen, daß alle einschlägigen Schwellungen oder deren Folgezustände durch eine Trias von Druckverband, Gehbewegung und Selbstmassage sicher zu beseitigen sind und dieser Erfolg auch zu erhalten ist, sofern die Gehfähigkeit des Kranken unbehindert oder wiederherzustellen ist und für weitere Beinpflege gesorgt wird. Die ausnahmslose Wirksamkeit dieses

---

* Dem Gedenken meines verehrten Lehrers, des Pharmakologen Prof. Dr. Richard R ö s s l e r, gewidmet.

Behandlungsprinzips ist von uns in den letzten 5 Jahren an bisher 1000 Fällen bewiesen worden.

Die eindeutige Bevorzugung der Unterschenkel durch die genannten Erkrankungen erklärt sich aus der Wirkung der Schwerkraft. Diese hemmt bei aufrechter Körperhaltung ständig den Rückfluß von Blut und Lymphe aus den Beinen zum Herzen und führt vielfach schon in jungen Jahren auch bei anscheinend intakter Rückstromregulierung über ein gestörtes Gleichgewicht zwischen Zufluß und Abfluß allmählich zu immer stärkerer Versumpfung der Bein-

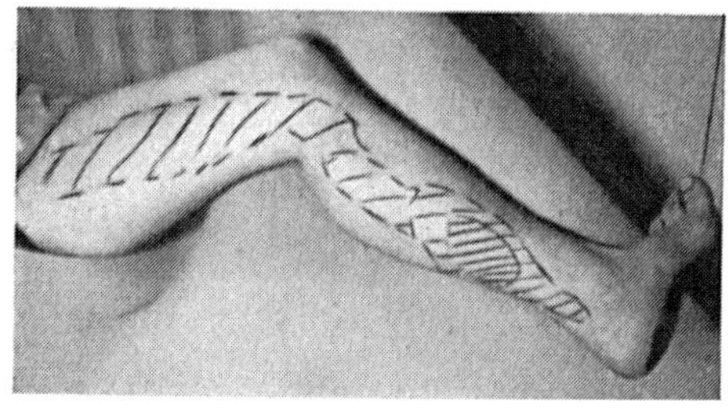

Abb. 1. Unterschiedliche Schraffierung zeigt palpatorisch nachweisbare Gewebsverdichtungen (Infiltrationen) im Verlauf der Medialseite eines Beines mit hypostatischem Syndrom

gewebe, die als Ursache zahlreicher Krankheiten an den Unterschenkeln anzusehen ist.

Angesichts der bisher offenkundigen Ratlosigkeit der Heilkunde, einschlägige Leiden erfolgreich zu verhüten, ist ein Vorschlag, der sich auf ein Behandlungsprinzip stützt, das so gut wie ausnahmslos Dauererfolge aufzuweisen hat, gewiß von Interesse und nicht nur für den gefährdeten Personenkreis, sondern, der weiten Verbreitung der Beinleiden wegen, auch für die Volksgesundheit von grundlegender Bedeutung. Als gefährdet müssen gelten: Schwangere, Menschen mit Krampfadern, Kapillarstörungen oder statischen Fußleiden sowie Herz- und Nierenkranke, besonders dann, wenn sie subjektive Beschwerden fühlen, nachweisbare Schwellungen oder tastbare Gewebsverdichtungen[2] im Verlauf der Rückstrombahnen (Abb. 1) zeigen, wenn sie ihr Beruf am Gehen hindert oder wenn sie längere Zeit durch Unfall, Operation, Geburt oder einer anderen Erkrankung wegen ans Bett gefesselt sind.

Wie für die Behandlung gelten auch für die Vorbeugung die gleichen Grundregeln: 1. Exakte Kompression des Beines, 2. reichliche Gehbewegung und 3. tägliche kurze Selbstmassage. Diese Art der Vorbeugung darf die volle Bereitschaft des Gefährdeten erwarten, denn sie ist nicht nur wirksam, sondern auch einfach und unauffällig. Bindenwickelung ist dafür allerdings ungeeignet, denn nebst einem Uebermaß an Fehlerquellen beansprucht sie allzu-

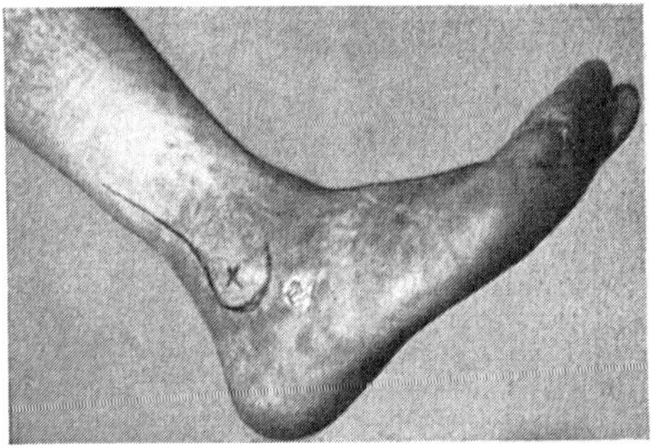

Abb. 2. Ulkus bei Gummistrumpfträger, verursacht durch Druck-minus in der Umgebung des Knöchels

sehr Zeit und Geduld und wird in der Regel schon allein aus gesellschaftlich-kosmetischen Gründen abgelehnt. Das einzige bisher wirklich geeignete Hilfsmittel ist der Gummistrumpf, und auch dieser nur, wenn seine M a ß e am ausreichend abgeschwollenen Bein genommen und seine bisherigen grundlegenden Mängel vermieden werden. Seitens der Heilkunde wurden diese noch zu wenig beachtet. Sie haben daher den Gummistrumpf bei sehr vielen Beinkranken in Mißkredit gebracht. Diese schweren Fehler sind: 1. Die vielfach geradezu groteske Druckverteilung des Gummistrumpfes aus der Konfektion; 2. seine ausschließlich zirkuläre Druckwirkung und damit der Mangel jeglichen Druckes in den Knöchelgruben, der durch die gleichzeitige Kompression der Wade sogar zu verstärkter Schwellung um die Knöchel und in weiterer Folge zu Infiltration, Ekzem und Geschwür (Abb. 2) führt; 3. die Abschnürung der medialen Rückflußbahnen für Blut und Lymphe durch den oberen Rand der üblichen Kniestrümpfe; 4. die besonders an konisch ge-

formten Beinen ausgeprägte Neigung des Gummistrumpfes,
durch Abgleiten im Gehen an Druckwirkung zu verlieren.

Den genannten Mängeln hilft ein Gummistrumpf nach
Maß mit eingelegten Polsterkörpern ab. Solche Polster
haben sich uns in Druckverbänden bestens bewährt und
sind seit längerem von uns auch in Gummistrümpfen mit
überzeugendem Erfolg teils für die Behandlung und teils
zur Nachbehandlung in Anwendung. Wir überblicken bereits mehrere hundert Fälle in den letzten zwei Jahren.

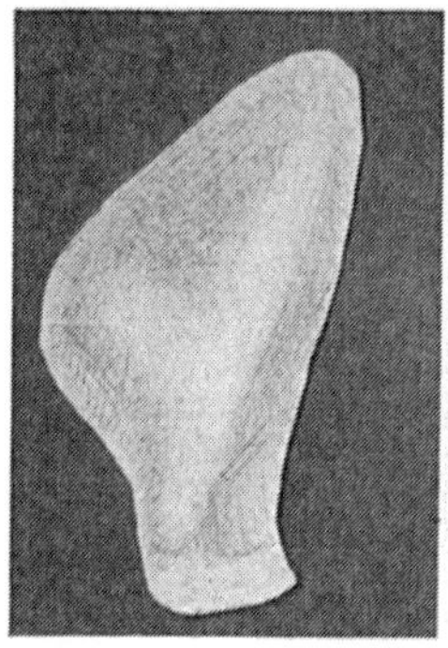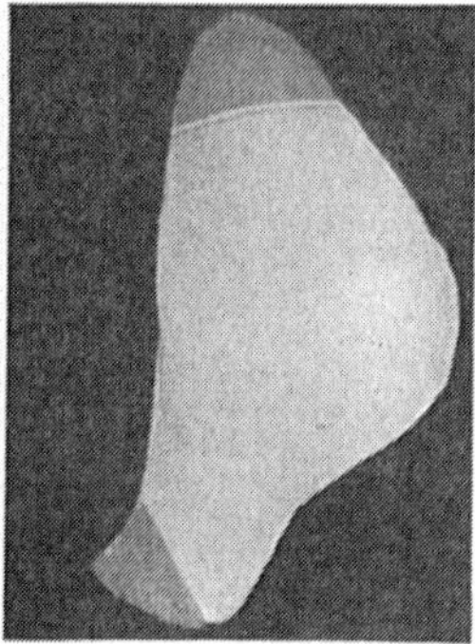

Abb. 3. Reliefartig modellierte Druckpolstereinlagen aus Schaum-
gummi beseitigen die Mängel des derzeit gebräuchlichen Gummistrumpfes. Das linke Bild zeigt die dem Bein zugewandte, das
rechte Bild die dem Bein abgewandte Seite des Druckpolsters

Während wir jedoch für Behandlung und Nachbehandlung
dem jeweiligen Befund angepaßte, zugeschnittene
Polsterkörper verwenden, lassen sich für eine Vorbeugung
einschlägiger Zustände in drei verschiedenen Längen routinemäßig gegossene Polsterformen heranziehen.

Diese sind ihrer Form nach längliche, flache Schaum-
gummistücke, zeigen dünn verlaufende Ränder und sind
beiderseits mit Stoff bezogen. Dem Bein zugewandt zeigt
jeder Polster eine Höhlung a) zur Aufnahme des Knöchels
und einen über die ganze Beinlänge laufenden Innenwulst b).
An der dem Bein abgewandten Seite des Polsters ist die
Form des Knöchels nachgebildet und die beiden Enden
ohne Stoffbezug belassen (Abb. 3).

Legt man den Polsterkörper an das Bein und zieht
man den Gummistrumpf nach besonderer Vorschrift über
beide, dann hindern die überzugfreien Enden des Polsters
und der Flächendruck des Gummistrumpfes den an sich

weichen und biegsamen Polster an jeder Form- und Lage-
veränderung und dieser hält seinerseits den Gummistrumpf
unverrückbar fest.

Unter dem Strumpf liegend, füllt die Polstereinlage
die mediale Knöchelgrube aus und drückt gegen die Innen-
seite des Unterschenkels. Sie überragt an ihrem oberen
Rand den Gummistrumpf um weniges und hindert diesen
dadurch an einer Abschnürung der Rückflußwege unterhalb

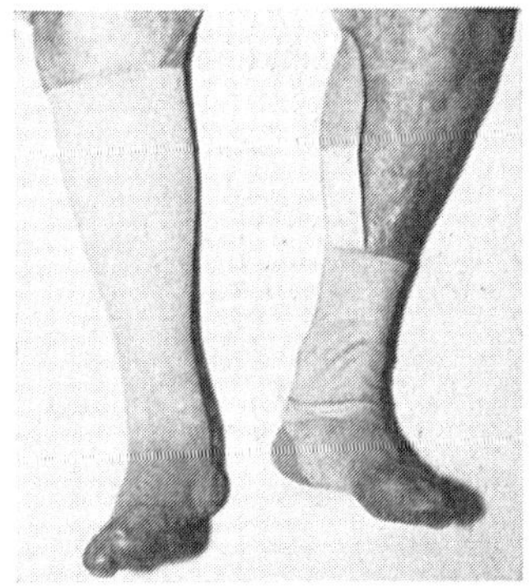

Abb. 4. Das linke Bein zeigt die Druckpolstereinlage während des
Anziehens. Die Druckpolstereinlage am rechten Bein bei ange-
zogenem Gummistrumpf ist dem Auge völlig unsichtbar, das
Profil des Beines in keiner Weise gestört

des Knies (Abb. 4). Zeigt die äußere Knöchelgrube Zeichen von Schwellung, dann wird auch sie durch einen
kleinen hakenförmigen Polsterkörper ausgefüllt. Im Gehen
wirkt die Polstereinlage unter dem Gummistrumpf über
die rhythmische Volumenschwankung der Wadenmusku-
latur massierend auf die Rückflußwege. Jeder Schritt wird
zu einem Impuls im Sinne einer Pumpwirkung, und tausende solcher Impulse am Tage ergeben eine ausreichende
Förderwirkung, die der Tendenz des Beines, anzuschwel-
len, dauernd entgegenwirkt und es damit gesund erhält.
Selbst große Polster (Abb. 4) sind unter dem Gummistrumpf für das Auge unsichtbar. Die Wirkung des Strumpfes mit seinem Polster läßt sich vom Träger selbst durch
auflockernde Massage noch beträchtlich verstärken.

Das Zusammenwirken der eingangs genannten Faktoren erweist sich in der beschriebenen Form als ein nicht

nur einfacher und gefahrloser, sondern auch wirkungsvoller Weg, dessen Beschreitung wir hiermit empfehlen wollen. Der bescheidene Aufwand und die geringe Mühe ist angesichts des zu erwartenden gesundheitlichen Gewinnes allen Gefährdeten zuzumuten. Es ist vom Laien allerdings nicht zu erwarten, daß er ohne ausreichende Aufklärung um die Gefahren weiß, die ihm durch jahrelange Vernachlässigung anscheinend harmloser Schwellungszustände an seinen Beinen erwachsen, und daß er diesen aus eigenem Antrieb mit Erfolg begegnet. Es wäre die Aufgabe aller der Volksgesundheit dienenden Einrichtungen, ihre Aufmerksamkeit dem aufgeworfenen Problem und unserem Vorschlag zu seiner Lösung zuzuwenden und nach dessen objektiver Prüfung und Anerkennung eine möglichst breite Aufklärung der Bevölkerung nach bestem Können zu fördern. Voraussetzung hierfür wird allerdings sein, daß die Heilkunde von der Vorstellung abrückt, daß alles Heil von Eingriffen an oberflächlichen Venen zu erwarten sei, und daß sie mit dem Gedanken vertraut werde, den vielfach kaum ins Auge springenden statischen Schwellungszuständen erhöhte Beachtung zu schenken und die krankheitsauslösende Wirkung der Gewebsverdichtungen im Verlauf der Rückflußwege an den Unterschenkeln als Vorläufer einer der führenden Gruppen unter den Volkskrankheiten anzuerkennen. Erst dann wird sich erweisen, daß unser Bestreben gerechtfertigt ist, auch dem Gespenst der Thrombose und der Embolie über die Vorbeugung gegen chronische Schwellungszustände in den Beinen wirksam zu begegnen.

Literatur: [1] Rotter, H.: Hautarzt, 5 (1945), S. 33 bis 38. — [2] Bisgaard, H.: Ulcus et Eczema cruris Phlebitidis Sequelae. Kopenhagen: Einar Munksgaard. 1941.

Transversale Tomographie

Von

Dr. Franz Hammer

Linz/Donau

Röntgenschichtaufnahmen in der Längsachse oder schräg zur Längsachse des Körpers sind derzeit nicht nur allgemein bekannt, sondern auch zur Sicherung der Diagnose unentbehrlich. Werden Schichtaufnahmen nur in einer Richtung durchgeführt, dann können diese durch Wischschatten pathologische Prozesse vortäuschen oder auch zum Schwinden bringen.

Zum Beispiel ergibt ein schüsselförmiger Körper, in einer Richtung geschnitten, einen Ring, somit die Form einer Kaverne. Wird jedoch senkrecht zur ersten Schnittebene eine weitere Schichtung vorgenommen, entsteht ein halbmondförmiges Gebilde und ein Ringschatten (Kaverne) kann somit aus der zweiten Aufnahme ausgeschlossen werden. Die Einstellung einer queren Schichtaufnahme („Transversotom") geschieht in folgender Weise: Im Reitsitz werden der Patient und die Kassette, die senkrecht zur Längsachse des Körpers vom Patienten steht, gleichsinnig und gleichmäßig gedreht. Der Zentralstrahl fällt unter einem frei gewählten Winkel, größer als 0^0 und kleiner als 90^0, durch die Drehachse des Objektes ziehend, schräg auf die Drehachse der Kassette. Die Exposition der Aufnahme erfolgt während der Drehung von 0 bis 360^0. Alle in der Ebene des Schnittpunktes von Zentralstrahl und Objektachse liegende Gegenstände bilden sich scharf ab und die höher oder tiefer gelegenen Objektteile erfahren eine kreisförmige Verwischung.

Die Apparatur wurde im einzelnen beschrieben. Anschließend konnten normale „Transversotome" der Schädelbasis, der Halsregion, des Thorax in verschiedenen Höhen und des Abdomens mit der Darstellung des Pankreas erklärt und vorgeführt werden. Einige Krankheitsfälle bewiesen den Wert dieser neuen röntgenologischen Untersuchungsmethode. Ein „Transversotom" in der Höhe der Kieferhöhle ließ deutlich den Defekt der vorderen Kieferhöhlenwand auf der rechten Seite und die Verschattung erkennen, woraus auf einen karzinomatösen Prozeß, der operativ bestätigt wurde, geschlossen werden konnte.

Ein eine interlobäre Schwiele vortäuschender Prozeß ergab im transversalen Schichtbild einen zerfallenden Tumor im vorderen Segment vom rechten Oberlappen. Weitere Transversotome stellten zerfallende Prozesse (Abszesse, Bronchiektasien) in den Unterlappen dar.

An den letzten Röntgenbildern konnte durch das transversale Schichtbild ein auf den normalen Röntgenbildern und Schichtaufnahmen nicht sichtbares Bronchuskarzinom aufgedeckt werden, das bronchoskopisch bestätigt wurde.

Das „transversale Schichtbild" bildet eine wichtige und unentbehrliche ergänzende Röntgenuntersuchungsmethode". Es kommt der „transversalen Tomographie" eine besondere Bedeutung zu:

1. in der Lokalisation von Prozessen,
2. in der Röntgendiagnostik,
3. in der Röntgendifferentialdiagnostik.

Ueber die Beeinflussung des Verlaufes der Masugi-Nephritis durch Hibernation

Von

Dr. med. **Edgar Tusch**

Graz

Ueber das Studium der Zusammenhänge von Nervensystem und Allergie besteht schon eine umfangreiche Literatur. Die von den verschiedenen Autoren vertretenen Ansichten sind dabei durchaus nicht einheitlich. So nahm B e s r e d k a für das Zustandekommen des anaphylaktischen Schocks eine primäre Schädigung des Zentralnervensystems an. Er stellte sich vor, daß die bei der Erstinjektion des Antigens gebildeten Antikörper vom Zentralnervensystem gebunden werden und daß bei der zweiten Injektion des Antigens das Zusammentreffen von Antigen und Antikörper im Zentralnervensystem erfolgt und so den anaphylaktischen Schock auslöst. Den Beweis hierfür glaubte B e s r e d k a in Ergebnissen experimenteller Untersuchungen zu sehen, die zeigten, daß der anaphylaktische Schock schon nach viel geringeren Dosen und auch rascher eintrat, wenn man das Antigen bei der Zweitinjektion nicht intravenös, sondern intrazerebral injizierte. S t r a s s m a n n und S c h ü r e r versuchten die Bedeutung des Gehirns für das Zustandekommen des anaphylaktischen Schocks so zu klären, daß sie die Reinjektion an dezerebrierten Tieren durchführten. Doch auch bei diesen Tieren kam es zum Auftreten des anaphylaktischen Schocks. Ebenso konnten diese beiden Autoren nach Reinjektion beim halsmarkdurchtrennten Kaninchen den anaphylaktischen Schock auslösen. Diese Versuche sprachen zunächst gegen eine Mitbeteiligung des Zentralnervensystems beim Zustandekommen des anaphylaktischen Schocks. Die Annahme B e s r e d k a s, daß eine primäre Schädigung des Zentralnervensystems den anaphylaktischen

Schock bedingt, schien widerlegt. D o e r r nahm nicht die Ganglienzelle, sondern das Kapillarendothel als Sitz der Reaktion an. S p i e g e l und K u b o dagegen hielten an einer Mitbeteiligung der Nervenzelle bei der Auslösung des anaphylaktischen Schocks, wenn auch in untergeordneter Rolle, fest. Auch M o r o wurde auf Grund seiner klinischen Beobachtungen auf derartige Zusammenhänge hingewiesen. Beim Einreiben einer bestimmten Hautpartie mit Tuberkulinsalbe kam es nicht nur an der behandelten Hautstelle zu einer Tuberkulinreaktion, sondern auch an symmetrischen Körperstellen. Kontralateral traten gleichartige Reaktionen auf. M o r o schloß aus dem Zustandekommen dieser kontralateralen Reaktionen auf eine Mitbeteiligung des Nervensystems. Der am Ort der Einreibung gesetzte Reiz gelangte — wie er annahm — ins Rückenmark und wurde von dort an symmetrische, periphere Stellen „reflektiert". Das vegetative Nervensystem schien ihm wesentlich an dieser Erscheinung mitbeteiligt zu sein. M o r o faßte die Tuberkulinreaktion als Sonderfall einer angioneurotischen Entzündung auf, „eines Entzündungsphänomens, das im wesentlichen durch starke Erregung der vegetativen Nervenbahnen hervorgerufen wird". Die Mitwirkung von Antikörpern nimmt M o r o nicht als unbedingt notwendige Voraussetzung an. In ähnlichem Sinne faßt G u t h die Kutanreaktion als vasodilatorischen Vorgang und die Herdreaktion als Vasomotorenreizwirkung am Krankheitsherd auf. M o r o stellte sich nun die Frage, ob nicht auch die Bildung der Antikörper unter dem Einfluß des vegetativen Nervensystems stehe. Die von F. W o l f und M o r o angestellten Versuche brachten keine Klärung dieser Frage.

B o r c h a r d fand bei Untersuchungen in dieser Richtung, daß Adrenalin und Hypophysin eine Steigerung der nach Typhusschutzimpfung auftretenden Agglutininbildung bewirken. Ausgehend von Beobachtungen bei parenteraler Reiztherapie, legten sich R o s e n t a l und H o l z e r die Frage vor, ob das Phänomen der unspezifischen Steigerung spezifischer Schutzkörper unter dem Einfluß des vegetativen Nervensystems steht. Betrachtet man die Schutzkörperbildung als Ausdruck einer vitalen Zelltätigkeit im Sinne einer aktiven Sekretion auf bestimmte Reize hin, so erscheint die Annahme einer zentralen Steuerung eines derart bedeutungsvollen pathologischen Geschehens doch durchaus berechtigt. R o s e n t a l und H o l z e r kamen zu dem Ergebnis, daß parasympathische Reize bei immunisierten

Menschen im hemmenden Sinne, sympathische Reize im fördernden Sinne auf den Agglutininspiegel des Blutes einwirken, und daß somit der Agglutinationstiter vom vegetativen Nervensystem regularisiert wird.

Metalnikov führte Immunitätsversuche an Galeriaraupen durch, die er leicht gegen verschiedene Bakterien immunisieren konnte. Er stellte bei seinen Versuchen fest, daß nach Entfernung des dritten thorakalen Ganglienpaares die Immunisierung nicht möglich war. Auch Haberland mißt dem vegetativen Nervensystem bei Infektionen und immunisatorischen Vorgängen einen großen Wert bei. Er prüfte in zahlreichen Tierexperimenten die Entstehung und Ausbreitung einer Infektion in Abhängigkeit vom vegetativen Nervensystem, zu dessen Beeinflussung verschiedene Mittel angewandt wurden, u. a. Adrenalin, Pilokarpin, Physostigmin, Atropin, ferner Biersche Stauung, heißes Wasser, kaltes Wasser, Urethan, Aethernarkose usw. An Mäusen, die er mit einer 24 Stunden alten Ozaenakultur in den M. quadriceps femoris impfte, konnte er feststellen, daß unter dem Einfluß der oben genannten Mittel bzw. Einwirkungen die Lebensdauer der Tiere eine bedeutende Aenderung erfahren kann, wie folgende Tabelle zeigt:

Mäuseserie

	Lebensdauer in Stunden
Heißes Wasser	30
Pilokarpin	40
Physostigmin	48
Elektrisieren	48
Aethernarkose	62
Biersche Stauung	70
Adrenalin	72
Urethan	92
Kaltes Wasser	214

Aehnliche Versuchsergebnisse erzielte Haberland mit Meerschweichen. Wenn so das eine Tier doppelt, drei- oder viermal solange Zeit nach dem Impfen lebte als das andere, so bewiesen diese Experimente eine Abhängigkeit der Entwicklung einer Infektion vom gegenwärtigen Zustand des vegetativen Nervensystems. Frau Hausmann berichtete auf der Pawlow-Tagung in Leipzig 1953 über die günstige Wirkung von Luminal auf Staphylokokkeninfektionen von Mäusen.

Schon im Jahre 1923 hat Bogendörfer auf den engen Zusammenhang zwischen Zentralnervensystem und Antikörperbildung hingewiesen. Bogendörfer konnte beweisen, daß Hunde, denen er das Halsmark durchgeschnitten hatte, nicht mehr in der Lage waren, Antikörper zu bilden. Diese Antikörperbildung verlief aber normal, wenn die Halsmarkdurchschneidung der Antigeninjektion — er hatte Typhus- und Paratyphusantigen verwendet — erst, wenn auch nur kurze Zeit, nachfolgte.

In einer gemeinsamen Arbeit mit Moser konnten wir die Abhängigkeit der Antikörperbildung und des anaphylaktischen Schocks vom Zentralnervensystem tierexperimentell einwandfrei nachweisen. Moser hat später diese Versuche fortgesetzt, indem er die Halsmarkdurchtrennung durch eine tiefe Aethernarkose bzw. durch Mesantoin oder Epilan ersetzte.

Nachdem es Masugi gelungen war, im Tierversuch eine Glomerulonephritis zu erzeugen, bei der sowohl Morphe wie klinischer Verlauf von einer so überzeugenden Identität mit dem am Menschen bekannten Krankheitsbilde waren, erschien es als höchstwahrscheinlich, daß auch beim Menschen zumindest bei der Entwicklung der Glomerulonephritis bestimmte Immunvorgänge von ausschlaggebender Bedeutung sind. E. Letterer vertritt die Ansicht, daß die Krankheit, die wir Glomerulonephritis nennen, in vielen Fällen eine Infektallergie ist. Ob dies generell gilt, ist zumindest bislang noch nicht bewiesen. Die Erfahrungen mit der Kriegsnephritis sollten uns zu Bedenken und Zurückhaltung veranlassen (Letterer).

Nonnenbruch (†) definiert die diffuse Glomerulonephritis nicht als Nierenerkrankung mit ihren Folgen, sondern als eine Allgemeinerkrankung, die zu einer allgemeinen Gefäß- und Gewebsschädigung führt, wobei die Entzündung der Niere nur einen besonderen Befall bildet. Er erblickt in diesem ganzen Krankheitsbild mit Blutdrucksteigerung und Oedemen einen einheitlich verursachten, zentralnervösen Prozeß. Bei der diffusen Glomerulonephritis, zu der auch die Feldnephritis gehört, handelt es sich um eine zentralnervös gesteuerte Sensibilisierung im vegetativen Nervensystem, die nach Abklingen der akuten Erkrankung Jahre, sogar Jahrzehnte fortglimmen und unter allen möglichen sekundären Schädigungen, die wir als „Zweitschlag" bezeichnen, immer wieder aufflackern kann, um schließ-

lich als sekundäre Schrumpfniere zu enden (N o n n e n-
b r u c h).

In Anbetracht dieser Tatsachen erscheint eine desensi-
bilisierende Behandlung der Glomerulonephritis als gerechtfertigt. Auch die Untersuchungsergebnisse von R e u b i
(Medizinische Universitätsklinik Bern, Prof. Dr. W. F r e y),
durchgeführt am Nierenparenchym im Laufe der Entwicklung der experimentellen Nephritis, sprechen in dieser Richtung. R e u b i konnte im Nierenparenchym eine Vermehrung der Histaminase bei einem Normalgehalt an Histamin
feststellen. Er schloß daraus auf einen beschleunigten Abbau des Histamins, und da dessen Konzentration im Nierenparenchym unverändert blieb, auf ein vermehrtes Frei-
werden von Histamin in loco durch die Antigen-Antikörper-
Reaktion. Von dieser Hypothese ausgehend, hat R e u b i
versucht, den Verlauf der experimentellen Nephritis durch
Antistin zu beeinflussen. Unter Anwendung von hohen Dosen Antistin (50 bis 100 mg/kg) konnte er die vorbeugende
und heilende Wirkung dieses Medikamentes anschaulich
machen. Diese Betrachtungen sind seither von A c e v e d o,
B i r ò und G r ü m e r bestätigt worden. Andere Autoren
wieder (H a l p e r n, H e i n t z und L o s s e, S a r r e) berichten über negative Resultate. R e u b i erklärt die negativen Ergebnisse durch eine zu niedrige Dosierung (10 mg/kg
an Stelle von 50 bis 100 mg/kg) und möglicherweise durch
die Tatsache, daß diese Verfasser andere Antihistaminika
(Benadryl, Phenergan) verwendet haben.

Neben den synthetischen Antihistaminen wurden auch
Cortison und ACTH bei der experimentellen Nephritis mit
zum Teil widersprechenden Ergebnissen angewandt. Nach
K n o w l t o n, L o e b, S t o e r k und S e e g a l bleibt das
Cortison ohne Einwirkung auf die Masugi-Nephritis. Im
Gegensatz dazu berichten S p ü h l e r, Z o l l i n g e r und
E n d e r l i n, daß sie durch Cortison die Entwicklung der
experimentellen Nephritis verlangsamen konnten und auch
die histologischen Veränderungen vermindert waren. R i c h,
B e r t h r o n g und B e n n e t fanden bei der durch wieder-
holte Injektionen von Pferdeserum hervorgerufenen Ratten-
nephritis bei Anwendung von Cortison oder ACTH eine
Hemmung der Proliferation des Glomerulusendothels.

H. D u t z, H. J. R o s s a und K. V o i g t berichten über
die Beeinflussung der experimentellen Nephritis durch Luminal. Es hatte sich bei der Masugi-Nephritis an Ratten
gezeigt, daß die zentralhemmende Wirkung des Luminals
zwar nicht imstande ist, das Auftreten der experimentellen

Nephritis zu verhindern, daß sich aber der Verlauf milder gestaltete und auch die histologischen Veränderungen geringer waren. Für den Wirkungsmechanismus kämen zwei Möglichkeiten in Frage:

1. Die Beeinflussung der Antikörperbildung im Organismus der Ratten nach der Nephrotoxininjektion.

2. Die Herabminderung der im Gefolge der Antigen-Antikörper-Reaktion auftretenden allergisch entzündlichen Prozesse.

Da die experimentellen Ergebnisse denen gleichen, die man durch Anwendung von Antihistaminkörpern erhielt, wurde es für wahrscheinlich gehalten, daß der Wirkungsmechanismus der Antihistaminkörper über eine zentrale Beeinflussung abläuft. Ausgedehnte klinische Untersuchungen müßten die Bedeutung der modernen Therapien erweisen. Grundsätzlich könnte die Luminalbehandlung ähnliche Erfolge zeitigen wie die Antihistaminkörper.

In weiteren analogen Serien wurde von H. D u t z und K. V o i g t auch der Einfluß des Megaphens auf den Verlauf der Masugi-Nephritis studiert, wobei zum Teil dreimal täglich 1 mg, zum Teil nur einmal täglich 0·5 mg pro 100 g Ratte verabfolgt wurde. Zum Unterschied von der Luminalserie war nach Megaphen ein stärkerer Blutdruckabfall festzustellen. Die histologische Auswertung ergab keinen signifikanten Unterschied in der Schwere der nephritischen Veränderungen gegenüber den Kontrolltieren. Es ist lediglich festzustellen, daß in der Megaphenserie die Zahl der die Nephrotoxininjektionen überlebenden Tiere signifikant höher war als in der Kontrollserie. In einer weiteren Versuchsreihe prüften H. D u t z und K. V o i g t den Einfluß von Periston-N auf den Verlauf der experimentellen Nephritis. Sie konnten dabei im Vergleich zu den Kontrolltieren eine wesentlich leichtere Verlaufsform und geringere histologische Veränderungen bei den mit Periston-N behandelten Tieren feststellen.

Einer Anregung N o n n e n b r u c h s folgend, ging ich daran, den Einfluß der Hibernation auf den Verlauf der Masugi-Nephritis zu prüfen. Große experimentell-technische Schwierigkeiten waren zu überwinden, um die Tiere über die kritische Zeit, bis zu welcher ein Auftreten der Nephritis nach erfolgter Nephrotoxininjektion zu erwarten ist, am Leben zu erhalten. In mühsamen und langwierigen, tastenden Vorversuchen unter großen Verlusten an Tieren gelang es endlich, die Tiere bis zum siebenten Tag in tiefer Hibernation am Leben zu erhalten*. Zunächst hatte sich erwiesen, daß bei der Hibernation mit verschiedenen pharmakodynamischen Mitteln, die jedoch potenzierend wirken, die Versuchstiere derart vergiftet wurden, daß sie nach 3 bis 4 Tagen eingingen. Herr Prof. H. L a b o r i t hat uns später in einer persönlichen Mitteilung bekanntgemacht, daß auch sie über die gleichen Erfahrungen verfügen. Aus diesem Grunde gingen wir dazu über, die pharmakodynami·sche Hibernation mit der physikalischen Unterkühlung zu kombinieren. Hierzu wurde das Fell der Tiere vor Versuchsbeginn abgeschoren, dann wurden sie in einem besonders geeigneten Gefäß bequem gelagert; dieses Gefäß wurde mit einem Gewicht beschwert und in Eiswasser gestellt, dessen Temperatur Tag und Nacht hindurch stündlich kontrolliert wurde. Auch die Temperatur der Hasen mußte stündlich regelmäßig gemessen werden, wenn nicht besondere Umstände eine noch häufigere Ueberprüfung notwendig machten. Injiziert erhielten die Versuchstiere einen Cocktail, bestehend aus Phenergan, Alodan, Largactil sowie physiologischer Kochsalzlösung, und zwar in einer Dosis, die zur Erzielung und Aufrechterhaltung eines ganz charakteristischen Somnolenzzustandes ausreichte. Folgende drei Kriterien waren für den Zustand der Hibernation maßgebend:

a) die Temperatur, wobei das Temperaturoptimum zwischen 28⁰ und 33⁰ liegt. Unter 28⁰ treten häufiger schwere Zwischenfälle auf;

b) der Atmungsrhythmus ist bedeutend verlangsamt (52 bis 36 pro Minute);

c) die Tatsache, daß das Tier zu schlafen scheint und völlig apathisch ist.

In diesem hibernisierten Zustand ist die Gesamtheit der vegetativen, endokrinen und biokatalytischen Systeme gehemmt und der Zellstoffwechsel reduziert. Es wird hierbei zwischen zentralen und peripheren Angriffspunkten unterschieden. Es kommt zu einer Hemmung des Kohlehydratstoffwechsels des Gehirns, was im Warburg-Apparat nachgewiesen werden konnte, und zu einer Blockierung der interneuralen Verbindungen zwischen Hirnrinde und

---

* Den Anästhesisten von der Chirurgischen Universitätsklinik Graz (Vorstand: Prof. Dr. F. S p a t h), Herrn Ass. Dr. H. H o l z e r (†), Dr. A. B e n z e r, Dr. H. W a l t n e r und Frau Dr. E. W i l l o·m i t z e r, danke ich auch an dieser Stelle ganz besonders für ihre Beratung und ihre Unermüdlichkeit und Aufopferung bei der Durchführung der Hibernation.

Hirnstamm. Die peripheren Auswirkungen betreffen die Grundumsatzsenkung durch einen Rückgang der Körpertemperatur.

Vorversuche

Bei den Vorversuchen, die in erster Linie dazu dienten, Erfahrungen zu sammeln, um die hibernisierten Tiere möglichst lange am Leben zu erhalten, achtete ich auch streng auf die durch die Hibernation bedingten Veränderungen des klinischen Zustandsbildes und post mortem auf eventuelle histologische Veränderungen an den einzelnen Organen.

Klinische Befunde

a) Blutzuckerkurve: Der Blutzucker hielt sich während der ganzen Versuchsdauer in normaler Höhe zwischen 125 mg% und 95 mg%. Mit zunehmender Versuchsdauer sanken die Blutzuckerwerte gering ab. Eine Hypoglykämie wurde in keinem Falle beobachtet.

b) Die RN-Werte zeigten geringe Schwankungen, bewegten sich aber immer in normalen Grenzen. Ein eindeutiger Anstieg des RN in Hibernation konnte nicht festgestellt werden.

c) Die Blutdruckwerte sind im Durchschnitt um 15 bis 30 mm Hg abgesunken.

d) Die Harnuntersuchungen (Katheterharn) ergaben in einzelnen Fällen eine geringe Eiweißausscheidung (Opaleszenz), Harnzucker war immer negativ, Gallenfarbstoffe waren nie vermehrt. Im Harnsediment konnten manchmal ganz vereinzelt Erythrozyten, einige Leukozyten und amorphe Kristalle festgestellt werden. In wenigen Harnen fanden sich gelegentlich 1 bis 3 hyaline Zylinder.

Pathologisch-histologische Befunde*

Bei der histologischen Befundung wurden folgende Punkte beachtet: 1. Kolloidgehalt der Schilddrüse, 2. bei der Niere, ob eine Systemverfettung der Epithelien der Hauptstücke der Niere bzw. eine Ausscheidung von Eiweiß aus den Glomeruli stattgefunden hat oder eine tropfige Eiweißspeicherung in den Epithelien der Hauptstücke vor-

---

* Ich danke an dieser Stelle ganz besonders dem Vorstand des Pathologischen Institutes der Universität Graz, Herrn Prof. Dr. Th. K o n s c h e g g, für die histologische Auswertung der Präparate und ebenso seinen Assistenten Dr. A. P r o b s t, Dr. K. S c h m i d t und Dr. G. F a s c h i n g.

handen ist; 3. finden sich Vakuolen in den Epithelien der Leber und in den exkretorischen Epithelien des Pankreas und in den Nebennierenmarkzellen bzw. in den inneren Rindenzellen der Nebenniere? 4. Besteht eine streifige Verfettung der Herzmuskelfasern und eine streifige Verfettung der Skeletmuskelfasern? 5. Sind histologische Veränderungen am Gehirn feststellbar?

Ich will im folgenden die histologischen Befunde von 3 Kaninchen anführen, die zwischen 3 und 5 Tagen in tiefer Hibernisation waren und in dieser ad exitum kamen:

Fall 1 (Hibernisierter Hase 16): Hist.-Nr. 6989/54:

1. Mäßige Hyperämie des Gehirns. Keine Blutungen, keine auffällige Hirnschwellung.

2. In den untersuchten Schnitten der Hypophyse kein auffälliger Befund zu erheben.

3. Lappig gebautes Thymusgewebe mit deutlich erkennbarer Rinden- und Markzone. Die Hassalschen Körperchen klein, nirgends verkalkt.

4. Lunge: Lufthaltiges Lungengewebe mit entfalteten Alveolen, keine Blutungen, keine Bronchitis, keine Atelektasen.

5. Herzmuskel: Gut entwickelte Muskelfasern mit gleichmäßig großen, stäbchenförmigen und spindeligen Zellkernen, die Querstreifung jedoch nicht deutlich zu erkennen. Die Muskelfasern zeigen vielmehr eine körnig-schollige Beschaffenheit und sind stellenweise fragmentiert. Nekrosen oder zellige Infiltrate sind nicht nachzuweisen.

6. Niere: Im Bereiche der Bowmanschen Kapsel häufig zwischen den beiden Blättern locker geronnene blaßrosa gefärbte Schlieren. In einzelnen Rindenkanälchen homogene Zylinder. Die Glomeruli stark hyperämisch.

7. Leber: Sie zeigt einen deutlichen Läppchenbau. Die Leberzellen sind gleichmäßig groß, das Plasma ist sehr häufig tropfig entmischt. Diese Veränderung bezieht sich vorwiegend auf die Läppchenperipherie.

8. Regelrecht aufgebautes Pankreasgewebe: Zahlreiche gut erkennbare Inseln nachzuweisen.

9. Blutreiches Milzgewebe: Die Follikel durch die hyperämische rote Pulpa etwas verdrängt. Keine Nekrosen.

Fall 2 (Hibernisierter Hase 12): Hist.-Nr. 3151/54:

1. Niere ($3^1/_2$: $2^1/_2$: $1^1/_2$ cm groß): Keine besondere Kanälchenepitheldegeneration, insbesondere keine Verfettung.

2. Lymphdrüse: Mit deutlichem Sinuskatarrh. In den hyperplastischen Sinuszellen vielfach bräunliches Pigment.

3. Am Gehirn: Kein Markscheidenzerfall, keine Fettkörnchenzellen, keine Nekrosen.

4. Herzmuskel: Keine Verfettung, keine Nekrosen.

5. **Pankreasgewebe**: Mit wohl erhaltener Struktur. Das Gangepithel durchwegs gut färbbar, nicht vakuolisiert.

6. **Leber**: Keine grobe Parenchymdegeneration, insbesondere keine Verfettung.

7. **Skelettmuskulatur**: Ohne besondere Veränderungen.

Fall 3 (Hibernisierter Hase 14): Hist.-Nr. 3652/54:

1. **Das Gehirn**: Frei von Nekrosen und entzündlichen Infiltraten.

2. **Eine Speicheldrüse**: Ebenso frei von Nekrosen und entzündlichen Infiltraten.

3. **Schilddrüse**: In einem Schnitt von der Schilddrüse kolloidarmes, mikrofollikuläres Parenchym.

4. **Nebenniere**: Mäßige Hyperämie, das Mark blutreich.

Hauptversuche

Als Versuchstiere wurden, wie oben schon hingewiesen wurde, Kaninchen, als Serumspender Enten verwendet. Die Immunisierung der Ente geschah in folgender Weise: Ein 2·4 kg schweres Kaninchen wurde am 9. Dezember 1953 von der Karotis aus entblutet. Gleich darauf wurde die Brust- und Bauchhöhle weit eröffnet und in die Aorta descendens eine Glaskanüle bis zum Abgang der Aa. renales eingeführt und an der Aorta befestigt. Alle übrigen von der Aorta abgehenden Arterien sowie die Aorta unterhalb der Abzweigungsstelle der Nierenarterien selbst wurden ligiert. An die Kanüle wurde ein Dauertropf mit physiologischer Kochsalzlösung angeschlossen und die beiden Nieren innerhalb von 36 Stunden mit 8400 ccm physiologischer Kochsalzlösung durchspült, bis die Nieren äußerlich total blutfrei waren. Die Durchströmungsflüssigkeit ist, nachdem sie die Nieren durchspült hatte, durch die eröffnete V. cava abgeflossen. Dann wurden die beiden Nieren steril entnommen, im Tourmix zerkleinert und in 150 ccm physiologischer Kochsalzlösung aufgeschwemmt (Gewicht der rechten Niere 10 g, der linken Niere 8 g). Dieses Material Nierenantigen wurde ständig bei einer Temperatur von — 15⁰ bis —20⁰ aufbewahrt und nach allmählichem 3stündigen Auftauen in 5tägigen Abständen intraperitoneal verimpft, und zwar betrug die Dosis der einmaligen Injektion 10 ccm. Es war daher notwendig, noch mehrmals Nierenantigen in der oben beschriebenen Weise herzustellen. Die Immunisierung wurde in der Zeit vom 11. Dezember 1953 bis zum 11. Juni 1954 insgesamt 34mal durchgeführt. Am 18. Juni 1954 wurde nach Entblutung von der Karotis aus das Serum nach der üblichen Methode abgeschieden. Die

Antisera wurden dann der serologischen Untersuchung unterzogen, und zwar auf den Präzipitintiter gegen Kaninchenserum, Kaninchenniere und Kaninchenleber.

Das Serum zeichnet sich also durch eine besondere Höhe des Präzipitationstiters gegen Hasenniere aus. Das Antiserum wurde durch einhalbstündiges Erhitzen auf 56⁰ inaktiviert, um seine primäre Toxizität zu vernichten.

Untersuchungsergebnisse*

Präzipitationsreaktion: Buch Nr. V. 5547/Ro.

Entenserum.....	1:2	1:4	1:8	1:16	1:32	1:64	1:128	1:250
Hasenniere	+	+	+	+	+	±	±	—
Hasenleber	+	+	+	+	±	±	—	—
Hasenserum	+	+	+	±	±	±	—	—

Die Versuchstiere wurden 2 Wochen lang vor der Nephrotoxininjektion der vorläufigen Untersuchung unterworfen. Als klinische Untersuchung wurden durchgeführt:

1. Harnmenge, spezifisches Gewicht, chemische und mikroskopische Untersuchung des Harnes.

2. Blutdruckmessung.

3. Bestimmung des Reststickstoffes des Blutes.

4. Gesamteiweißbestimmung im Blut und Elektrophoresediagramm.

5. Blutzuckerbestimmung.

6. Kontrolle des Körpergewichtes.

Die 12 für die Versuche verwendeten Kaninchen wurden in 3 Gruppen unterteilt:

1. Gruppe: Die Kaninchen dieser Gruppe erhielten in tiefer Hibernation 5 ccm Nephrotoxin in die Ohrvene eingespritzt und wurden bis zum Tode in tiefer Hibernation belassen (7 Tage). Diesen Kaninchen wurde zweimal täglich folgende Mischung durch die Magensonde zugeführt: 5%ige Dextroselösung und physiologische Kochsalzlösung 20 ccm; Vitamin B_1 40 mg; Vitamin B_6 20 mg; Sangamin 3 g.

2. Gruppe: Den Versuchstieren der Gruppe 2 wurde das Nephrotoxin (5 ccm) wie bei jenen der Gruppe 1 in

---

* Herrn Dr. K. Rotter, Leiter der Bundesstaatlichen Bakteriologisch-Serologischen Untersuchungsanstalt, Graz, danke ich an dieser Stelle ganz besonders für die Durchführung der serologischen Untersuchungen.

tiefer Hibernisation in die Ohrvene injiziert, aber nach 8 Stunden wurden sie aus der Hibernisation herausgelassen. Am 20. Tage nach der Injektion des nephrotoxischen Serums wurden die Tiere getötet und die Organe histologisch untersucht.

3. G r u p p e: Kontrolltiere: Diese bekamen am gleichen Tage wie die Kaninchen der Gruppe 1 und 2 je 5 ccm Nephrotoxin in die Ohrvene injiziert, jedoch ohne jede Medikation. Am 40. Tage nach der Nephrotoxininjektion wurden die Tiere getötet.

Im folgenden will ich die Protokolle von 5 Kaninchen der 3 Gruppen anführen:

1. G r u p p e (in tiefer Hibernisation während der ganzen Versuchsdauer):

F a l l 1 (Kaninchen III)*.

B e f u n d e v o r d e r I n j e k t i o n v o n N e p h r o t o x i n u n d v o r d e r H i b e r n i s a t i o n: Blutdruck: 62 mm Hg, Harn: Reaktion alkalisch, Eiweiß: neg., Zucker: neg., Ubg.: —/+, Sediment: Kristalle, Rest-N: 28 mg%, Blutzucker: 122 mg%, Körpergewicht: 3200 g.

Am 24. Juni 1954 erhielt das Kaninchen 5 ccm Antiserum in tiefer Hibernisation und kam am 30. Juni 1954 in tiefer Hibernisation ad exitum (Verlauf 7 Tage). Am 25. Juni 1954 (2. Tag) wurde folgender Harnbefund erhoben: Vormittags: Reaktion alkalisch, Eiweiß: neg., im Sediment: 11—27 E r y t h r o z y t e n i m B l i c k f e l d und Epithelien. Nachmittags: Eiweiß positiv (Trübung), i m S e d i m e n t m a s s e n h a f t E r y t h r o z y t e n. Blutdruck: 45 mm Hg, Körpergewicht: 3100 g. 26. Juni 1954 (3. Tag): Harn: Reaktion alkalisch, Eiweiß: Trübung, Sediment: massenhaft Erythrozyten und Epithelien. Spezifisches Gewicht: 1017, Blutdruck: 50 mm Hg, Körpergewicht: 2900 g. 27. Juni 1954 (4. Tag): Harnbefund: Reaktion alkalisch, E i w e i ß: T r ü b u n g (Kochprobe), i m S e d i m e n t m a s s e n h a f t E r y t h r o z y t e n, Leukozyten und Epithelien. Blutdruck: 45 mm Hg, Körpergewicht: 2900 g. 28. Juni 1954 (5. Tag): Harn: Reaktion sauer, E i w e i ß - K o c h p r o b e: F l o c k u n g ($^1/_3$ Volumen), Sediment: viele Leukozyten, einige Erythrozyten und granulierte Zylinder. Spezifisches Gewicht: 1023, Blutdruck: 55 mm Hg, Körpergewicht: 2800 g. 29. Juni 1954 (6. Tag): Harn: Reaktion sauer, Eiweiß: (Kochprobe) Flockung, $^1/_3$ Volumen, Sediment: 10—15 E r y t h r o z y t e n i m B l i c k f e l d, v i e l e g r a n u l i e r t e Z y l i n d e r, m ä ß i g z a h l r e i c h e E r y t h r o z y t e n z y l i n d e r, h y a l i n e Z y l i n d e r, v i e l e L e u k o z y t e n. Spezifisches Gewicht: 1021,

---

* Mein ganz besonderer Dank gilt meinen fleißigen Mitarbeiterinnen Frau Ass. Dr. med. I. B r ü c k n e r und Frau Dr. med. H. J a k o p i n.

Blutdruck: 40 mm Hg, Rest-N: 95 mg%, Blutzucker: 81 mg%, Körpergewicht: 2800 g, Elektrophoresediagramm: Albumine: 26·6%, Alpha 1: 12·9%, Alpha 2: 11·7%, Beta: 38·1%, Gamma: 10·7%. 30. Juni 1954: Am 7. Versuchstag ist das Tier eingegangen.

K l i n i s c h e s   B i l d :   H ä m o r r h a g i s c h e   G l o m e r u l o n e p h r i t i s   m i t   n e p h r o t i s c h e m   E i n s c h l a g. P a t h o l o g i s c h - h i s t o l o g i s c h e B e f u n d e : Hist.-Nr. 8604 aus 1954: Hautödem und Hydrops nicht nachweisbar.

1. N i e r e n : In den untersuchten Nierenschnitten eine ziemlich deutliche Hyperämie. Erweiterung und Blutfülle auch der Glomerulusschlingen.

K e i n e   Z e i c h e n   v o n   N e p h r i t i s.

2. N e b e n n i e r e : Mit mäßiger Hyperämie, das Mark blutreich.

3. L e b e r : Sehr deutliche Hyperämie mit mächtiger Erweiterung, besonders der großen Interlobulärvenen.

4. M i l z : Deutliche Hyperämie der Milz. Keine Nekrosen, Follikel deutlich.

5. H e r z m u s k e l : An den Herzmuskelfasern kein auffälliger Befund. Die Querstreifung zumeist undeutlich.

H i s t o l o g i s c h   i s t   k e i n e   N e p h r i t i s   n a c h w e i s b a r.

F a l l   2 (Kaninchen IV): Dem Kaninchen wurden am 24. Juni 1954 5 ccm Nephrotoxin in die Ohrvene injiziert (tiefe Hibernisation). Bereits am 2. Tag wurde folgender Harnbefund erhoben: Eiweiß: positiv (leichte Trübung), im Sediment: 5—11 Erythrozyten im Blickfeld, einzelne Kalziumoxalate. 26. Juni 1954 (3. Tag): Harnbefund: Eiweiß: Trübung (Kochprobe), im Sediment: 12—20 Erythrozyten im Blickfeld, Leukozyten und Epithelien. Spezifisches Gewicht: 1015, Blutdruck: 45 mm Hg (vor Versuchsbeginn 60 mm Hg), Körpergewicht: 2150 g (vor Beginn 3100 g). Der weitere Verlauf glich dem vom Fall 1 mit Zunahme der hämorrhagischen Komponente und Rest-N-Anstieg (79 mg%).

K l i n i s c h e s   B i l d :   H ä m o r r h a g i s c h e   G l o m e r u l o n e p h r i t i s.   P a t h o l o g i s c h - h i s t o l o g i s c h e   B e f u n d e : Hist.-Nr. 8455/54.

1. N i e r e n : Histologisch deutliche Hyperämie des Nierengewebes. Starke Ausweitung der Blutgefäße, auch die Glomeruli blutreich. Keine sicheren Zeichen einer Nephritis.

2. H e r z m u s k e l : Ohne auffällige Veränderungen.

3. T h y m u s d r ü s e : Mit reichlichem Parenchym. Rinden- und Markgewebe nur undeutlich zu unterscheiden.

4. L e b e r : Mit deutlicher Hyperämie.

Auch in weiteren untersuchten Nierenschnitten nur eine sehr deutliche Hyperämie, keine Aehnlichkeit mit Masugi-Nephritis.

F a l l   3 (Kaninchen V): Auch dieses Kaninchen erhielt am 24. Juni 1954 5 ccm Nephrotoxin in die Ohrvene und ging am

29. Juni 1954 (6. Tag) in tiefer Hibernisation ein. Am 3. Tag trat eine Albuminurie und Hämaturie auf, die im weiteren Verlauf an Intensität zunahmen. Harnbefund am 5. Tag: Eiweiß: (Kochprobe) Flockung $^1/_4$ Volumen; im Sediment sehr viele Erythrozyten, bis 50 im Blickfeld, Erythrozytenzylinder, viele granulierte Zylinder, einige hyaline Zylinder, Leukozyten und Epithelien. Spezifisches Gewicht: 1024, Blutzucker: 85 mg%; der Blutdruck schwankte in der Woche vor der Injektion zwischen 62—75 mm Hg. Am Tag nach der Nephrotoxininjektion betrug er 58 mm Hg. Der Rest-N stieg am 5. Tag auf 62 mg% an (Ausgangswert: 42 mg%), keine nennenswerte Oligurie.

Klinisches Bild: Hämorrhagische Glomerulonephritis.

Histologischer Befund der Nieren: Hist.-Nr. 8562/54: In den untersuchten Nierenschnitten eine deutliche Hyperämie, vielfach auch in den Glomerulusschlingen. Zeichen einer Nephritis sind nicht festzustellen. Es finden sich weder diesbezügliche Glomerulusveränderungen, noch ein abnormer Inhalt in den Kanälchen.

2. Gruppe: Fall 4 (Kaninchen VIII).

Befunde vor Versuchsbeginn: Harn: Reaktion alkalisch, Eiweiß: negativ, Zucker: negativ, Ubg.: —/+, Sediment: viele Kristalle. Blutdruck: 63 mm Hg, Rest-N: 53 mg%, Elektrophoresediagramm: Albumine: 61·5%, Alpha 1: 4·8%, Alpha 2: 4·4%, Beta: 12·7%, Gamma: 16·5%. Blutzucker: 124 mg%, Körpergewicht: 2800 g. Dem Kaninchen wurden am 24. Juni 1954 5 ccm Nephrotoxin in die Ohrvene injiziert bei tiefer Hibernisation. Nach 8 Stunden wurde die Hibernisation beendet und der Krankheitsverlauf 20 Tage klinisch verfolgt bis zur Tötung des Tieres am 13. Juli 1954.

Am 25. Juni 1954 (2. Tag) erschien Eiweiß im Harn in ganz geringen Mengen (Opaleszenz), im Sediment fanden sich runde Epithelien und 2 hyaline Zylinder sowie Kalziumoxalate, spezifisches Gewicht: 1013. Blutdruck: 60 mm Hg, Körpergewicht: 2800 g. Vom 26. Juni bis zum 1. Juli 1954 wurde kein pathologischer Harnbefund erhoben. Der Blutdruck schwankte in dieser Zeit zwischen 53—75 mm Hg. Erst am 2. Juli 1954 (9. Tag) erschien Eiweiß im Harn: (Kochprobe) Trübung, im Sediment: Erythrozyten 0—2 im Blickfeld, 1 fein granulierter Zylinder und 2 hyaline Zylinder sowie Leukozyten. Blutdruck: 70 mm Hg. Am 4. Juli 1954 nahm die Eiweißausscheidung im Harn zu (Kochprobe): starke Flockung ($^1/_4$ Volumen), im Sediment viele Erythrozyten, granulierte, Erythrozytenzylinder und Leukozyten. Blutdruck: 79 mm Hg. Am 5. Juli 1954 wurden folgende Befunde erhoben: Rest-N: 51 mg%, Blutzucker: 165 mg%, Gesamteiweiß: 6·5 g%, Elektrophoresediagramm: Albumine: 52·2%, Alpha 1: 8·7%, Alpha 2: 8·7%, Beta: 13·4%, Gamma: 17·0%; Harneiweiß (Kochprobe): starke Trübung, im Sediment: viele Erythrozyten und alle Arten von Zylindern Blutdruck: 79 mm Hg. In der Zeit vom 6. Juli 1954 bis zur Tötung des Tieres am 13. Juli 1954 blieb der Harnbefund unverändert. Befunde vom 13. Juli 1954: Harn: Eiweiß (Kochprobe): starke Trü-

bung, im Sediment: 5—10 Erythrozyten im Blickfeld, hyaline, gra‐
nulierte und Erythrozytenzylinder. Blutdruck: 80 mm Hg, Rest-N:
60 mg%, Gesamteiweiß: 7·3 g%, Elektrophoresediagramm: Albu‐
mine: 44·1%, Alpha 1: 12·1%, Alpha 2: 10·3%, Beta: 10·1%,
Gamma: 23·1%.

Klinisches Bild: Leichtgradige Glomerulo‐
nephritis.

Pathologisch-histologische Befunde: Hist.-Nr. 9292/54.

1. Nieren: Die Glomeruli oft ziemlich zellreich, manchmal
Verklebungen der Kapselblätter. Zwischen den Schlingen nicht sel‐
ten Leukozyten. Stellenweise in der Umgebung der Glomeruli um
die Arteriolen eosinophile Zellen nachzuweisen. In den Kanälchen
nicht selten Eiweißzylinder, stellenweise auch Blut.

2. Milz: Blutreich mit sehr deutlichen Follikeln.

3. Leber: Ohne auffällige Veränderungen, nur eine deut‐
liche Blutfülle mit Erweiterung der Blutgefäße.

4. Auch das Lungengewebe ist sehr blutreich.

In der Niere findet sich demnach herdförmig
eine Masugi-Nephritis.

3. Gruppe (Kontrolltiere): Fall 5 (Kaninchen XI):

Am 24. Juni 1954 5 ccm Nephrotoxin intravenös. Danach
wurde das Tier durch 40 Tage auf sein klinisches Verhalten genau
untersucht und am 2. August 1954 seziert.

Klinischer Verlauf: Das Eiweiß erschien im Harn
am 2. Juli 1954 spurenweise; im Sediment einzelne Erythrozyten
(3—5 im Blickfeld). Am 4. Juli 1954, also am 11. Tag nach der
Injektion, kam eine bedeutende Albuminurie zum Vorschein (Koch‐
probe: Flockung, Kuppe) und dauerte bis zum 13. Juli 1954 fort.
In der gleichen Beobachtungszeit (4.—13. Juli 1954) waren im
Sediment immer mäßig Erythrozyten, mäßig bis reichlich granu‐
lierte Zylinder, Erythrozytenzylinder, hyaline Zylinder und Leuko‐
zyten nachweisbar. Vom 14. Juli 1954 bis zum Tag der Sektion
(2. August 1954) nahm die Albuminurie, Hämaturie und Zylindurie
ständig etwas ab. Der Blutdruck stieg von 64 mm Hg bei Beginn
auf 80 mm Hg an (13. Juli 1954). Am 2. August 1954 war der
Blutdruckwert 75 mm Hg. Rest-N vor der Injektion: 45 mg%, am
6. Tag nach der Injektion: 57 mg%; am Schluß der Beobachtungs‐
zeit war der Rest-N wieder auf 36 mg% abgesunken. Elektro‐
phoresediagramm bei Beginn: Albumine: 61·1%, Alpha 1: 6·5%,
Alpha 2: 3·1%, Beta: 9%, Gamma: 20·3%. Elektrophoresediagramm
am 5. Juli 1954: Albumine: 56·1%, Alpha 1: 6·1%, Alpha 2:
5·7%, Beta: 13·2%, Gamma: 18·7%. Am 2. August 1954: Albu‐
mine: 57·1%, Alpha 1: 4·7%, Alpha 2: 5·1%, Beta: 7·5%,
Gamma: 25·5%. Blutzuckerwerte immer zwischen 127 mg% und
95 mg%. Das Körpergewicht ist von 3500 g bei Beginn auf 3600 g
am 2. August 1954 angestiegen.

Klinisches Bild: Leichtgradige Glomerulo‐
nephritis mit Heilungstendenz.

Pathologisch-histologische Befunde: Hist.-Nr. 10.223/54:

1. Nieren: Die Kapsel sehr leicht abziehbar, die Oberfläche glatt, keine Blutpunkte. Histologisch zeigen die Glomeruli beider Nieren eine sehr beträchtliche Proliferation und Verdickung der Bowmanschen Kapsel. Die Glomerulusschlingen sehr zellreich, periglomerulär kleinrundzellige Infiltrate. Diese Veränderung zeigt die Mehrzahl der Glomeruli. Austritt von roten Blutkörperchen in den Kapselraum nur an wenigen Stellen nachweisbar. Manche Kapillaren in den Glomeruli sehr hyperämisch. Die Tubulusepithelien etwas trübe geschwollen, in der Lichtung der Tubuli manchmal Erythrozytenzylinder.

Das vorliegende Bild spricht für eine bereits subakute Glomerulonephritis.

2. Leber: Glykogenreich, sonst unauffällig.

3. Herzmuskel: Frei von pathologischen Veränderungen.

4. Nebennieren: Ohne pathologische Veränderungen.

5. Schilddrüse: Mäßig kolloidreich, unauffällig.

Im Rahmen dieser histologischen Untersuchungen erschien es mir von Interesse, festzustellen, ob durch die Hibernisation charakteristische morphologische Veränderungen vorwiegend am vegetativen Nervensystem gesetzt werden. Herr Dr. med. Hans Peters, Assistent am Anatomischen Institut Bonn (Vorstand Prof. Dr. Philipp Stöhr), führte die gewünschten neuro-histologischen Untersuchungen an den von mir lebendfrisch in 10%igem Formalin fixierten und übersandten Präparaten in dankenswerter Weise durch. Untersucht wurden Grenzstrang, Nebenniere und Zwischenhirn.

Am Ganglion cervicale caudale waren zahlreiche der beim Kaninchen zweikernig auftretenden Ganglienzellen geschrumpft. Sie fielen durch starke Pigmentierung auf und ihre Kerne zeigten verschieden stark ausgebildete Schrumpfungserscheinungen, teils mit pseudopodienartigen Fortsätzen. Einzelne Kerne schienen aus den Ganglienzellen auszutreten bzw. sogar einen dritten Kern zu bilden. Diese Stellen mit den veränderten Ganglienzellen ließen das Bild degenerierender Zellen erkennen. Die neuro-histologische Untersuchung der Nebennieren und des Zwischenhirns ergab keine besonderen Befunde.

Ergebnisse

Die Ergebnisse der durchgeführten Versuche zur Ueberprüfung des Einflusses der Hibernisation auf den Verlauf der tierexperimentellen Nephritis lassen sich in folgenden Punkten zusammenfassen:

1. Bei den hibernisierten Tieren traten die klinischen Erscheinungen der experimentellen Nephritis schon sehr frühzeitig, am 2. und 3. Tag nach der Nephrotoxininjektion, in Erscheinung. Bei den Kontrolltieren erst am 9. Tag.

2. Die Hämaturie und später auch die Proteinurie waren bei den hibernisierten Tieren signifikant verstärkt.

3. Der Rest-N zeigte bei den hibernisierten Tieren einen rascheren und höheren Anstieg als bei den Kontrolltieren.

4. Das klinisch eindeutige Bild der experimentellen Nephritis bei den hibernisierten Kaninchen konnte im Gegensatz zu den Kontrolltieren in keinem der untersuchten Fälle histologisch bestätigt werden.

Es erscheint zunächst schwierig, für die experimentell gefundenen Tatsachen eine Erklärung zu finden. Man könnte vielleicht einwenden, daß die Zeit bis zur Entwicklung von histologisch nachweisbaren Veränderungen zu kurz war. Nachdem aber bereits am 2. Tag nach der Nephrotoxininjektion die klinischen Symptome einer experimentellen Glomerulonephritis so massiv auftraten, sind auch innerhalb dieser Frist bis zum Tode der Versuchstiere morphologische Läsionen zu erwarten. Es scheint demnach so, daß es zwar unter der Hibernisation zu einer signifikant überhöhten Funktion des Nephrons im Sinne einer vermehrten Schlingenpermeabilität und Weitstellung derselben, Durchtritt von Eiweiß und erhöhten Resorption kommt, daß aber durch die Hibernisation die morphologischen Abwandlungen, wie die Proliferation der Schlingendeckzellen und der Deckzellen der Bowmanschen Kapsel, verhindert wird. Bemerkenswert erscheint auch in diesem Zusammenhang die Tatsache, daß bei den Versuchstieren der 2. Gruppe, die nur 8 Stunden in tiefer Hibernisation waren, bereits am 2. Tag ein, wenn auch geringfügiger, pathologischer Harnbefund auftrat, der dann vom 3. Tag an nicht mehr nachweisbar war. Der nächste pathologische Harnbefund mit Hämaturie und Proteinurie war erst wieder am 9. Tag nach der Nephrotoxininjektion nachzuweisen.

Bei der Uebertragung tierexperimenteller Ergebnisse in die Pathologie des Menschen muß man sich größte Vorsicht und Zurückhaltung auferlegen. Trotzdem glaube ich, daß uns die aufgezeigten Untersuchungen ermutigen dürfen, die Hibernisation auch bei der Behandlung der menschlichen Glomerulonephritis zu versuchen, um vielleicht auch in den Fällen noch eine Heilung zu erzielen, wo es mit unseren bisherigen Maßnahmen nicht mehr möglich ist. Erst die Erfahrungen an einem großen klinischen Krankengut können dann ein maßgebendes Urteil sprechen.

Literatur: Acevedo: Rev. méd. Chile, 77/12 (1949); 78/11 (1950), S. 707—709. — Benitte, A.: Vortrag auf d. 20. Tagung d. Dtsch. Pharmak. Ges. v. 4.—7. Okt. 1953, Bonn. „Pharmakol. Hibernisation, Experiment. Grundlagen." — Biro: Wien. med. Wschr., 98 (1948), S. 193. — Bohm: Klin. Wschr., 1948, S. 255. — Bonsman: Naunyn-Schmiedebergs Arch. exper. Path., 76 (1934), S. 460. — Dutz, H.: „Drittes Freiburger Symposion über Pathol. Physiologie u. Klinik d. Nierensekretion, Juni 1954, S. 207. — Dutz, H., Rossa, H. J. und Voigt, K.: Zschr. f. d. ges. Inn. Med. u. ihre Grenzgebiete, Jg. 9, X (1954), S. 502. — Hansen, K.: Allergie. Leipzig: G. Thieme. 1943. — Hausmanova: Tagungsbericht d. Pawlow-Tagung in Leipzig, 1953. Berlin: Verlag Volk u. Gesundheit. 1953, S. 99. — Heintz, R.: Aerztl. Wschr., Jg. 7, 15/16 (1952). — Derselbe: Die Therapiewoche, Jg. 5, 11/12 (1955). — Hugenard, P.: Der Anaesthesist, 3. Bd., H. 1 (1954). — Jentzer, A.: Journal Suisse de Médecine, 82, 47 (1952), S. 1215. — Derselbe: International Archives of Allergy and Applied Immunology, 1953. — Derselbe: Bulletin de l'Academie Suisse des Sciences Médicales, Vol. 10, H. 1 (1954), S. 12—22. — Knowlton, A. T., Loeb, E. N., Stoerk, H. C. und Seegal, B. C.: Proc. Soc. exper. Biol. a. Med., 72 (1949), S. 722. — Körner, M.: Dtsch. med. Wschr., 78 (1953), S. 1514. — Laborit, H.: Dtsch. Med. Journal, Jg. 4, H. 15/16 (1953). — Letterer, E.: Dtsch. med. Wschr., 78 (1953), S. 512. — Letterer, E. und Seybold, E.: Virchows Arch., 318 (1950), S. 451. — Lutz, W.: Der Anaesthesist, 2. Bd., H. 5, 1953. — Marquardt, P. und Schumacher, H.: Arzneimittelforsch., Jg. 4, H. 4, 1954. — Masugi, M.: Beitr. path. Anat. Jena, 91 (1933), S. 82, und 92 (1933), S. 492. — — Masugi, M. und Isibasi, T.: Beitr. path. Anat., 96 (1935), S. 391. — Metalnikow: Zschr. exper. Med., 84 (1932), S. 89. — Moser, H.: Schweiz. med. Wschr., 82, 27 (1952), S. 707. — Derselbe: Neuralmedizin, Jg. 1, H. 3, 1953. — Nonnenbruch, W.: Regensburger Jahrbuch f. ärztl. Fortbildung, Bd. I, 1949. — Derselbe: Wildunger Hefte, H. 3, 1953. — Pfeiffer: Kongreßbericht 59, Erg. Inn. Med. u. Kinderhk., 1953. — Reubi, F.: Tirage a Part de Praxis, Revue Suisse de Médecine, Nr. 38 (1951), S. 772—774. — Sarre, H.: Dtsch. med. Wschr., 50, 1948. — Sarre, H. und Wirtz: Dtsch. Arch. klin. Med., 189, H. 1, 1942. — Tusch, E. und Moser, H.: Zschr. f. Immunitätsforsch. u. exper. Therapie, Bd. 108, 1950. — Veil und Sturm: Pathologie d. Stammhirns, Jena 1946.

Arteriosklerose und Diät

Von

R. Wenger

Wien

Der Arteriosklerose kommt als einer weitverbreiteten
Erkrankung, vor allem auch im Hinblick auf die alar-
mierende Zunahme der Koronarsklerose in den letzten Jahren, eine außerordentliche Bedeutung zu. Die Forschung
über ihre Aetiologie ist in vollem Flusse. Man weiß, daß
verschiedene Faktoren, wie Alter, Geschlecht, Blutdruck,
Traumen sowie auch vielleicht Eigenarten des modernen
Lebens einen Einfluß auf ihre Entstehung haben. Forschungsergebnisse der letzten Zeit zeigten, daß auch diätetische Faktoren in der Pathogenese der Arteriosklerose eine
größere Rolle zu spielen vermögen. Es sollen daher in dieser
Arbeit zunächst die möglichen pathogenetischen Zusammenhänge zwischen Ernährung und Arterioskleroseentstehung dargestellt werden. Nach einer Diskussion dieser Untersuchungsergebnisse wird versucht werden, diejenigen Richtlinien einer Diätetik im Sinne der Vorbeugung bzw. Behandlung der Arteriosklerose herauszustellen, die nach dem
heutigen Stand unseres Wissens gerechtfertigt erscheinen.
Die Entscheidung darüber, ob im Einzelfall rigorosere diätetische Maßnahmen ergriffen werden sollen, muß jedoch
individuell getroffen werden. Ist es doch eine bekannte Tatsache, daß durchaus nicht jeder klinisch oder autoptisch
festgestellten stärkeren Arteriosklerose — auch nicht der
der Koronararterien — eine wesentliche pathologische Bedeutung zukommen muß. Jüngste Untersuchungen zeigten
außerdem, daß zwar Herzmuskelinfarkte in den letzten
Jahren wesentlich häufiger auftraten, daß jedoch im gleichen
Zeitraum eine ähnliche Zunahme schwerer Koronarsklerosen
autoptisch nicht festzustellen ist[3].

Anatomische und biochemische Grundlagen

Die Begriffe Atheromatose (im angloamerikanischen Schrifttum „Atherosklerose") und Arteriosklerose werden weitgehend synonym gebraucht. Man soll sich jedoch der damit verbundenen Ungenauigkeit bewußt sein. Der Ausdruck „Atheromatose" bezieht sich eigentlich nur auf die Veränderungen der Aorta und der großen Arterien, die mit der Bildung von Atheromsäckchen einhergehen. Ihre Entstehung ist in höherem Maße dem fortgeschrittenen Lebensalter zugeordnet. Für die Arteriosklerose der kleineren (und auch Koronar-) Arterien ist vor allem das Vorhandensein von Plaques charakteristisch. Eine sichere Trennung beider Veränderungen ist jedoch auch pathologisch-anatomisch nicht möglich. Zahreiche Eigenschaften, wie die der sekundären Kalkeinlagerung, sind beiden gemeinsam. Sonderformen stellen noch die Mediasklerose, die vorwiegend in den muskulären Arterien (und bei Diabetes!) vorkommt sowie die Arteriosklerose der Arteriolen, die besonders der Hypertonie zugeordnet ist, dar.

Sowohl die Atherome wie auch die arteriosklerotischen Plaques enthalten große Mengen von Cholesterin bzw. Cholesterinestern. A n i t s c h k o f f berichtete im Jahre 1913 als erster über die experimentelle Erzeugung atheromatöser Läsionen beim Kaninchen durch Cholesterinfütterung. Es ist seit langem bekannt, daß bei Patienten mit Koronarsklerose im Durchschnitt ein erhöhter Serumcholesterinspiegel zu finden ist. Patienten, die an Diabetes, Nephrose, Myxödem oder familiärer Xanthomatose leiden, zeigen sowohl eine Erhöhung des Serumcholesterinspiegels, wie auch eine auffallende Neigung zu schon in jüngeren Jahren auftretender schwerer Arteriosklerose.

Neben dem Kalzium sind in den Aorten von Menschen, die das 40. Lebensjahr überschritten haben, auch andere anorganische Stoffe, so insbesondere das Blei, vermehrt. Seine Vermehrung scheint dem Grad der Atherosklerose parallel zu gehen. Es wird angenommen, daß diese Mineralien im Fermentstoffwechsel des Aortengewebes als Katalysatoren konkurrieren und so das Auftreten von Ausfällungen begünstigen.

In jüngster Zeit wies C h i a r i auf die Rolle des Eiweißes in der Entstehung arteriosklerotischer Veränderungen hin. Er zeigte, daß besonders der Einstrom von Plasma in die Gefäßwand pathogenetisch bedeutungsvoll ist. Auch andere Beobachtungen weisen uns darauf hin, daß dem

Eiweißstoffwechsel eine größere Bedeutung zukommen dürfte, als bisher angenommen wurde: Die Klärung des trüben, lipämischen Serums der Arteriosklerotiker, die durch Heparin erreicht werden kann, tritt nur bei Anwesenheit von Eiweiß auf. Die Lipoproteine, die neben Cholesterin und hydrophilen Phosphatiden aus hydrophilem Eiweiß bestehen, halten bis zu 75% des Gesamtcholesterins in Lösung [28].

Atherosklerotische Aorten sind wasserärmer als normales Aortengewebe. Beim Eindringen hydrophiler Lipoide dürfte es zu einem Wettstreit um das Wasser kommen, als dessen Folge Cholesterin ausfällt. Das stärkere Kalziumbindungsvermögen des Aortengewebes älterer Leute wurde durch die Zunahme von Karboxylgruppen erklärt, die sich aus der deutlichen Anreicherung von Glutaminsäure und Asparagin im Elastin dieser Aorten ergibt [22]. Möglicherweise ist auch ein Gewebsfaktor von Bedeutung, da die Phosphatide, die gleichfalls für die Löslichkeit von Cholesterin bedeutungsvoll sind, in der Gefäßwand synthetisiert werden können [7].

Unter den Autoren, die in der letzten Zeit wesentliche Beiträge zum Arterioskleroseproblem lieferten, ist als erster M o r e t o n zu nennen, der 1947 zeigen konnte, daß bei der Lipämie der Arteriosklerotiker trübende Lipoidteilchen einer bestimmten Größenordnung auftreten [25]. Diese von ihm „Makrochylomikren" genannten Plasmabestandteile sind von ähnlicher Größenordnung wie Fremdkörperteilchen (z. B. Gummi arabicum), mit denen experimentell atherosklerose-ähnliche Veränderungen erzeugt werden konnten. Im Jahre 1950 berichteten G o f m a n und Mitarbeiter, daß das Serum von Arteriosklerotikern bei Untersuchung mittels der Ultrazentrifuge einen charakteristischen Befund zeigt: Es sind besonders die „Riesenmoleküle" vermehrt, die den Svedberg-Klassen 12—20 entsprechen. Eine geringere Vermehrung weisen die Moleküle der Klassen S 20—100 auf. Diese zeigen unmittelbar nach Nahrungsaufnahme charakteristische Veränderungen, während dies für die Klassen S_f 12—20 nicht der Fall ist [14]. Weitere Untersuchungen über die Lipoproteine des Serums führten zu der Unterteilung in α- und β-Lipoproteine. Bei Koronarsklerose sind die α-Lipoproteine vermindert, hingegen die β-Lipoproteine deutlich vermehrt. Es ist interessant, daß 70% des Gesamtcholesterins in β-Lipoproteinen vorhanden sind. Frauen unter 50 Jahren haben beträchtlich weniger β-Lipoproteine im Serum als Männer desselben Alters [27].

Klinische und experimentelle Grundlagen

Es wurde von verschiedenen Autoren festgestellt, daß während beider Weltkriege in Ländern, in denen Unterernährung herrschte, die Häufigkeit der Arteriosklerose deutlich abnahm[15]. Die Kriegsernährung zeichnete sich vor allem durch geringeren Gehalt an Fetten, hochwertigem Eiweiß, jedoch auch an Cholesterin aus, während Kohlehydrate überwogen. Ein Vergleich von je 1000 Personen mit normalem Körpergewicht und mit Uebergewicht ergab, daß in der zweiten Gruppe Arteriosklerose doppelt so häufig vorhanden war[41]. Es sei auch auf die Ergebnisse der Statistik großer Lebensversicherungsgesellschaften hingewiesen, wonach die Lebenserwartung übergewichtiger Personen deutlich verringert ist. Geomedizinische Untersuchungen zeigten, daß innerhalb verschiedener Länder große Unterschiede hinsichtlich des Befalls der Bevölkerung mit Arteriosklerose bestehen. In Nordamerika, wo der Fettkonsum der Bevölkerung besonders hoch ist, ist die Sterblichkeit an Folgen der Koronarsklerose doppelt so groß wie in England. Koronarsklerose wurde nicht nur in Ländern mit unterernährter Bevölkerung[29, 36, 41, 42], sondern auch innerhalb der Stadt New York bei Bevölkerungsgruppen, die sich vorwiegend von italienischer Kost ernähren[9, 10], seltener gefunden. Es ist bekannt, daß sich die italienische Kost vor allem durch geringeren Fettgehalt von der nordamerikanischen Durchschnittskost auszeichnet. Derselbe Autor stellte auch fest, daß in der Anamnese von Patienten unter 50 Jahren mit Koronarinfarkt ein besonders hoher Konsum an Eiern, Rahm, Butter und Eiscreme sowie ein ziemlich hoher täglicher Milchverbrauch (bis 1500 ccm) festzustellen war (Dock).

Während diese Feststellungen über den Zusammenhang zwischen fettreicher bzw. cholesterinreicher Kost und Arteriosklerose durch verschiedene Nachprüfungen bestätigt werden konnten, blieben die Behauptungen über einen ähnlichen Zusammenhang zwischen Körpergewicht und Arteriosklerose bzw. Koronarsklerose im besonderen nicht unwidersprochen. Gofman fand nur eine teilweise Uebereinstimmung dieser beiden Faktoren, während Garn überhaupt keinen Zusammenhang zwischen Uebergewicht und Koronarsklerose feststellen konnte.

Versuche, den Serumcholesterinspiegel beim Menschen durch orale Zufuhr von Cholesterin zu erhöhen, fielen negativ aus[38]. Hingegen gelang es, bei Koronarsklerotikern durch tägliche Zufuhr von 100 g Eipulver, eine durchschnittliche Erhöhung des Serumcholesterinspiegels um 54 mg% zu erreichen. Die Verabreichung einer cholesterinarmen Kost hatte in 13 von 20 Fällen eine erhebliche, in 6 Fällen eine geringe Senkung des Serumcholesterinspiegels zur Folge[37]. Tägliche Zugabe von 4 Eidottern (1 Eidotter enthält 240 mg Cholesterin) führt nach 4 Wochen zu einer leichten Erhöhung des Cholesterinspiegels im Serum. Im Tierexperiment wurden Befunde erhoben, die im Sinne der Beeinflussung des Zustandes der Koronararterien durch die Milchzufuhr gedeutet wurden. Es sei festgehalten, daß Vollmilch verhältnismäßig viel Cholesterin enthält. Bei Ratten konnte schon am Ende der ersten Lebenswoche eine Intimainfiltration der Koronararterien festgestellt werden, die während der Säuglingsperiode zunahm, jedoch 2 Wochen nach dem Abstillen verschwand. Beim Menschen ist übrigens schon am Ende des ersten Lebensmonats eine leichte Lipoidinfiltration der Intima der Koronararterien festzustellen, die am Ende des ersten Lebensjahres etwa doppelt so stark ist. Die anatomische Veränderung zeigt während der Kindheit ein verhältnismäßig langsames Fortschreiten. In der frühen Pubertät sowie im dritten Lebensjahrzehnt ist eine stärkere Zunahme der Lipoidinfiltration festzustellen[10].

Eine Beziehung zwischen Fettleibigkeit und der Höhe des Serumcholesterinspiegels konnte nicht festgestellt werden[20]. Das Lebensalter scheint hinsichtlich der Beeinflußbarkeit des Cholesterinspiegels durch die Nahrung eine wichtige Rolle zu spielen. Vergleichende Untersuchungen an klinisch gesunden Männern in England, Spanien, Italien, Südafrika und den USA. zeigten einen auffallenden Zusammenhang zwischen dem Gesamtfettgehalt der Diät und dem Cholesterinspiegel. In England und in den Vereinigten Staaten Amerikas, wo der durchschnittliche Fettgehalt der Diät 35·4% beträgt, lagen die Serumcholesterinwerte deutlich höher als in Italien und Spanien, wo die Nahrung im Durchschnitt nur 20% Fett enthält. Bei jungen Männern konnte jedoch eine größere Unabhängigkeit des Cholesterinspiegels von der Zusammensetzung der Diät festgestellt werden[21].

Daß die Fettzufuhr einen wesentlich größeren Einfluß auf die Serumcholesterinwerte hat als die Cholesterinzufuhr, geht daraus hervor, daß man nach einer durch cholesterin- und fettfreie Ernährung erzielten Senkung des Serumcholesterins durch neuerliche Fettgabe (ohne Cholesterinzusatz) einen prompten Wiederanstieg des Serumcholesterins erzielen kann. Es ist dabei gleichgültig, ob tierisches oder pflanzliches Fett gegeben wird[35]. Es ist bemerkenswert, daß die Verabreichung von vorwiegender Fleischkost durch ein Jahr hindurch bei zwei Männern eine beträchtliche Hypercholesterinämie (von etwa 800 mg% mit sichtbarer Lipämie) hervorrief. Nach Uebergang zu gemischter Kost kam es zu einer raschen Normalisierung der Serumwerte[39].

Interessante Ergebnisse erbrachten Untersuchungen L e i p e r t s über die Fettverwertung bei Normalen und Arteriosklerotikern. Er fand, daß Arteriosklerotiker gegenüber einer Fettbelastung unempfindlicher sind als Normale und hält diese Störung der oxydativen Fettadaptation für die primäre Ursache der Arteriosklerose. Beim Arteriosklerotiker wird die Oxydation des Fettes gegenüber Personen mit klinisch normalem Gefäßbefund erst durch größere Fettmengen im peripheren Blut angeregt. Auf Grund gleichzeitiger Bestimmungen des Eosinophilensturzes, des Anstiegs des Lipoidphosphors, der Ascorbinsäure sowie des $\frac{\text{Harnsäure-}}{\text{Kreatinin-}}$ quotienten im peripheren Blut schloß der Autor auf eine abnorme Reaktion des Hypophysen-Nebennierenmechanismus.

Es sei hier nur kurz auf Ergebnisse tierexperimenteller Arterioskleroseforschung hingewiesen. Verfütterung von Cholesterin allein genügt bei Hühnern, Kaninchen, Hamstern und Meerschweinchen, um arteriosklerotische Veränderungen zu erzeugen. Bei Hunden muß neben der Cholesterinverfütterung ein hypothyreotischer Zustand erzeugt werden. Bei Ratten und Affen gelingt eine experimentelle Arterioskleroseerzeugung nur dann, wenn ein cholesterin- und fettreiches Futter verabfolgt wird, dem gewisse schwefelhaltige Aminosäuren fehlen. Bei Fettgänsen konnte durch Kohlehydratmästung ein Anstieg des Lebercholesterins auf das Zehnfache des Normalen erzielt werden.

Nicht nur das Lebensalter, sondern auch das Geschlecht beeinflussen die Auswirkungen der Diät auf die Arterioskleroseentstehung. Frauen scheinen gegenüber der Diät weniger anfällig zu sein als Männer. Es ist in diesem Zusammenhang interessant, daß bei jungen Frauen (zwischen dem 18. und 35. Lebensjahr) mehr α- und weniger β-Lipoproteine als bei gleichaltrigen Männern im Serum gefunden werden[46]. Auch die Intima der Koronararterien ist bei Männern wesentlich dicker als bei gleichaltrigen Frauen. Ein derartiger Unterschied zwischen den beiden Geschlechtern konnte schon bei Neugeborenen festgestellt werden[9].

Diskussion

Die wichtige Rolle des Cholesterins bei der tierexperimentellen Arteriosklerose sowie die Tatsache, daß der Cholesterinhaushalt mit der Arterioskleroseentstehung im Zusammenhang steht, sind unbestritten. Es ist jedoch bis jetzt noch nicht einwandfrei bewiesen, ob eine Serumcholesterinerhöhung mit Sicherheit als arteriosklerosefördernder Faktor angesprochen werden kann. Möglicherweise liegen die Verhältnisse viel komplizierter. Dafür sprechen folgende Tatsachen: Es ist, zum Teil aus Untersuchungen mit Isotopen, bekannt, daß Cholesterin in einem Ausmaß aus Essigsäureresten synthetisiert werden kann, das das der Zufuhr mit der Nahrung bei weitem überschreitet. Ausgangsprodukt für die endogene Cholesterinproduktion sind sowohl tierische, wie pflanzliche Fette, daneben aber auch Glukose und Eiweiß [5, 24, 30, 44, 45]. Noch ein zweites Ergebnis experimenteller Untersuchungen scheint die Bedeutung der Cholesterinzufuhr mit der Nahrung für die Höhe des Serumcholesterinspiegels einzuschränken: Bei höherem Cholesteringehalt der Diät kann die Cholesterinsynthese in der Leber unterdrückt werden [13]. Es ist aber noch unbewiesen, daß die Cholesterinsynthese den Serumlipoproteinspiegel, der für die Arterioskleroseentstehung besonders wichtig zu sein scheint, beeinflußt. S c h e t t l e r betrachtet die besseren Ernährungs- und Stoffwechselbedingungen des Jahres 1949 in Deutschland als Ursache für die Erhöhung des durchschnittlichen Serumcholesterinspiegels der Bevölkerung gegenüber den Jahren 1943—1947. Die besseren Stoffwechselbedingungen hatten nach seiner Ansicht eine bessere Cholesterinsynthese zur Folge [32].

Die Frage, inwieweit die alimentäre Cholesterinzufuhr für die Arterioskleroseentstehung von Bedeutung sein kann, ist deswegen sehr wichtig, weil Cholesterin Bestandteil zahlreicher hochwertiger Nahrungsmittel ist (Fleisch, Eier usw.) und weil man mit einer starken Beschränkung der Cholesterinzufuhr auch automatisch dem Organismus zahlreiche wertvolle Nährstoffe (besonders Eiweiß) vorenthalten würde. Soweit wir den Stand unserer heutigen Kenntnisse überblicken, kann die Frage derzeit noch nicht als geklärt angesehen werden. Es scheint uns grundsätzlich berechtigt, die Ergebnisse tierexperimenteller und anderer Untersuchungen, auch wenn ihre Bedeutung für die menschliche Pathologie bzw. die Prophylaxe noch nicht einwandfrei feststeht, bei der Empfehlung diätetischer Richtlinien zu berücksichtigen.

Dies sollte zum mindesten solange geschehen, als nicht das Gegenteil, das heißt die Harmlosigkeit des Nahrungscholesterins, erwiesen ist. Freilich werden wir auf der anderen Seite bei der Lage der Dinge nicht einer drastischen Cholesterineinschränkung in der Nahrung das Wort reden, die — wegen der damit eventuell verbundenen unzureichenden Zufuhr anderer Nährstoffe — für den Köper schädlich sein könnte.

Es ergibt sich aus den bisherigen Darlegungen, daß der Zufuhr von Fetten in der Nahrung eine noch höhere Bedeutung als der von Cholesterin zukommt. Allerdings dürfen die engen Zusammenhänge, die zwischen der Zufuhr, Resorption und dem Stoffwechsel von Fett und Cholesterin bestehen, nicht übersehen werden: Beide Stoffe kommen in zahlreichen Nahrungsmitteln gemeinsam in größerer Menge vor. Dies trifft z. B. für Eidotter, Butter, Margarine, Milchprodukte (soweit sie nicht entfettet sind), fettes Fleisch und fette Fische, Nüsse, Oliven usw. zu. Bei der Resorption der Fettsäuren spielt das Cholesterin eine wichtige Rolle, da es ihren Durchtritt durch die Darmwand in Form von Cholesterinestern ermöglicht. Auf Grund seiner Fettlöslichkeit wandert das Cholesterin vielfach mit dem Fett. Daß die Frage des Zusammenhanges zwischen Cholesterin bzw. Fett und Arteriosklerose nicht so sehr ein einfaches Bilanzproblem ist, sondern daß bisher vielfach noch wenig geklärte Umsatzstörungen zugrunde liegen dürften, geht auch aus der Tatsache hervor, daß Cholesterin- und Fettstoffwechsel durch zahlreiche Faktoren beeinflußt werden können. Neben der Diät sind hier genetische Faktoren, Einflüsse des Lebensalters, des Geschlechts, bestimmter Hormone und vielleicht auch der körperlichen Aktivität zu nennen. Auch Enzyme, wie die Cholinesterase, die das Gleichgewicht zwischen Cholesterin und Cholesterinestern erhält, dürften von großer Bedeutung sein. Des weiteren muß auf die Rolle der Phosphatide hingewiesen werden, die als Bestandteil des lipophilen Komplexes Phosphatid-Eiweiß Voraussetzung für die Bindung des Cholesterins sind. Bei Arteriosklerose ist die sonst auffällig konstante Beziehung zwischen Phosphatiden und Cholesterin im Serum nach der Seite des Cholesterin verschoben[1, 12]. Anderseits spielen die Phosphatide und Phosphatidsäuren auch eine wichtige Rolle beim Fettsäuretransport (Veresterung der Fettsäuren mit Glyzerin)[40].

Die Fragen der Zusammenhänge zwischen Körpergewicht und Serumcholesterinspiegel bzw. Körpergewicht und Arteriosklerose sind noch nicht eindeutig geklärt. Möglicherweise spielt es dabei eine Rolle, ob das Uebergewicht hauptsächlich durch die Zufuhr von Fettkalorien oder durch die anderer Brennwerte erzeugt wurde. Wenn man auf dem Standpunkt steht — der uns bis zu einem gewissen Grad berechtigt erscheint —, daß die Vermeidung eines stärkeren Uebergewichtes für die Vermeidung der Arteriosklerose von Bedeutung sein kann, so erscheint es besonders wichtig, eine derartige Prophylaxe vor etwa dem 40. Lebensjahr zu treiben, in einer Zeit also, in der sich die zukünftige Entwicklung der Koronarsklerose oft schon deutlich abzuzeichnen beginnt.

Daß eine fett-, cholesterin- und kalorienarme Kost tatsächlich von Nutzen sein kann, geht aus Beobachtungen M o r r i s o n s hervor, der je 50 Koronarsklerotiker durch 3 Jahre hindurch mit einer derart beschränkten bzw. mit einer normalen Kost ernährte. Die Gruppe, deren Angehörige täglich nur mit 20—25 g Fett, 50—70 mg Cholesterin, 1500 Kalorien sowie mit 230—320 g Kohlenhydraten und 80—90 g Eiweiß ernährt wurden, zeigten eine Mortalität von 14%, während diese bei der normal ernährten Kontrollgruppe 30% betrug[26].

Ob die Einhaltung einer bestimmten Stoffwechsellage einen Einfluß auf die Arterioskleroseentstehung haben kann, ist noch ungeklärt. K e e s e r empfiehlt die Verhinderung einer sauren Stoffwechsellage, da in diesem Milieu nicht nur die Ausfällung freien Cholesterins, sondern auch die von Cholesterinpalmitat gefördert wird[16]. Eine praktische Verwertung unserer bisher recht spärlichen Kenntnisse über die Rolle des Eiweißes bei der Arterioskleroseentstehung bzw. Verhütung ist derzeit noch kaum möglich. Es erscheint uns jedoch gerechtfertigt, die Zufuhr einer ausreichenden Menge hochwertigen Eiweißes (70 bis 100 g pro Tag) zu fordern. Hinzu kommt noch, daß bei älteren Leuten die Eiweißzufuhr — schon wegen der geringen Magensaftproduktion und der dadurch bedingten Einschränkung der Ausnutzung — eher höher sein soll.

Es ist auch derzeit noch nicht möglich, die vereinzelten Angaben über die arterioskleroseverhindernde Wirkung bestimmter Stoffe, wie von hydrierten Sterinen, Lezithin, Cholin, bestimmten Vitaminen oder „Pankreasfaktoren" diätetisch zu verwerten. Auch die Frage, ob diesbezüglich ein Unterschied zwischen tierischem und pflanzlichem Fett besteht, ist noch nicht ausreichend geklärt. Experimentelle

Untersuchungen hierüber sind an der I. Medizinischen Universitätsklinik Wien im Gange.

Zum Schlusse dieser Erörterungen sei noch darauf hingewiesen, daß tierexperimentelle Ergebnisse über den Zusammenhang zwischen Diät und Arteriosklerose nur mit großen Vorbehalten auf die Verhältnisse beim Menschen übertragen werden können. Schon die Tatsache, daß bei einzelnen Tierarten verschiedene Fütterungsmethoden angewendet werden müssen, um arterioskleroseähnliche Veränderungen hervorzurufen, spricht in diesem Sinne. Es ist des weiteren auch bisher unbewiesen, ob dieselben Noxen, die Atherome der Aorta hervorrufen, auch das Auftreten schwererer Koronarsklerose verursachen können. Schließlich sind die im Tierexperiment verwendeten Mengen, insbesondere von Cholesterin, so groß, daß sie mit den in der menschlichen Nahrung vorkommenden Mengen nicht verglichen werden können. Einer üblichen Dosierung von 0·25 g Cholesterin pro Kilogramm Körpergewicht beim Tier entspräche eine tägliche Verabreichung von 18 g beim Menschen (unter der Annahme eines Körpergewichtes von 70 kg). Dies ist aber mehr als das Zehnfache der Cholesterinmenge, die in der üblichen Kost vorhanden ist.

Schlußfolgerungen für die Diätetik

Obwohl die Forschungen über die Zusammenhänge zwischen Diät und Arteriosklerose noch im Flusse sind, erscheinen gewisse Tatsachen doch schon gesichert. Eine fettarme, eiweiß- und vitaminreiche Kost mit Beschränkung der Cholesterinzufuhr und der Gesamtkalorienmenge scheint sowohl für die Prophylaxe wie auch für die Therapie der Arteriosklerose von Bedeutung zu sein. Für die Fettzufuhr kann es als Richtlinie gelten, daß die der täglichen Fettmenge entsprechenden Kalorien 20 bis 25% der Gesamtkalorien nicht überschreiten sollen. Eine strengere Handhabung der unten geschilderten Diät ist insbesondere auch dann angeraten, wenn bereits ein Herzmuskelinfarkt aufgetreten ist. Es muß jedoch immer darauf geachtet werden, daß im Zuge der Beschränkung der Cholesterinzufuhr nicht das Eiweiß der Kost zu stark beschränkt wird. Durch ausreichende Gaben von magerem Fleisch, magerem Fisch, Magermilch, Topfen und Zerealien, kann die notwendige Eiweißzufuhr im allgemeinen ohne Schwierigkeiten aufrechterhalten werden. Es ist empfehlenswert, fallweise Obsttage, Safttage oder Reisfruchttage einzuschalten. Im höheren Alter muß jedoch von drastischen Hungerkuren auf jeden Fall Abstand genommen werden. Alle Exzesse hinsichtlich der

Ernährung mit fett- bzw. cholesterinreichen Speisen müssen vermieden werden. Hinsichtlich der pro Tag erlaubten Cholesterinmengen ist es schwer, genaue Angaben zu machen, da derzeit die Beweise für die Zweckmäßigkeit einer rigorosen Beschränkung dieses Stoffes noch unzureichend erscheinen. D o c k bezeichnete eine Diät, die mehr als 500 mg Cholesterin pro 2000 Kalorien oder mehr als 500 mg Cholesterin pro 100 g Eiweiß enthält, als „potentiell arteriosklerosefördernd"[9].

Bei Vorliegen einer familiären Xanthomatose ist jedoch, besonders auch mit Rücksicht auf die dabei häufig auftretende schwere Arteriosklerose, eine strenge Beschränkung des Cholesterins — neben der des Fettes — auf jeden Fall erforderlich.

Wenn ein Diabetes mellitus vorliegt, soll dieser gerade auch im Hinblick auf eine etwa gleichzeitig vorhandene Arteriosklerose besonders sorgfältig diätetisch bzw., wenn notwendig, mit Insulin überwacht werden. Es zeigte sich, daß bei guter Kontrolle diabetischer Patienten sowohl die für die Arterioskleroseentstehung besonders verantwortlichen Lipoproteine der Klasse S_f 12—20, wie auch die Retinopathie geringer ist als bei schlecht überwachten Diabetikern.

Im nachfolgenden werden die Speisen angeführt, die wegen ihres hohen Fett- bzw. Cholesteringehaltes zur Prophylaxe bzw. bei der Behandlung der Arteriosklerose stärker eingeschränkt bzw. unter Umständen vermieden werden sollen:

Fette aller Art (Butter, Margarine, Oel, Erdnußbutter, fette Fleisch-, Fisch-, Geflügel- und Wurstsorten);

Eier, insbesondere Eidotter (dieser enthält 2000 mg% Cholesterin und übertrifft in dieser Hinsicht alle anderen Nahrungsmittel);

Leber (600 mg% Cholesterin);

Hirn;

Niere;

Bries;

Schlagobers, Vollmilch, fette Käsesorten;

Austern, Kaviar, Sardinen, Makrelen, Garnelen, Lachs, Thunfisch;

Fleischextrakt;

Gebratene Speisen (Bratkartoffeln);

Fette Mehlspeisen;

Nüsse, Oliven, Avocados;

Schokolade.

Ohne Beschränkung erlaubte Speisen bzw. Nahrungsmittel

Mageres Fleisch;
Magerer Fisch;
Magermilch;
Topfen;
Zerealien;

Früchte (außer Avocados, die außerordentlich fettreich sind);

Marmeladen;
Gemüse, Salate (mit wenig Fett zubereitet);
Honig.

Tee und Kaffee sind erlaubt. Gegen kleine Alkohol-mengen ist vom Standpunkt einer arterioskleroseverhütenden bzw. -bekämpfenden Diät kein Einwand zu erheben. (Es wurde sogar behauptet, daß Alkohol eine arterioskleroseverhütende Wirkung habe!)

Bei sehr strenger Durchführung einer derartigen Kost sollen pro Tag nur 3 Teelöffel pflanzlichen Fettes verwendet werden. Es sei schließlich noch auf den sehr hohen Cholesteringehalt von Brauereihefe (600 mg%) hingewiesen.

Zusammenfassung: Nach einer Besprechung der bisher bekannten anatomischen, biochemischen, experimentellen und klinischen Befunde, die sich auf das Thema „Arteriosklerose und Diät" beziehen, werden verschiedene damit zusammenhängende Fragen diskutiert. Ein abschließendes Urteil darüber ist derzeit noch nicht möglich. Mit gewissen Vorbehalten erscheint es jedoch berechtigt, zur Verhütung und Bekämpfung der Arteriosklerose eine fett-, cholesterin- und kalorienarme, eiweiß- und vitaminreiche Diät zu empfehlen. Ein Uebergewicht soll vermieden werden. Wie weit die betreffenden Nahrungsstoffe im Einzelfalle beschränkt werden sollen, kann angesichts der Tatsache, daß die Entwicklung auf diesem Gebiete noch im Flusse ist, nur individuell entschieden werden.

Literatur: [1] Ahrens, E. H.: Quart. Rev. Int. Med. a. Derm., 7 (1950), S. 249. — [2] Anitschkoff, N.: Beitr. pathol. Anat. u. allgem. Pathol., 56 (1913), S. 379. — [3] Bansi, H. W., Neth, R. und Schwarting, G.: 21. Jahrestagung der Dtsch. Ges. Kreisl.forsch., Bad Nauheim, 1955. — [4] Bloch, K.: Physiol. Rev., 27 (1947), S. 574. — [5] Brady, R. O., Rabinowitz, J., van Baalen, J. und Gurin, S.: J. Biol. Chem., 193 (1951), S. 137. — [6] Buck, R. C.: Arch. Path., 51 (1951), S. 319. —

[7] Chernik, S., Srere, P. A. und Chaikoff, J. L.: J. Biol. Chem., 179 (1949), S. 113. — [8] Chiari, H.: Paracelsus-Beihefte, Sonderheft „Vorträge des 5. Aerztetreffens in Kärnten". — [9] Dock, W.: J. Amer. med. Assoc., 131 (1946), S. 875. — [10] Derselbe: J. Canad. med. Assoc., 69 (1953), S. 355. — [11] Garn, S. M., Gertler, M. M., Levine, S. A. und White, P. D.: Ann. Int. Med., 34 (1951), S. 1416. — [12] Gertler, M. M. und Garn, S. M.: Science, 192 (1950), S. 14. — [13] Gofman, J. W., Tamplin, A., Strisower, B.: J. Amer. Diet. Assoc., 30 (1954), S. 317. — [14] Gofman, J. W., Jones, H. B., Lyon, T., Lindgren, F., Graham, D., Striswoer, B. und Nichols, A.: Wisconsin Med. J., Juli 1952. — [15] Kanerva, K.: Ann. med. int. Fenniae, 36 (1947), S. 748. — [16] Keeser, E.: Med. Klin., 16 (1952), S. 542. — [17] Keiding, N. R., Mann, G. V., Root, H. F., Lawry, E. Y. und Marble, A.: Diabetes, 1 (1952), S. 434. — [18] Keys, A.: Circul., 5 (1952), S. 115. — [19] Keys, A., Vivanco, F., Minon, R., Keys, M. H. und Mendoza, R.: Metabolism, 3 (1954), S. 195. — [20] Keys, A., Fidanza, F., Scardi, V., Bergami, G., Keys, M. H. und di Lorenzo, F.: Arch. Int. Med., 93 (1954), S. 328. — [21] Keys, A. und Keys, M. H.: Brit. J. Nutr., 8 (1954), S. 138. — [22] Lansing, A. J. und Mitarbeiter: Proc. Soc. Exper. Biol. a. Med., 76 (1951), S. 714 — [23] Leipert, T.: Wien. med. Wschr., 103 (1953), S. 655. — [24] Little, H. N. und Bloch, K.: J. biol. Chem., 183 (1950) S. 33. — [25] Moreton, J. R.: Science, 106 (1947), S. 190; 107 (1948), S. 341. — [26] Morrison, L. M.: Amer. Heart, 42 (1951), S. 538. — [27] Nikkilä, E.: 21. Jahrestagung der Dtsch. Ges. Kreisl.forsch. 1955. — [28] Oncley, J. L., Gurd, F. R. N. und Melin, M.: J. Amer. Chem. Soc., 72 (1950), S. 458. — [29] Oppenheim, F.: Chin. Med. J., 39 (1925), S. 1067 (zit. n. Leipert). — [30] Rittenberg, D., Bloch, K. J.: J. Biol. Chem., 154 (1944), S. 311. — [31] Schettler, G.: Verh. Dtsch. Ges. Inn. Med., 59 (1953), S. 194. — [32] Derselbe: Klin. Wschr., 1950, S. 565. — [33] Schramm, G. und Wolff, A.: Z. Physiol. Chem., 263 (1940), S. 61. — [34] Starke, H.: Amer. J. Med., 9 (1950), S. 494. — [35] Stare, F. J. und Mann, G. V.: J. Amer. Oil Chemist's Soc., 28 (1951), S. 232. — [36] Steiner, P. K.: Arch. Path., 42 (1946), S. 359. — [37] Steiner, A.: Geriatr., 6 (1951), S. 209. — [38] Derselbe: N. Y. State J. Med., 48, S. 16. — [39] Tolstoi, E.: J. Biol. Chem., 83 (1929), S. 753. — [40] Verzar, F. und Laszt, L.: Biochem. Z., 270 (1934), S. 24; 276 (1935), S. 1 (zit. n. Leipert). — [41] Wilens, S. L.: Arch. Int. Med., 79 (1947), S. 129. — [42] Derselbe: Amer. J. Path., 23 (1947), S. 793. — [43] Windaus, A.: Z. Physiol. Chem., 67 (1910), S. 174. — [44] Wuersch, J., Huang, R. L. und Bloch, K.: J. Biol. Chem., 195 (1952), S. 439 (zit. n. Leipert). — [45] Zabin, J. und Bloch, K.: J. Biol. Chem., 192 (1951), S. 261. — [46] Russ, E. M., Eder, H. A. und Barr, D. P.: Amer. J. Med., 11 (1951), S. 468. — [47] Katz, L. N., Pick, J. und Stamler, J.: Mod. Concepts of Cardiovascular Disease, 23 (1954), S. 239. — [48] Depisch F.: Wien. Zschr. inn. Med., 34 (1953), S. 89.

Zur Behandlung chronischer Leber-
parenchymerkrankungen, insbesondere
Leberzirrhosen mit Leberhydrolysaten

Von

K. Weithaler

Innsbruck

Mit 3 Abbildungen

Es ist das Verdienst neuerer klinischer Forschungen, unser Wissen um die Pathogenese der chronischen Leberparenchymerkrankungen um ein gutes Stück erweitert zu haben. Diese bessere Kenntnis hat auch eine Wandlung der Therapie dieser Erkrankungen hinsichtlich Art, Dauer und Intensität mit sich gebracht. So erscheint es heute selbstverständlich, jede Hepatitis bis zur vollkommenen Normalisierung der klinischen Erscheinungen und Laboratoriumsbefunde zu behandeln und darüber hinaus den Patienten noch durch längere Zeit mit diätetischen Ratschlägen zu betreuen. Im Falle einer Defektheilung ist eine strenge ärztliche Ueberwachung, oft über Jahre hinaus, unbedingt notwendig. Bei jeder chronischen Hepatitis, auch wenn es sich nur um einen Verdacht auf eine solche handelt, sollte stets auf eine klinische Untersuchung und eventuelle Behandlung gedrängt werden. Bei Leberschädigungen durch endogene oder exogene hepatotoxische Substanzen hängt das weitere Schicksal des Patienten davon ab, daß derartige Noxen durch den Arzt rechtzeitig erkannt und ausgeschaltet werden.

Vorausbedingung zur richtigen und intensiven Behandlung chronischer Leberparenchymschädigungen ist die eindeutig gestellte Diagnose. Es ist oft recht zweifelhaft, nur auf Grund von pathologischen Serumlabilitätsproben eine chronische Lebererkrankung, etwa gar eine Zirrhose, zu diagnostizieren. Die umfangreiche Literatur der letzten Jahre hat eindeutig genug bewiesen, wie groß die Täuschungsmöglichkeiten mit diesen sogenannten Leberfunktionsproben sind. Zur Sicherung der Diagnose sollte daher mindestens die blinde, allerdings mit Nachteilen verbundene, Leberpunktion herangezogen werden. Ungleich bessere Resultate ergibt die Laparoskopie, die in jedem Zweifelsfall oder auch aus wissenschaftlichen Gründen mit einer gezielten Punktion kombiniert werden kann.

Im Vordergrund der Behandlung chronischer Leberparenchymerkrankungen steht nach wie vor die a b s o l u t e B e t t r u h e.

Es hat sich gezeigt, daß diese in einzelnen Fällen bis auf Monate hinaus ausgedehnt werden muß. Als beste h y - p e r ä m i s i e r e n d e Maßnahme bewähren sich uns feuchtheiße Dunstwickel mehrmals täglich bis zu einer Stunde auf die Lebergegend. D i ä t e t i s c h verabreichen wir eine fettarme bis fettlose, kohlehydratreiche und den täglichen Eiweißbedarf ausreichend deckende Diät bei gleichzeitiger reichlicher Zufuhr vitaminhaltiger Gemüse und Obstsäfte. Die tägliche Flüssigkeitsmenge sollte mit einem Liter begrenzt werden. Ein überreichliches Eiweißangebot nach P a - t e k lehnen wir aus verschiedenen Gründen ab. In Fällen mit vermehrtem Eiweißbedarf, besonders aber bei Fettzirrhosen und chronischen Hepatitiden, hat sich uns die Verabreichung von Aminosäurepräparaten bestens bewährt. Vom großen Wert der L ä v u l o s e, die wir parenteral und oral zuführen, sind wir zur Behandlung jeder Art von Lebererkrankung überzeugt. Die Anwendung l i p o t r o p e r S u b s t a n z e n — immer Methionin und Cholin zusammen — bewährt sich unserer Erfahrung nach bei der Fettleber und kann eventuell auch zur Behandlung des hepatischen Präkoma versucht werden. Als Infusion, zusammen mit N e b e n n i e r e n r i n d e n g e s a m t e x t r a k t e n, können diese Stoffe besonders beim dystrophischen Schub Beachtliches leisten. Zur Behandlung der Leberzirrhose erweisen sich lipotrope Substanzen aber nur bedingt geeignet.

Die Reihe der therapeutischen Mittel wurde nun in letzter Zeit durch die ungereinigten L e b e r g e s a m t - e x t r a k t e und L e b e r h y d r o l y s a t e erweitert. Besonders die Amerikaner erzielten damit außerordentlich günstige Erfolge bei der Behandlung der Zirrhose. Erste Untersuchungen, vor allem aus deutschen und französischen Kliniken, über die Wirkung von peroral verabreichter Leber und injizierbaren Leberextrakten auf das Leberparenchym liegen schon bis zu 50 Jahren zurück. Unter den neueren Veröffentlichungen erregte besonders eine von R a l l i und Mitarbeitern publizierte Statistik Aufsehen, wonach die Ueberlebenszeit von mit Leberextrakten behandelten Zirrhotikern gegenüber einer anders behandelten Vergleichsgruppe deutlich zunahm. Theoretisch wurde die günstige Wirkung dieser Therapie zunächst damit erklärt, daß es sich bei der Zirrhose um eine intrinsic deficiency disease handle, die auf die substituierende Behandlung mit den tiefgreifend aufgespaltenen Leberhomogenisaten gut ansprechen müsse. Diese Theorie wurde in letzter Zeit erweitert und auch abgeändert. So glauben S c h w i e t z e r u. a., daß es vor allem die mit den Leberhydrolysaten zugeführten Purine Adenin, Xanthin und Hypoxanthin seien, die als Bausteine wichtiger Enzymsysteme der Leber die Leberzelle schützen, antinekrotisch wirken und die Regeneration des Leberparenchyms anregen könnten. Auch dem Vitamin B_{12} wurde, wohl zu Unrecht, eine maßgebende Rolle als Leberschutzstoff zugeschrieben. Schließlich haben neueste Versuche von W a c h t e r zeigen können, daß das Leberhydrolysat Prohepar* bei experimentell gesetzten Wunden steigernd auf die Heilungsvorgänge wirkt. Dieser Effekt scheint größtenteils an Lipoidanteile gebunden zu sein. Parallelen zur Wirkung dieses Mittels auch bei chronischen Leberparenchymerkrankungen liegen nahe, können hier jedoch nicht näher erörtert werden. Ohne eine endgültige Stellung beziehen zu wollen, sind wir der Meinung, daß die Wirkung der Leberhydrolysate entsprechend ihrer starken chemischen Aufspaltung sowohl hinsichtlich ihrer Wirkungsfaktoren als auch der Angriffspunkte in der Leber eine komplexe sein dürfte.

Ueber die optimale Dosierung ist viel geschrieben worden, und die Diskussion darüber scheint noch immer weiter zu gehen. Uns hat sich ein Einschleichen mit kleinen Dosen, also etwa mit 0.1 ccm intravenös, langsame Steigerung bis 5 ccm täglich und die Verabreichung dieser Menge anfangs täglich, später in ein- bis zweitägigen Abständen bewährt. Wir verdünnen die Einzeldosis grundsätzlich mit 20 ccm Lävosan und geben zu Beginn der Behandlung zusätzlich dreimal, später zwei- bzw. einmal wöchentlich eine Dauertropfinfusion, deren Zusammensetzung aus dem nachstehenden Bild ersichtlich ist. Bei chronischen Hepatitiden und Zirrhosen mit besonders starker Verfettung

---

* In Oesterreich unter dem Namen P r o h e p a r u m im Handel.

fügen wir der DTI lipotrope Substanzen zu. Den Neben-
nierenrindengesamtextrakt C o r t i g e n geben wir in Fällen

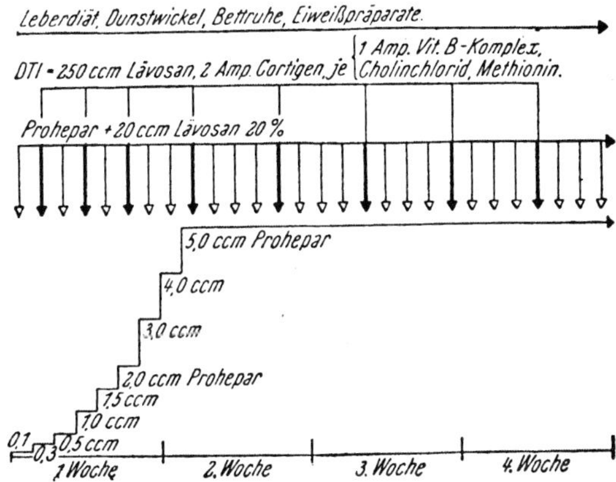

Abb. 1. Behandlungsschema bei Leberzirrhose bzw. chronischer
Hepatitis

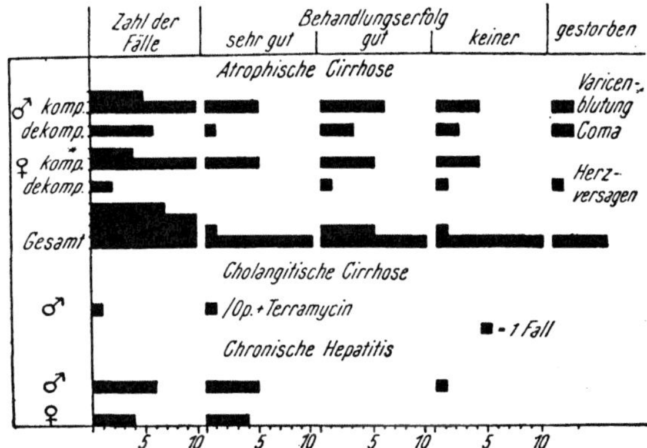

Abb. 2. Uebersicht über Erkrankungsart und Zahl der mit Prohepar
behandelten Patienten sowie des erzielten Behandlungserfolges

von schwerer toxisch-degenerativer Leberzellschädigung, besonders zu Beginn der Behandlung.
    Aus dem Vorhergesagten ging schon hervor, daß die
Hauptindikation zur Anwendung von Leberhydrolysaten die

chronischen Leberparenchymerkrankungen, insbesondere die
Leberzirrhosen sind, wobei betont werden muß, daß die
cholangitischen Zirrhosen wohl immer der chirurgischen
Intervention im Sinne der Beseitigung des mechanischen
Hindernisses und einer zusätzlichen antibiotischen Behandlung bedürfen. Ueber die Wirksamkeit der Leberhydrolysate bei akuten Lebererkrankungen und beim Leberkoma
sind die Meinungen geteilt. Eigene Erfahrungen darüber
fehlen uns.

Im Verlauf von $2\frac{1}{2}$ Jahren wurden an unserer Klinik
37 Patienten mit atrophischen Leberzirrhosen aller Stadien,
10 chronische Hepatitisfälle und 1 cholangitische Leberzirrhose mit dem Leberhydrolysat Prohepar behandelt. Die
folgende Graphik gibt einen Ueberblick über Zahl der behandelten Patienten, Art und Schwere der Erkrankung sowie
der Behandlungserfolge. Die Todesursache ist im einzelnen
bezeichnet.

Zur Sicherung der Diagnose wurde in allen Fällen
eine Laparoskopie, meist mit gezielter Punktion, durchgeführt. Außer den üblichen klinischen Untersuchungen beschränkten wir uns hinsichtlich der Durchführung und ver-
gleichenden Auswertung von Leberfunktions- bzw. Serumlabilitätsproben auf folgende: Serumbilirubin, Thymol-Trü-
bungstest, Kadmiumreaktion, Gesamteiweiß im Serum und
Elektrophoresediagramm. Zusammen mit der laparoskopischen Biopsie und der Beobachtung des klinischen Bildes
ergeben diese Proben doch einige Anhaltspunkte über Aenderungen des Funktionszustandes der Leber und damit über
den Erfolg oder Mißerfolg einer Therapie. In der folgenden
Abbildung findet sich eine Gegenüberstellung des Proben-
ausfalles vor und nach Proheparbehandlung, wobei die Be-
obachtungsdauer zwar nicht berücksichtigt wurde, sich jedoch mindestens über 5 Monate erstreckte.

Dazu sind einige Beobachtungen erwähnenswert: 5 unserer Patienten zeigten auch am Beginn der Behandlung
normalen Ausfall aller angestellten Laboratoriumsuntersuchungen, 4 weitere nahezu normale Werte, obwohl es
sich um schwere parenchymatöse Leberveränderungen handelte. Die Normalisierung vorher pathologisch ausfallender
Proben trat, besonders bei den Zirrhosepatienten, oft erst
nach monatelang dauernder Behandlung ein. Besonders auffallend war dabei das schon geraume Zeit vorher einge-
tretene subjektive Wohlbefinden, bei einem früher Dekompensierten bestand seit 5 Monaten kein Aszites mehr. Die

Normalisierung des Eiweißbildes hinkte regelmäßig nach, in einigen Fällen, ausnahmslos dekompensierten Zirrhosen, trat überhaupt keine Aenderung ein.

Immer wieder wird in der Literatur auf die diuretische Wirkung der Leberhydrolysate hingewiesen. Wir konnten im wesentlichen die gleiche Beobachtung machen. Der diuretische Effekt ist besonders nach den ersten 10 Tagen

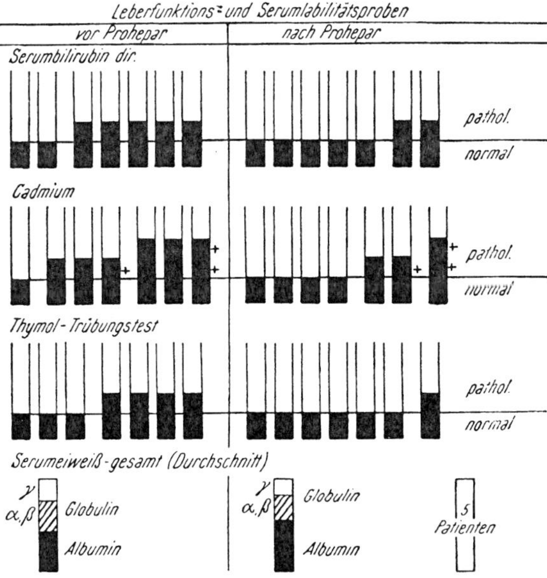

Abb. 3. Aenderungen einiger biochemischer Proben vor und nach Proheparbehandlung

der Behandlung, und dies nicht nur bei Patienten mit Aszites, deutlich zu beobachten. F a l k n e r und Mitarbeiter glauben, daß die bessere Wasserausscheidung wenigstens zum Teil eine Folge des durch Leberhydrolysate verbesserten Inaktivierungsvermögens der Leber für diuretische Substanzen sei. Allerdings finden sich in unserem Krankengut auch Fälle, bei denen es erst eines Anstoßes mit einem Diuretikum bedurfte, um die Wasserausscheidung in Gang zu bringen. Es war tatsächlich nur ein „anstoßen", denn nach einmaliger Verabreichung eines diuretischen Mittels

blieb die Wasserausscheidung durch lange Zeit überschie-
ßend. Es empfiehlt sich, in solchen Fällen die NaCl-Zufuhr
weitgehend zu reduzieren.

Die erzielten Erfolge sind aus Abb. 2 ersichtlich. Als
Kriterien wurden, soweit möglich, die Aenderungen im
histologischen Bild (K a l k, K n e d e l), Veränderungen im
laparoskopischen Farbbild, Ausfall der biochemischen Methoden (K n e d e l) und subjektives Befinden herangezogen.
Dabei zeigt es sich, daß die Zahlen K n e d e l s und unsere
eigenen sich hinsichtlich der Erfolge bei den Zirrhose-
fällen mit und ohne Aszites weitgehend decken. Auch
K a l k gibt ähnliche Prozentwerte an. Wie nicht anders zu
erwarten, waren die Erfolge bei Patienten ohne Aszites und
bei im Anfangsstadium sich befindlichen Zirrhosen besser
als bei Dekompensierten. Wir konnten aber auch bei letzteren die Beobachtung machen, daß sich trotz unverändert
schlechtem Eiweißbild der Aszites zurückbildete und so
Punktionen immer seltener nötig wurden. Das Allgemein-
befinden besserte sich dabei auffallend, wodurch die Kranken wieder Lebensmut gewannen. Patienten mit beginnender und mittelschwerer Zirrhose konnten, soweit sie auf
die Therapie sehr gut oder auch nur gut ansprachen,
wieder ihrem Beruf nachgehen. Die Fälle mit chronischer
Hepatitis — in der Anamnese meist Alkoholabusus, weniger oft entzündliche Lebererkrankungen — sprachen auf
Prohepar durchweg sehr gut an. Der Patient mit der cholangitischen Zirrhose wurde vor und nach der Operation
(Choledochusstein) zusätzlich mit Terramycin behandelt.
Auf zwei Dinge sei noch besonders hingewiesen: Eine anfänglich kaum oder nur zögernd einsetzende Besserung
darf nicht dazu verführen, die Behandlung abzubrechen.
In einer ganzen Reihe unserer Zirrhosefälle trat der eigentliche Erfolg erst nach monatelanger (in einem Fall 8 Monate) Injektionstherapie, zweimal auch bei Zwischenschaltung einer Prohepar-Bohnen-Kur ein. Die biochemischen
Kontrollen erfolgten in solchen Fällen ambulant. Eine von
Zeit zu Zeit — meist 3 Monate — durchgeführte Nachuntersuchung erwies sich als vorteilhaft. Neuerliche, sich
im Beginn befindliche Dekompensationen konnten so in
3 Fällen erfolgreich abgefangen werden.

Verschiedentlich wurde in der Literatur die Frage
aufgeworfen, ob ein Unterschied der Leberhydrolysat-
wirkung gegenüber den entzündlichen oder degenerativ entstandenen Zirrhosen bestünde. Bei unserem relativ kleinen
Krankengut können wir nur insofern zu dieser Frage Stel-

lung nehmen, als einige gemachte Beobachtungen darauf hinweisen, daß Alkoholzirrhosen besser ansprechen.

Es wurde schon auf das laparoskopische Farbbild als eines der Kriterien hingewiesen. Unter der Voraussetzung, daß bei gleichem Filmmaterial (wir verwenden den Ferraniacolor-Umkehrfilm) und gleichbleibender Belichtungszeit ein topographisch immer leicht auffindbarer Leberbezirk — wozu sich z. B. die Gegend um das Ligamentum teres gut eignet — festgehalten wird, ist diese Methode sicher geeignet, Veränderungen der Leberoberfläche sowohl hinsichtlich der Farbe als auch der Form festzuhalten. Wir werden in einer eigenen Veröffentlichung noch darauf zurückkommen. Es sei nur vorweggenommen, daß z. B. Rückgang des gelben Farbtones bei Fettlebern*, Rückbildung gewisser Farbveränderungen bei der chronischen Hepatitis, aber auch ein Unverändertbleiben einer zirrhotisch veränderten Leberoberfläche, wie wir es immer wieder gesehen haben, gewisse Rückschlüsse auf die Wirksamkeit einer Therapie zulassen.

Mit der Besserung der subjektiven Erscheinungen, wie Müdigkeit, Arbeitsunlust, Appetitlosigkeit, Neigung zu Blähungen, ging häufig auch eine Abnahme der zirrhotisch bedingten Hauterscheinungen einher. Meist war dann auch eine echte Gewichtszunahme zu verzeichnen.

Ueberempfindlichkeitserscheinungen gegenüber Prohepar konnten wir nur in 4 Fällen beobachten. Reduzierung der täglichen Dosis und gleichzeitige Verabreichung von Antihistaminen machte in 3 Fällen eine komplikationslose Fortsetzung der Therapie möglich.

In einem Fall gingen wir auf Prohepar-Bohnen über, die anstandslos vertragen wurden.

2 von den 5 Patienten, die wir verloren, starben infolge einer plötzlich eintretenden Oesophagus-Varizenblutung, 2 im Koma hepaticum und eine an einem Versagen ihres schon seit langem schwer geschädigten Herzens. Bei einer so schwer zu beeinflussenden Krankheit, wie es die Leberzirrhose ist, muß naturgemäß zur Beurteilung einer Therapie eine lange Nachbeobachtungszeit gefordert werden. Wenn auch unsere Fälle bisher nur bis zu maximal 2 Jahren nachkontrolliert werden konnten, scheinen doch genügend Anhaltspunkte dafür gegeben zu sein, daß die mit Prohepar erzielten Erfolge nicht vorübergehende Remissionen sind.

---

* Siehe unsere Veröffentlichung: Acta Hepat. 3. Jhg. (April 1955), Heft 3/4.

Dasselbe gilt wohl in vermehrtem Maße für die chronische Hepatitis.

Zusammenfassung: 37 Patienten mit atrophischer Leberzirrhose aller Stadien, einer mit cholangitischer Leberzirrhose und 10 mit chronischer Hepatitis wurden nach einem bestimmten Schema durch 4 bis 9 Monate mit dem Leberhydrolysat Prohepar behandelt. Bei laparoskopisch in allen Fällen gesicherter Diagnose konnte besonders in Fällen von chronischer Hepatitis sowie beginnender und mittelschwerer Leberzirrhose ein überwiegend günstiger Erfolg erzielt werden. Toxisch-degenerativ entstandene Leberparenchymschädigungen sprechen besonders gut auf die Therapie an. Dekompensierte und schwere Zirrhosen konnten weniger gut beeinflußt werden. Trotzdem kam es auch bei ihnen zum Teil zu sehr beachtlichen subjektiven Besserungen und Ausschwemmung des Aszites. Wenn das Therapieproblem der Leberzirrhose auch heute noch nicht als gelöst anzusehen ist, sollte in jedem Fall von chronischer Leberparenchymerkrankung und insbesondere der Leberzirrhose zusammen mit den bisher bewährten klinischen Mitteln eine Leberhydrolysatbehandlung durch lange Zeit durchgeführt werden.

Literatur: Falkner, R., Hammerschmidt, M. und Neumayr, A.: Wien. klin. Wschr., 41 (1954), S. 779—785. — Kalk, H.: Cirrhose und Narbenleber. Stuttgart: F. Enke. 1954. — Knedel, M.: Mat. Med. Nordmark, 1951, H. 1. — Derselbe: Mat. Med. Nordmark, 1951, H. 4. — Patek, A. und Post, J.: J. clin. Invest., 20 (1941), S. 481. — Ralli und Mitarbeiter: Medicine, 28 (1949), S. 301. — Schwietzer, C.: Verh. dtsch. Ges. f. inn. Med., Wiesbaden, 1953, S. 311/312. — Derselbe: Therapiewoche, 3 (1953), S. 522/523. — Wachter, H. P.: Arzneimittel-Forsch., 8 (1955), S. 440.

Zur Aetiologie und Behandlung
der Chorea minor

Von

W. Walcher

Graz

Die Chorea minor ist eine relativ häufige neurologische
Erkrankung, von der vor allem Kinder zwischen dem 5. und
15. Lebensjahr betroffen werden. Erkrankungen im 3. und
4. Lebensjahrzehnt sind wesentlich seltener. Die Krankheits-
symptome treten in der Regel subakut im Laufe von Tagen
oder Wochen in Erscheinung. Die anfänglich oft für eine
Unart gehaltene geringe Unruhe, die Neigung zum Grimassie-
ren, die Ungeschicklichkeit und Nervosität werden schließlich durch mehr oder minder stark ausgeprägte typische
choreatische Bewegungsstörungen abgelöst. Diese sind durch
plötzlich einsetzende, kurz dauernde und regellos, verschiedene Muskelgruppen befallende Zuckungen gekennzeichnet,
welche, zufolge der dabei bestehenden Hypotonie der Muskulatur, zu unwillkürlichen ausfahrenden Extremitäten-
bewegungen führen. Es kann die Extremitäten-, Rumpf- und
Gesichtsmuskulatur befallen sein, häufig ist jedoch nur eine
Körperhälfte oder eine Extremität betroffen. Die Hyperkinesen können nicht unterdrückt werden, führen aber zu
keiner Ermüdung. Da choreatische Bewegungsstörungen, als
solche oft verhältnismäßig spät erkannt, von Mitschülern
der erkrankten Kinder jedoch rasch bemerkt werden, sind,
zufolge der dem Kindesalter eigenen bewußt unbewußten
Imitationsfreudigkeit ganze Pseudochoreaklassen keine Seltenheit. Nach Ausscheiden der wirklich kranken Kinder
kommt es jedoch rasch zum Abklingen dieser rein psychogenen Bewegungsmechanismen. Neben den neurologischen
Störungen bestehen bei der Chorea minor häufig auch
gewisse psychische Veränderungen, welche sich im Initial-

stadium zunächst in Form von Reizbarkeit und Unaufmerksamkeit, später vor allem in einer gewissen Affekt-
labilität und psychischen Antriebsverlangsamung äußern.

Pathologisch-anatomisch ist der Sitz der Erkrankung
das Striatum, wo es zu entzündlichen und, je nach der
Schwere der Erkrankung, auch degenerativen Veränderungen der kleinen Nervenzellen kommt. Durch den teilweisen
Ausfall des Striatums und seiner Faserzüge zum Nucleus
niger und Pallidum, als wichtigstem Hemmungszentrum
der Motorik bzw. als Kontrollsystem für Tonus und Koordi-
nation, werden die kortikalen Impulse ungehemmt zu den
Vorderhornzellen weitergegeben, wo sie unbeabsichtigte
motorische Entladungen, nämlich die choreatischen Hyperkinesen, hervorrufen.

Die Aetiologie der Chorea minor ist auch heute noch
nicht sicher geklärt. Während bei der chronisch progredienten Chorea Huntington der dominante Erbgang gesichert ist,
spielen Erblichkeitsfaktoren bei der Chorea minor lediglich
im Sinne einer Prädisposition eine Rolle, welche z. B.
sehr häufig in einer Hypoplasie des Striatums in Erscheinung tritt. Zweifellos ist für das Manifestwerden der Erkrankung eine weitere schädigende Noxe erforderlich,
welche, wie man bisher annahm, in ungefähr zwei Drittel
der Fälle durch eine Infektionskrankheit oder eine rheumatische Erkrankung gegeben ist. Wenn auch die Angaben
der verschiedenen Autoren über eine rheumatisch-infektiöse
Noxe bei der Chorea minor hinsichtlich zeitlichem Zusammenhang als auch perzentueller Beteiligung sehr differieren,
so wird doch immer wieder auf den häufigen Nachweis
einer Endokarditis, eines Infektes, oder einer rheumati-
schen Gelenkaffektion hingewiesen.

Wir haben in den letzten 4 Jahren 20 Fälle von
Chorea minor systematisch durchuntersucht und konnten
dabei in allen Fällen einen akuten oder chronischen Infekt
feststellen. Der Zeitraum zwischen Allgemeinerkrankung
und Auftreten der Chorea betrug hiebei nur in 4 Fällen
mehr als 6 Monate, während sie in allen anderen Fällen
in kurzer Folge oder noch während des Infektes, in Erscheinung trat. Hiebei wurde 4mal eine floride rheumatische
Endokarditis mit Vitium verifiziert, während bei 6 Patienten leichtere intermittierende endokarditische Schübe mit
großer Wahrscheinlichkeit anzunehmen waren. Wenn man
bedenkt, wie schwierig geringfügigere entzündliche Veränderungen am Endokard klinisch faßbar sind, so kann noch
ein wesentlich höherer Prozentsatz von Erkrankten mit

Endokardbeteiligung angenommen werden. An Infekten
waren 14mal eine akute oder chronische Tonsillitis,
1mal eine chronische Appendizitis und 5mal Infektions-
krankheiten eruierbar.

Wir glauben nach unseren Untersuchungsergebnissen
annehmen zu können, daß bei allen unseren Fällen ,die
Chorea minor durch eine rheumatisch-allergische bzw. in-
fektiös-toxische Schädigung des Striatums verursacht wurde,
und daß dies praktisch überhaupt für alle Chorea-minor-
Erkrankungen gilt, mit der Einschränkung, daß sich eben in
einer geringen Anzahl der Fälle der Infekt nicht verifizieren
läßt. Darnach richtet sich auch unser therapeutisches Vorgehen.

Wir führten bei allen Patienten, nach Sanierung all-
fällig festgestellter Herde, unter Antibiotika- und Pyramı-
donschutz eine ACTH-Behandlung mit einer Anfangsdosis
von zirka 30 bis 50 mg unter den üblichen Kautelen durch.
Bereits nach wenigen Tagen kam es bei den Patienten zu
einer Abnahme der choreatischen Hyperkinesen, die um so
deutlicher in Erscheinung trat, je schwerer das ursprüngliche Bild der Chorea ausgeprägt war. Die ACTH-Behandlung
wurde in kleinen intermittierenden Dosen bis zum weit-
gehenden Sistieren der extrapyramidalen Störungen fortgesetzt, durchschnittlich 3 Wochen. Durch die bisher übliche antirheumatische und sedativ-hypnotische Therapie,
einschließlich der nicht ungefährlichen Nirvanolbehandlung,
konnten ähnliche günstige Ergebnisse nicht erzielt werden.
Ebenso erscheint uns die ACTH-Behandlung, vermutlich
zufolge einer wirkungsvolleren Beeinflussung des pathogenetischen Prozeßgeschehens, das zum Erscheinungsbild
der Chorea minor führt, auch der von G l a n z m a n n,
S c h w a r z m a n n, G r i n s c h g l, K o s t und S w o b o d a,
angegebenen Pyridoxinbehandlung, der nach G r i n s c h g l
eine gewissermaßen entgiftende Funktion, im Sinne einer
günstigen Beeinflussung des erhöhten Eiweißstoffwechsels
der Stammganglien, zugesprochen wird, überlegen. Wir
konnten allerdings durch gleichzeitige Verabfolgung hoher
Vitamin B_6-Gaben die ACTH-Wirkung in manchen Fällen
verstärken und griffen auf die zusätzliche Benadonbehand-
lung bei jenen Fällen zurück, bei denen es nach Absetzen
von ACTH zu einem neuerlichen Auftreten extrapyramidaler
Bewegungsstörungen kam. Die Durchführung einer möglichst vollständigen Herdsanierung muß unbedingt angestrebt werden, da sonst die ACTH-Behandlung oft nur vorübergehenden Erfolg hat. Die unbefriedigenden Behand-

lungsergebnisse bei 2 Fällen, über die die Amerikaner
A r r o n s o n, D o u g l a s und L e w i s berichten, sind vermutlich ebenfalls auf diese Tatsache zurückzuführen. Hingegen werden von anderen amerikanischen und französischen Autoren, wie S c h w a r z, C u t t l e r, S i g w a l d und
G i r a u x, sehr günstige Ergebnisse der ACTH- und Cortisonbehandlung bei schweren Choreafällen berichtet, allerdings wurden jeweils nur einzelne Fälle behandelt.

Die Chorea minor ist eine Erkrankung mit relativ günstiger Prognose. Die meisten Fälle heilen je nach der
Schwere des Krankheitsbildes nach kürzerer oder längerer
Zeit auch spontan aus. Immerhin mußte aber auch bei
leichteren Fällen zufolge der bisher üblichen Isolierung
und Ruhigstellung mit einem mehrmonatigen Krankenstand
gerechnet werden. Durch ACTH kann zweifellos eine wesentliche Abkürzung der Krankheitsdauer erreicht werden,
welche besonders bei den schweren Choreafällen augen-
scheinlich wird, die wir alle durchschnittlich in 6 Wochen
entlassen konnten. Es gibt aber auch Fälle mit ungünstigem
Verlauf. Der zerebrale Tod zufolge zahlreicher schwerer herd-
encephalitischer Veränderungen ist selten, letztere sind vielmehr als Teilerscheinung der schweren septisch-rheuma-
tischen Allgemeinerkrankung aufzufassen, der die Kranken
erliegen.

Manche Fälle zeichnen sich durch eine ausgesprochene
Rezidivneigung sowie durch das Erhaltenbleiben verein-
zelter choreatischer Restsymptome aus. In seltenen Fällen
kann es, vor allem bei rezidivierenden Erkrankungen, vorkommen, daß diese schließlich einen progredienten Verlauf
mit ständig zunehmenden schweren neurologischen und
psychischen Ausfallserscheinungen nehmen.

Wir haben von den von uns behandelten Kranken keinen
Fall verloren. Auch konnte bei einer Kontrollzeit von 1 bis
3 Jahren weder ein Rezidivfall, noch hyperkinetische Restsymptome festgestellt werden. Besonders eindrucksvoll erschien uns der therapeutische Erfolg bei einem progredienten Fall, einem 14jährigen Mädchen, das in den letzten
4 Jahren 3mal eine Chorea minor durchgemacht hatte, und
seit der letzten Erkrankung, deren Beginn 5 Monate zurück-
lag, an einer zunehmenden beidseitigen, durch keine Therapie wesentlich zu beeinflussenden choreatischen Hyper-
kinese litt, die durch eine ACTH-Behandlung in wenigen
Tagen zum Abklingen gebracht werden konnte. Dieser
günstige Effekt bei einem rezidivierend-progredienten Fall,
und bei der Chorea überhaupt, scheint uns neben der anti-

allergischen, vor allem auf der mesenchymdämpfenden und entzündungshemmenden Wirkung von ACTH zu beruhen, wodurch schwerere degenerativ-narbige Veränderungen im Striatum mit Wucherungen der Macroglia, welche durch Neuronophagie den Untergang des Parenchyms beschleunigen, verhindert werden und gleichzeitig der entzündliche Prozeß mit perivaskulärer Infiltration und Exsudation eingedämmt wird.

Wir glauben zusammenfassend annehmen zu können, daß einer rheumatisch-allergischen Schädigung des Striatums bei der Chorea minor eine wesentliche pathogenetische Bedeutung zukommt und daß daher die ACTH-Behandlung im Hinblick auf die bezüglich Krankheitsverlauf und Dauer günstigen Ergebnisse in jedem schweren Fall versucht werden sollte.

Literatur: Arronson, Douglas und Lewis: J. Amer. med. Assoc., 145/1 (1951), S. 30—33. — Cuttler: J. med. Soc. N. J., 48/6 (1951), S. 260. — Grinschgl, G.: Wien. klin. Wschr., 35/36 (1951), S. 659—663. — Hassler, R.: Handb. f. inn. Med., V/3, 8. — Kost, Fl.: Int. Zschr. Vitaminforsch., 20, H. 1/3, S. 61—94. — Schwarz, H.: Canad. med. Ass. J., 65 (1951), S. 150—151. — Schwarzmann, J.: Rheumatism., 6 (1950), S. 89. — Sigwald, J. und Giroux, M.: Rev. neurol., 85/4 (1951). — Swoboda, W.: Wien. klin. Wschr. (1952), S. 276—277.

Zur Pathogenese und Therapie
der orthostatischen Albuminurie

Von

A. Dyk

Kitzbühel

Das Symptomenbild der gutartigen Albuminurie oder
genauer Proteinurie (es handelt sich immer um ein Albu-
min-Globulingemisch) erscheint in der Literatur unter einer
vielfältigen Nomenklatur. Bezeichnungen, wie orthostati-
sche, lordotische, juvenile, konstitutionelle, intermittierende
oder zyklische Proteinurie sind geläufig. Sie alle bemühen
sich, ein charakteristisches Merkmal in klinischer oder
pathogenetischr Hinsicht zu erfassen und hervorzuheben.

Ausgehend von der klinisch erhärteten Tatsache, daß
diese Form der Proteinurie im Stehen auftritt oder mindestens viel deutlicher ist als im Liegen, wird der Lordose der Lendenwirbelsäule und dem durch sie bedingten Einfluß auf die anatomische Lage der Nieren und
ihres Gefäßapparates eine erhebliche Bedeutung beige-
messen. Die Feststellung, daß bei der Gewinnung des
Harnes mit dem Uretherenkatheter häufig nur die linke
Niere einen proteinhaltigen Harn liefert, wurde damit in
Zusammenhang gebracht, daß die linke Nierenvene die
vorgebuckelte Wirbelsäule vor ihrer Einmündung in die
Hohlvene kreuzt. Es wird aber von anderer Seite darauf
hingewiesen, daß oft gerade nur von der rechten Niere der
proteinhaltige Harn gewonnen werden kann. Eine ganze
Reihe von weiteren Umständen deutet ebenfalls darauf hin,
daß es sich bei der Frage nach der Pathogenese des
Zustandes bei weitem nicht oder nicht allein um die anatomischen Beziehungen zwischen Wirbelsäule und Nieren-
gefäßapparat handeln kann: sie kommt, wie gesagt, auch
im Liegen vor, sie ist ausschließlich bei Jugendlichen
bis zirka 22 Jahren anzutreffen, was wohl auf hormonale

Zusammenhänge hinweist. Und dann der Haupteinwand gegen die Lordosetheorie: die Proteinurie ist zyklisch, intermittierend, d. h. sie verschwindet ohne ersichtlichen Anlaß und besonders, ohne daß sich an den anatomischen Verhältnissen der Wirbelsäule etwas geändert haben kann, für längere oder kürzere Zeit, um dann ebenso unmotiviert wieder aufzutreten. In diesem Zusammenhange muß auch der Umstand Erwähnung finden, daß eine Atropininjektion das Syndrom kurzdauernd zum Verschwinden bringt, was ebenfalls eine rein anatomische Deutung ausschließt. Eher wäre noch die Zugwirkung einer ptotischen Niere auf den Gefäßapparat anzunehmen.

Der pathogenetische Schwerpunkt scheint vielmehr, was auch von den meisten Autoren hervorgehoben wird, in den vasomotorischen Verhältnissen der Syndromträger zu liegen:

1. Handelt es sich durchwegs um jugendlich vegetative Dystoniker, bei denen der o r t h o s t a t i s c h e K o m - p l e x voll ausgebildet ist. Sie zeigen alle wesentliche, lagebedingte Unterschiede in ihren vasomotorischen Regulationen, wie sie mit der Schellongschen Methodik gut erfaßt werden können. Alle zeigen im Stehen gegenüber dem Liegen eine Zunahme der Minutenfrequenz des Pulses, in den Blutdruckwerten bei den hypotonen Formen einen systolischen Abfall mit diastolischem Anstieg, also einen Amplitudenschwund. Bei der hypodynamen Form sinken systolischer und diastolischer Druck im Stehen ungefähr parallel ab. Im Steh-Ekg. pflegen gegenüber dem Liege-Ekg. Formveränderungen der P-Zacke, Senkung der St-Strecke, Abflachung oder Negativwerden der T-Zacken besonders in II und III aufzutreten.

2. Sind die Träger speziell im Hinblick auf den Funktionszustand ihrer Arteriolen und Venolen dem „Spastischatonischen Symptomenkomplex" nach O. M ü l l e r zuzuordnen. Dieser Zustand ist jeweils durch einen Spasmus der Arteriolen bei gleichzeitiger Atonie der entsprechenden Venolen in bestimmten Gefäßbezirken charakterisiert. Die Patienten weisen Gesichtsblässe bei völlig normalen Erythrozyten- und Hämoglobinwerten auf, weiter Schweißhände, Müdigkeit, Kopfschmerzen, Schwindelgefühl, Kollapsneigung, Beklemmungsgefühl über dem Herzen, Herzklopfen, Tachykardie, Dyspnoe und eine allgemeine Leistungsschwäche.

Unter Zugrundlegung dieser Verhältnisse erschien es nicht abwegig, auch für die Nierengefäße besondere Be-

dingungen, wie die eines lokalen arterio-venösen Kurzschlusses mit einer entscheidenden Aenderung auch der
Permeabilitäts- und Rückresorptionsbedingungen im Bereiche des Nephrons durch die partielle Beeinträchtigung
des kapillaren Gefäßabschnittes, anzunehmen. Es konnte
also weiter der Versuch gemacht werden, einen eventuellen
Arteriolenspasmus im Bereiche der Nierengefäße durch
ein entsprechendes Pharmakon zu lösen und c. p. damit
auch die Proteinurie zu beseitigen. So wurde bei einem
18jährigen Patienten, der sowohl die Charakteristika des
jugendlichen, vegetativen Neurotikers, des Orthostatikers,
des spastischen Atonikers als auch die vollständige Symptomatik des Proteinurikers bei einwandfreier Gesamt-
funktion der Nieren aufwies, das als Vasodilatans wohl-
bekannte Acidum nicotinicum in Form des Niconacid Wan-
der angewendet, mit dem Effekt, daß nach einer Serie
von drei intravenösen Injektionen von je 2 ccm jeden zweiten Tag ein vollständiges Sistieren der Proteinurie wie
auch eine Hebung des Gesamtbefindens erzielt werden
konnte. Der Zustand hielt ungefähr 14 Tage an, dann trat
neuerlich eine Proteinurie auf, allerdings nicht mehr in
der früheren Intensität.

Nun wurde zu dem im gleichen Sinne wirksamen Depot-
Padutin-Bayer (von der Firma in liebenswürdiger Weise
zur Verfügung gestellt) gegriffen. Das Präparat enthält
als wirksame Substanz das Pankreashormon Kallikrein. Es
wurden insgesamt drei intramuskuläre Injektionen in halb-
wöchentlichen Abständen verabreicht. Nach der zweiten Injektion war bereits die Proteinurie restlos geschwunden, die
über $1\frac{1}{2}$ Jahre ohne Unterbrechung mit einer beträchtlichen Störung des Allgemeinbefindens bestanden hatte.
Gleichzeitig kehrte die volle Leistungskraft des Patienten
wieder, unter Normalisierung vor allem auch der orthostatischen Kreislaufzeichen. Der Zustand hält unter laufender
Kontrolle nun schon über $1/2$ Jahr an und ist wohl, in An-
sehung der lang dauernden Anamnese, nicht nur als post
hoc, sondern als propter hoc zu bezeichnen*. Die weitere
Entwicklung wird zeigen, ob mit diesem gezielten medikamentösen Eingriff in die vasomotorischen Verhältnisse bei
der gutartigen Proteinurie nicht nur die Einleitung eines
auch sonst aus dem zyklischen Verlaufe der Störung bekannten eiweißfreien Intervalls, sondern ein Dauereffekt

---

* Der Patient ist bis heute, 14 Monate nach der Behandlung, vollkommen erscheinungsfrei.

durch Gesamtregulation der vasomotorischen Abweichungen gelungen ist.

Vor der erwähnten Anwendung der Vasodilatantia wurde jedoch noch versucht, dem Wesen des spastisch-atonischen Komplexes näherzukommen. Unter dem Eindrucke der Ergebnisse von E u l e r s bei der Durchforschung des Adrenalin-Noradrenalin-Problems mußte die klinische Aehnlichkeit des Noradrenalineffektes mit dem spastisch-atonischen Komplex in die Augen springen. Das Noradrenalin hat, wie v. E u l e r und sein Arbeitskreis in vielfachen Untersuchungen festgestellt haben, vor allem einen vasokonstriktorischen und blutdrucksteigernden Effekt, während Adrenalin in physiologischen Konzentrationen direkt als Vasodilatans wirkt. So wurde dem Patienten Adrenalin ohne jegliche Wirkung auf die Proteinurie verabreicht. Dagegen hatten einige Injektionen von Noradrenalin (EBEWE, die dankenswerterweise auch das Präparat beigestellt hatte) während der proteinurischen Periode eine Steigerung der Eiweißausscheidung sowie eine Verschlechterung des Allgemeinzustandes zur Folge. Einige Noradrenalininjektionen, nach der Padutinmedikation wiederholt, zeigten keinerlei Einfluß auf die Eiweißausscheidung. Infolge der beträchtlichen technischen Schwierigkeiten mußte eine quantitative Bestimmung der sogenannten Katechinamine Adrenalin und Noradrenalin in Blut oder Harn unterbleiben. Dennoch wird die eventuelle Verschiebung der normalen Relation innerhalb der Katechinamine zugunsten des Noradrenalins zur pathogenetischen Deutung des spastisch-atonischen Komplexes als auch der orthostatischen Proteinurie zur Debatte und einer klinischen Untersuchung mit den entsprechenden Laboratoriumsgrundlagen anheimgestellt.

Zusammenfassung

1. Die Rolle der Lordose der Lendenwirbelsäule beim Zustandekommen der gutartigen Proteinurie wird einer Kritik unterzogen. Es scheint weniger die Lordose als die Ptose der Nieren bedeutungsvoll zu sein.

2. Es wird mit Nachdruck auf die Zuordnung der jugendlichen Träger des Syndroms zum orthostatischen bzw. spastisch-atonischen Komplex und damit auf die wahrscheinliche pathogenetische Bedeutung der Kreislaufdysrelation hingewiesen.

3. Unter der Annahme eines Funktionszustandes der Nierengefäße im Sinne eines Arteriolenspasmus bei gleich-

zeitiger Venolenatonie bzw. eines arterio-venösen Kurzschlusses in einem umschriebenen Gebiet wurden Vasodilatantia, wie Acidum nicotinicum und das Depot-Padutin-
Bayer (Kallikreinpräparat), mit dem Effekt eines schlag-
artigen Verschwindens der Proteinurie auf Dauer angewendet, bei gleichzeitiger Normalisierung auch der übrigen
Kreislaufdysregulationen.

4. Während der proteinurischen Periode konnte durch
Noradrenalininjektionen die Proteinurie gesteigert werden.
Damit ergeben sich Perspektiven für eine pathogenetische
Deutung des Gesamtkomplexes im Sinne einer Verschie-
bung der normalen Relation der Katechinamine zugunsten
des Noradrenalins.

Literatur: Dennig: Lehrb. int. Medizin. — Euler,
v.: Adrenalin und Noradrenalin, Triangel, I/6. — Fellinger:
Lehrbuch der inneren Medizin. — Handbuch der inneren
Medizin, 1953. — Heilmeyer: Pathologische Physiologie,
1950. — Lauda: Lehrbuch interne Medizin. — Müller, O.:
Gefäße, 1939.

Generalversammlung der Van Swieten-Gesellschaft

Die Versammlung wird durch Herrn Prof. Dr. F. B r ü c k e
eröffnet.

1. Bericht des Sekretariates, Prof. Dr. E. D o m a n i g:
Meine Damen und Herren! Das Sekretariat hat die Vorbereitun-
gen und den Abschluß des Kongresses 1954 durchgeführt. Am
vorigjährigen Kongreß haben 520 Aerzte teilgenommen. Der Kongreßbericht wurde noch zur Gänze von Herrn Prof. A r z t bearbeitet und herausgegeben. Für den Kongreß 1955 sind die Vor-
bereitungen durchgeführt worden und es ist das Verdienst unserer
Damen, daß dieser Kongreß wieder klaglos verläuft. Die vom Vorstand der Van Swieten-Gesellschaft beschlossene Enquete mit den
Aerztekammern konnte wegen der Schwierigkeiten im Zusammenhang mit dem ASVG. nicht durchgeführt werden. Wir hoffen, daß
wir sie im Laufe des Herbstes durchführen können?

2. Bericht des Kassiers: Prof. Dr. H. S c h n e t z kann über
den Kassenbericht die erfreuliche Mitteilung machen, daß mit
dem Stand vom 31. Dezember 1954 das Guthaben 17.563·29 S
beträgt. Der Kassenstand wurde von den Herren Kassenrevisoren,
den Herren Prof. Dr. A. H i t t m a i r, Innsbruck, und Prim.
Dr. F. L a s c h, Villach, überprüft und in Ordnung befunden.

3. Bericht der Kassenrevisoren: Prof. Dr. H i t t m a i r und
Prim. Dr. L a s c h haben den Kassenstand gemeinsam überprüft,
in Ordnung befunden, ebenso die Kassenbelege. Die ausgezeichnete Führung wurde festgestellt und der Antrag auf Entlastung
einstimmig angenommen.

4. Wahl des Präsidenten für 1956: Die gestern stattgefundene Ausschußsitzung schlägt vor, Herrn Prof. Dr. E. N a v -
r a t i l, Graz, mit dieser Funktion für das nächste Jahr zu
betrauen. Die Wahl wird einstimmig ohne Widerspruch angenommen.

Prof. N a v r a t i l: Herr Präsident! Nehmen Sie, ebenso
wie der Vorstand unserer Gesellschaft, meinen herzlichsten Dank
dafür entgegen, daß Sie mich in Vorschlag gebracht haben, die
Präsidentschaft für das nächste Jahr zu übernehmen. Ich danke

auch den Anwesenden dafür, daß sie diesen Vorschlag zustimmend akzeptierten. Es ist mir eine besondere Ehre und Freude, dieses Amt zu übernehmen, obwohl ich weiß, daß es nicht leicht für mich sein wird, solche Kongresse, wie sie bislang hier stattfanden, durchzuführen. Wenn ich heute schon an Sie eine Bitte richten darf, so ist es die, daß das Sekretariat, das immer eine vorbildliche Arbeit geleistet hat, auch mir hilfreich zur Seite steht. Ich kann Ihnen schon heute das Versprechen geben, daß ich alles, was in meinen Kräften steht, dafür einsetzen werde, daß der nächste Kongreß ebenso erfolgreich verläuft wie die bisherigen. Ich danke nochmals.

5. Wahl des Vizepräsidenten für 1956: Der Ausschuß schlägt Ihnen vor, den bisherigen Vizepräsidenten, Herrn Prof. Dr. L a u d a, beizubehalten. Einstimmige Wahl. Ich bitte Herrn Prof. L a u d a, diese Wahl anzunehmen.

6. Ersatzwahl für den Ausschuß: Wir haben nun noch eine Ersatzwahl in den Ausschuß durchzuführen, und zwar zunächst deswegen, weil wieder ein Vertreter der Universität Graz gewählt werden muß, nachdem Herr Prof. B ö c k ja nach Wien übersiedelt ist. Herr Prof. B ö c k wird dem Ausschuß weiterhin angehören; es muß aber eine Ergänzung vorgenommen werden und der Ausschuß schlägt Ihnen vor, Herrn Prof. Dr. E. L o r e n z, Graz, an diese Stelle zu wählen. Auch diese Wahl darf ich als einstimmig angenommen ansehen. Herr Prof. L o r e n z wird ja hoffentlich keine Bedenken haben, obwohl es für ihn im Jahr seines Rektorats eine zusätzliche Belastung bedeutet. Nun müssen wir noch eine Zuwahl vornehmen, weil der Ausschuß durch das Ableben von Prof. A r z t kleiner geworden ist. Da Herr Prof. A r z t neben allen anderen Funktionen, die er ausgeführt hat, vor allen Dingen auch als Redakteur der Wiener klinischen Wochenschrift dem Kongreßausschuß angehört hat, hat die gestrige Ausschußsitzung beschlossen, meine Wenigkeit (Prof. B r ü c k e) als den Nachfolger des Herrn Prof. A r z t in den Ausschuß zu wählen. Wenn also hier kein Widerspruch erfolgt, dann danke ich für diese Wahl.

7. Bestimmung des Tagungsortes für 1956. Was die Bestimmung des Tagungsortes für 1956 anbelangt, so hat die Ausschußsitzung eigentlich beschlossen, diese Frage noch offenzulassen. Es besteht die Absicht, zunächst mit den Fortbildungsreferenten der verschiedenen Aerztekammern der Bundesländer eine Enquete durchzuführen, die ja schon durch längere Zeit geplant war, um eventuell gewisse Reformvorschläge und Abänderungsvorschläge zu besprechen, die für die Gesellschaft günstig sein würden. Ich würde also bitten, daß Sie den Ausschuß ermächtigen, erst n a c h dieser Enquete die Frage des Tagungsortes vorzuschlagen. Es kann jetzt eigentlich in dieser Frage ohne Anhörung der übrigen Herren keine richtige Stellungnahme bezogen werden. Kein Widerspruch, daher als einstimmig angenommen anzusehen.

Weiter möchte ich noch folgendes sagen: Sollte in den nächsten Jahren wieder der Kongreß hier in Salzburg stattfinden, so hoffe ich, daß er in geeigneteren Räumen abgehalten werden kann, die der Zahl der Teilnehmer entsprechen und in denen auch die Ausstellung stattfinden kann. So hoffen wir auch, falls der Kongreß wieder in Salzburg abgehalten werden sollte, daß er auch in organisatorischer Hinsicht günstiger durchgeführt werden kann. Damit beschließe ich die heutige Sitzung.